高职高专“十三五”创新教育系列教材

TUINA YANGSHENG GONGFA

推拿养生功法

主　编　景　政　张国强

副主编　王志磊　宋　爽

编　者　（按姓氏笔画为序）

王志磊　山东中医药高等专科学校

朱　林　河南推拿职业学院

宋　爽　山东省莱阳市中医院

张国强　河南推拿职业学院

赵　菲　山东中医药高等专科学校

唐　妮　山东中医药高等专科学校

梁　春　珠海高新技术产业开发区金鼎社区卫生服务中心

景　政　山东中医药高等专科学校

路红普　河南推拿职业学院

西安交通大学出版社
XI'AN JIAOTONG UNIVERSITY PRESS

图书在版编目(CIP)数据

推拿养生功法/景政,张国强主编. —西安:西安交通大学出版社,2017.12(2021.7 重印)
ISBN 978-7-5693-0370-4

Ⅰ.①推… Ⅱ.①景… ②张… Ⅲ.①推拿 Ⅳ.①R244.1

中国版本图书馆 CIP 数据核字(2017)第 319263 号

书　　名　推拿养生功法
主　　编　景　政　张国强
责任编辑　宋伟丽　杜玄静

出版发行　西安交通大学出版社
(西安市兴庆南路 1 号　邮政编码 710048)
网　　址　http://www.xjtupress.com
电　　话　(029)82668357　82667874(发行中心)
(029)82668315(总编办)
传　　真　(029)82668280
印　　刷　西安日报社印务中心

开　　本　787mm×1092mm　1/16　**印张**　10　**字数**　239 千字
版次印次　2018 年 1 月第 1 版　2021 年 7 月第 5 次印刷
书　　号　ISBN 978-7-5693-0370-4
定　　价　26.00 元

读者购书、书店添货,如发现印装质量问题,请与本社发行中心联系、调换。
订购热线:(029)82665248　(029)82665249
投稿热线:(029)82668803　(029)82668804
读者信箱:med_xjup@163.com

编写说明

根据教育部有关高职高专教材建设的文件精神，以培养高素质技能型人才为核心，为满足学科、教学和社会三方面的需要，由具备多年教学经验的一线教师编写了本教材《推拿养生功法》。

推拿养生功法是针灸推拿专业的一门重要的专业基础课程。本教材主要包括推拿养生功法概论、推拿基础功法、常用健身功法、医疗练功以及太极拳等内容，旨在提高学生的推拿技能。本教材可供高职高专针灸推拿、中医养生、中医临床等专业使用，也可供对推拿养生感兴趣者参考阅读。

本教材的编写得到了山东中医药高等专科学校和河南推拿职业学院的领导的大力支持和帮助，在此表示衷心的感谢！在此感谢山东中医药高等专科学校2012级针灸推拿专业的高骞同学为本书演示了各功法的习练姿势，也感谢历届参加全国职业教育针灸推拿技能大赛的辅导老师及同学们对本书编写提出的宝贵意见。

由于我们水平有限，书中难免存在疏漏之处，恳请读者在使用过程中提出宝贵意见，以便再版时修订完善。

编　者

2017年7月

目录

第一章 推拿养生功法概论

推拿养生功法包括推拿功法和养生功法。此两项功法自古并无明显区别，后世按照作用的不同分为有益于推拿手法的功法和偏重自身正气训练的功法，二者既有相通的功法基础又有相互促进的作用。功法训练对推拿专业人员来说，具有双重意义。一是有助于增强自身体质从而更易掌握和使用手法技巧，二是有助于指导和帮助患者进行功法康复训练。推拿的功法锻炼有动功和静功之分，动功以增强体力训练为主，静功以调息、增强内力训练为主。

练功在古代称为“导引”“吐纳”等。“导引”一词最早见于《庄子》中的“导引神气，以寿形魄。”1973年，在长沙马王堆三号汉墓中挖掘出来的《导引图》中有各种动作的导引图形，在《庄子·刻意篇》中说：“吹呴呼吸，吐故纳新，熊经鸟伸，为寿而已矣。”把导引用于医疗的记载，可以在长沙马王堆三号汉墓出土的《祛谷食气篇》和《导引图》中找到，这是两篇专论导引的医学论著。在《黄帝内经》中也有将导引用于治疗的记载，如《灵枢·病传》中说：“余受九针于夫子，而私览于诸方，或有导引形气，乔、摩、灸、熨、刺、芮饮药之一者，可独守耶，将尽行之乎?”《素问·异法方宜论》中说：“中央者，其地平以湿，天地所以生万物也众。其民食杂而不劳，故其病多痿厥寒热，其治宜导引按跷。故导引按跷者，亦从中央出也。”《素问·奇病论》：“帝曰：病胁下满气逆，二三岁不已，是为何病？岐伯曰：病名曰息积。此不妨于食，不可灸刺。积为导引服药，药不能独治也。”说明古人明确把导引作为治疗的疗法之一，并且根据辨证而采用不同的治疗方法。唐代王冰在注解时说：“导引，谓摇筋骨，动肢节，以行气血也”“病在肢节，故用此法”。说明这种导引疗法远在秦汉以前已成为治疗疾病的一个重要方法。汉代名医华佗认为“人体欲得劳动，但不当使极耳，动摇则谷气得消，血脉流通，病不得生，譬犹户枢不朽是也。是以古之仙者，为导引之事，熊经鹤顾，引挽腰体，动诸关节，以求难老。”他根据《吕氏春秋·季春篇》中“流水不腐，户枢不蠹”的道理，创立了“五禽戏”，后世医家又在临证实践不断积累经验，逐步发展成为一种独特的练功疗法。隋朝巢元方《诸病源候论》中收集了大量的“养生方导引法”，唐代孙思邈《备急千金要方》中载“天竺国按摩法”，实际上是应用导引与自我按摩相结合的锻炼方法，以求“召病除，行及奔马，补益延年，能食，眼明轻健，不复疲乏。”《南史·列传·卷七十六》记载陶弘景将导引之法用于养生：“弘景善辟谷导引之法，自隐处四十许年，年逾八十而有壮容。”

推拿练功结合养生功法，是强健自身体质和提高临床推拿疗效的重要途径和手段，在中医基础理论指导下，结合现代运动医学及健身为一体，将调身、调心、调息三者结合，达到内练精气神、外练筋骨皮的效果。近代医家也在不断的临床实践中积累了丰富的经验，并逐步充实提高而将导引发展成为一种独特的强身保健、防治疾病的方法。其内容丰富，包括了传统的五禽戏、八段锦、易筋经、少林内功、太极拳等。

第二章　推拿基础功法

第一节　练功原则

在练习推拿练功与健身功法时，应该遵循以下三个原则。

一、先易后难，循序渐进

练功应该先易后难，先从基本功开始。如各种桩功每一式都可以配合呼吸单独训练，做好了单式动作，再根据个人体质和具体情况进行运动。原则以练功后神清气爽，身体没有疲劳感为佳，切不可盲目追求进度，否则有害无益，即所谓的欲速而不达。

二、形神合一，顺其自然

中医学用阴阳理论解释人体的健康状态为“阴平阳秘，精神乃治”，意思是：在人体阴为形，阳为神；阴为物质基础，阳为功能状态；阴主静，阳主动。练功时，“动”为肢体和气血的运动，“静”为精神内守、心无外慕的心理宁静状态，形神合一也就是动静结合。《道德经》曰：“人法地，地法天，天法道，道法自然”，自然即为万物化生的规律，顺其自然也就是遵循万物化生的规律而练习功法。《素问・六微旨大论》曰：“出入废则神机化灭，升降息则气立孤危。故非出入则无以生长壮老已，非升降则无以生长化收藏。升降出入，无器不有，器散则分之，生化息矣。”此处的升降出入即是指人体气机、身体的升降活动与呼吸出入的协调关系。在练功过程中，运动的起伏尽量要圆滑，呼吸自然平顺，达到形神合一、顺其自然的境界。

三、练养结合，持之以恒

练养结合是指将推拿练功与健身功法结合，讲究动作、呼吸、心理的协调配合，以改变机体各系统的功能状态。中医传统功法融导引、气功、武术、医理为一体，能强身健体，对推拿手法又有促进作用。练功要讲究循序渐进，持之以恒。中医传统功法博大精深，并非一朝一夕之功。无论动功静功，每一招一式都有其特殊含义，需要长期练习才能慢慢领悟其中的要旨。功法练习要有信心、恒心、耐心，充分认识和掌握“意、气、力”三者结合运用，要坚持不懈，功到自然成。

第二节　练功呼吸法

传统功法强调对呼吸的调理，称“调息”，属内家功法范畴。我国道教养生功法多强调呼吸要沿经络循行路线行走，如调息督任二脉，称“小周天”；调息全身十四经，称“大周天”。无论哪种呼吸方法，都是在沟通督任二脉基础之上而来，故常需要“舌抵上腭”（图 2－1）。在舌抵上腭的基础上调理呼吸，现将常用呼吸方法简要介绍如下。

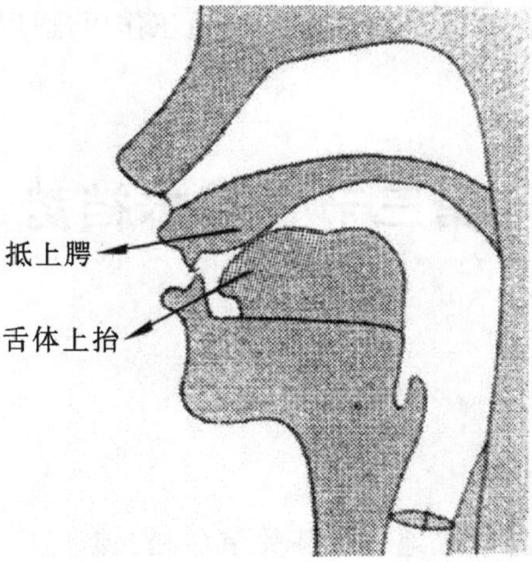

图 2－1 舌抵上腭

1. 自然呼吸法

常人呼吸有胸式呼吸、腹式呼吸和胸腹混合呼吸三种。练功时不改变原来的呼吸形式，不进行呼吸调整，任其自然，称为自然呼吸法。

2. 顺腹式呼吸法

吸气时横膈收缩下移，腹部明显隆起，胸廓动度不显著，当呼气时腹部回缩，呼吸出入深度自感畅达小腹，称为顺腹式呼吸法。

3. 逆腹式呼吸法

吸气时腹部内缩，膈肌收缩下降，胸廓扩张；呼气时腹部外突，膈肌舒张上升，胸廓回缩，如此周而复始，称为逆腹式呼吸法。

4. 停闭呼吸法

这是内养功独特的呼吸方法。所谓停闭，是指在吸气或呼气将尽之后，不吸也不呼，稍许停顿一会，而后再进行呼气或吸气。停闭呼吸法常用者有三种：吸气—停闭—呼气为第一种，吸气—呼气—停闭为第二种，吸气—停闭—呼气—停闭为第三种。

5. 提肛式呼吸

在腹式呼吸基础上，吸气时配合提肛运动，同时可配合握拳、蜷足的动作，呼气时放松。

6. 胎息法

古人认为胎儿在母腹中是借助脐带、胎盘来摄取母体的氧气和营养，以供机体生长发育，认为这是一种内呼吸形式。在练功过程中，通过调息使呼吸达到细缓深长，只觉呼吸由小腹出入绵绵，鼻息微微，很像在母腹中的呼吸形式，因此称之为“胎息”。胎息是长期锻炼的结果，也是调息达到高深程度的象征。

其他还有鼻吸口呼法、顿挫吸法、吸气延长法、呼气延长法、数息法、随息法等等，因应用不甚广泛，这里不作详细介绍。呼吸方法要根据个人体质、习惯和所练功法的不同而合理选择。一般来说，自然呼吸法多适用于初练气功者。体质孱弱、有心肺疾患，尤其是心肺功能不全者最好采取自然呼吸法，以免增加心肺负担。逆腹式呼吸法适用于身体较健康的人或体质较好的患者，对神经系统疾病有较好的效果，户外站功多采用此法。腹式呼吸法适用于胃肠疾病、高血压病、肺部疾患恢复期患者等，是最常用的呼吸方法。停闭呼吸法（吸气—停闭—呼气）可使交感神经兴奋性增高，具有抑制胃肠蠕动、升高血压作用，适用于胃肠下垂、消化不良、便秘、高血压等。

第三节　基本裆势

一、基本步法

1. 并步

【基本动作】

两脚贴靠并拢立正，全脚掌着地；髋、膝关节放松，伸直并立；头如顶物，两目平视前方，下颏微向里收，口微开，舌尖轻抵上腭；两肩关节放松，手臂自然下垂于身体两侧，五指并拢，中指贴近裤缝；挺胸收腹，直腰拔背，蓄臀收二阴；排除杂念、自然呼吸（图 2－2）。

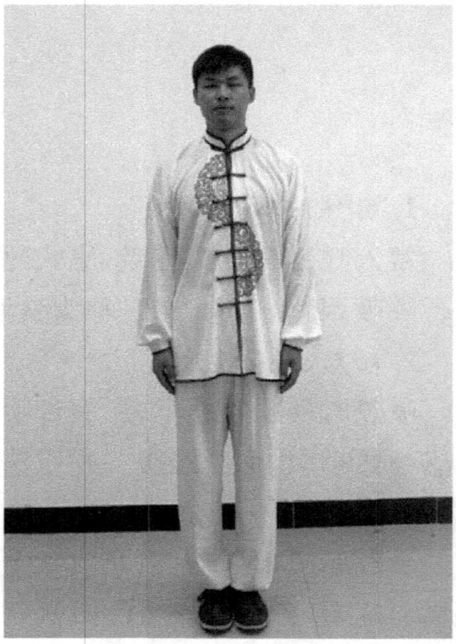

图 2－2　并步

【动作要领】

定心息气、神情安详，讲求三直四平。三直即臀、腰、腿要直。四平即头、肩、掌、脚要平。两脚运用霸力。松肩，下垂上肢，挺胸收腹；舌抵上腭，呼吸自然，两目平视。

【应用】

本动作是推拿练功各种锻炼前的预备动作，要求足部五趾抓地，两大腿以内侧肌群，如趾骨肌、股薄肌、长收肌、短收肌以及大收肌等为主收缩夹紧，运用霸力，劲由上贯下注足。上肢下垂，凝劲于四肢，使气贯四肢。四肢末端乃十二经脉之本，练习本动作可通调十二经脉气血，使其循行畅通，外荣四肢百骸，内灌五脏六腑，从而调和阴阳，疏通气血，调整脏腑功能，起到扶正祛邪的作用。适当延长并步的练习时间，可以较快地进入练功状态，为推拿练功的其他动作打下基础。

2. 虚步

【基本动作】

两脚前后开立，后腿屈髋屈膝下蹲，身体重心落后腿上，后脚全脚掌着地，足尖略向外撇；前脚膝关节微屈，向前伸出以脚尖虚点地面；两手护于腰部；头如顶物，两目平视，身体正直，呼吸自然。在练习中，练习者可根据自身体质状况，调整身体重心高度，当后腿膝关节屈曲成近90°时，前腿脚背绷紧，仅以脚尖虚点地面时为低虚步；当后腿膝关节、髋关节微屈，前腿以脚掌着地，以撑身体部分重量时为高虚步（图 2－3）。

【动作要领】

挺胸拔背，直腰收腹，虚实分明。

【应用】

本动作是推拿练功中的主要步型之一，以锻炼下肢力量为主，通过下肢屈、伸肌群的相互作用，保持身体重心的稳定，为临床推拿治疗时适应病人体位的高低打下基础。本动作前松后实，以意运气，以气随意，使全身气血得以畅达，使身体各部分处于蓄势待发之势。

3. 马步

【基本动作】

两脚左右平行开立(距离约为肩宽的 2 倍)，两脚掌着地成平行或微内扣，十趾用力抓地；两手握拳，护于两腰间；屈膝屈髋下蹲，两膝微向内扣，身体重心落于两足跟之间；头如顶物，两目平视，身体正直，呼吸自然(图 2 - 4)。

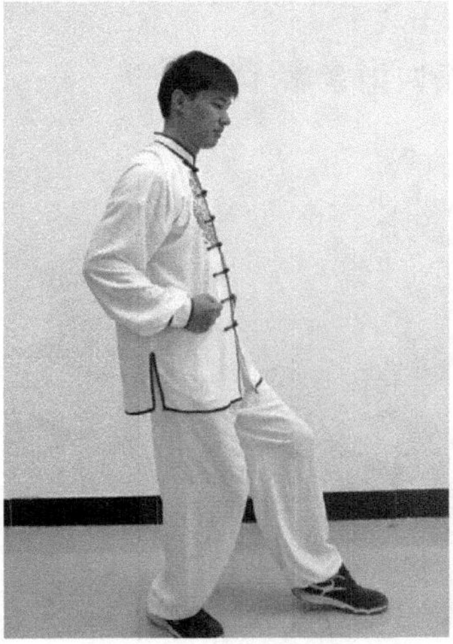

图 2 - 3　虚步

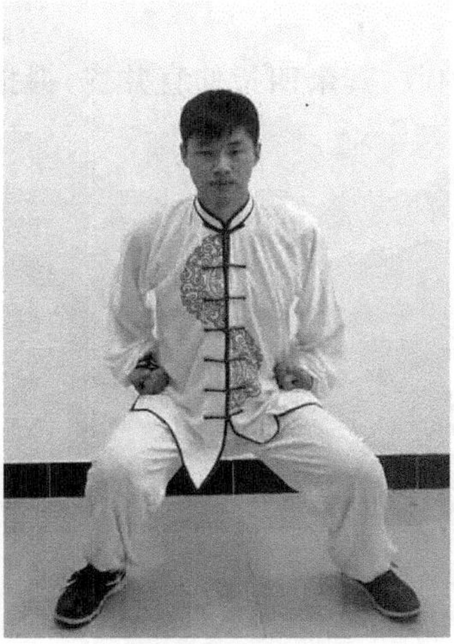

图 2 - 4　马步

【动作要领】

沉腰屈膝，挺胸收腹，重心平稳，两目平视，呼吸自然。

【应用】

本动作是推拿练功中的主要步型之一，即所谓练“架力”的功夫，它要求以半腱肌、半膜肌、股二头肌、缝匠肌、股薄肌以及腓肠肌为主，使两膝屈曲下蹲并使膝部和脚尖微向内扣，使股四头肌收缩，保持马步姿势。通过骶棘肌和腹直肌、腹外斜肌、腹内斜肌和腹横肌等的作用，将重心放在两腿之间，达到健腰补肾的作用。

4. 弓步

【基本动作】

两腿前后开立(距离可根据自身身高取)，前腿屈膝半蹲，大腿与小腿约成垂直 90°，足尖微向内扣，全脚掌着地；后腿膝部挺直，全脚着地，足尖略向外展 45°～60°，前足跟和后足尖在一直线上；两手握拳，护于两腰；上身正对前方，重心下沉，头如顶物，挺胸拔背，臀须微收(图 2 - 5)。

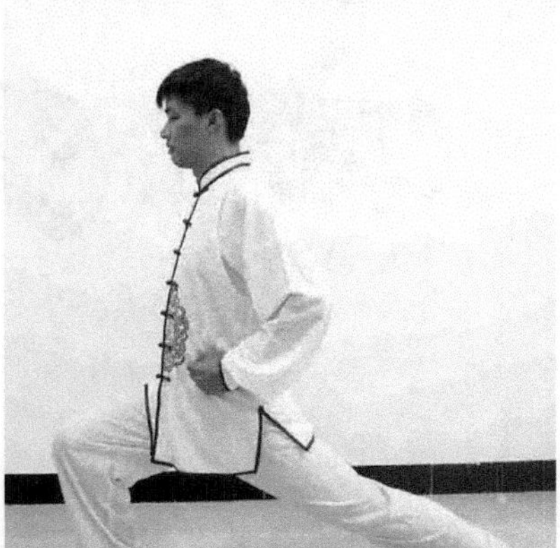

图 2 - 5　弓步

【动作要领】

挺胸收腹,重心下沉,前弓后箭,蓄势待发,呼吸自然。

【应用】

本动作是推拿练功中的主要步型之一,也是锻炼裆势的重要"运动"之一。要求成前弓后箭之势,即以髂腰肌、股直肌、阔筋膜张肌、缝匠肌以及半腱肌、半膜肌、股二头肌和腓肠肌为主,使前腿屈髋屈膝;以股四头肌为主使后腿挺直。锻炼时要用劲后沉,使势有待发之态,练至一定程度就可结合上肢动作。

二、基本掌型

1. 立掌

拇指屈曲内收,其余四指伸直并拢,拇指与其余四指紧靠(图 2-6)。

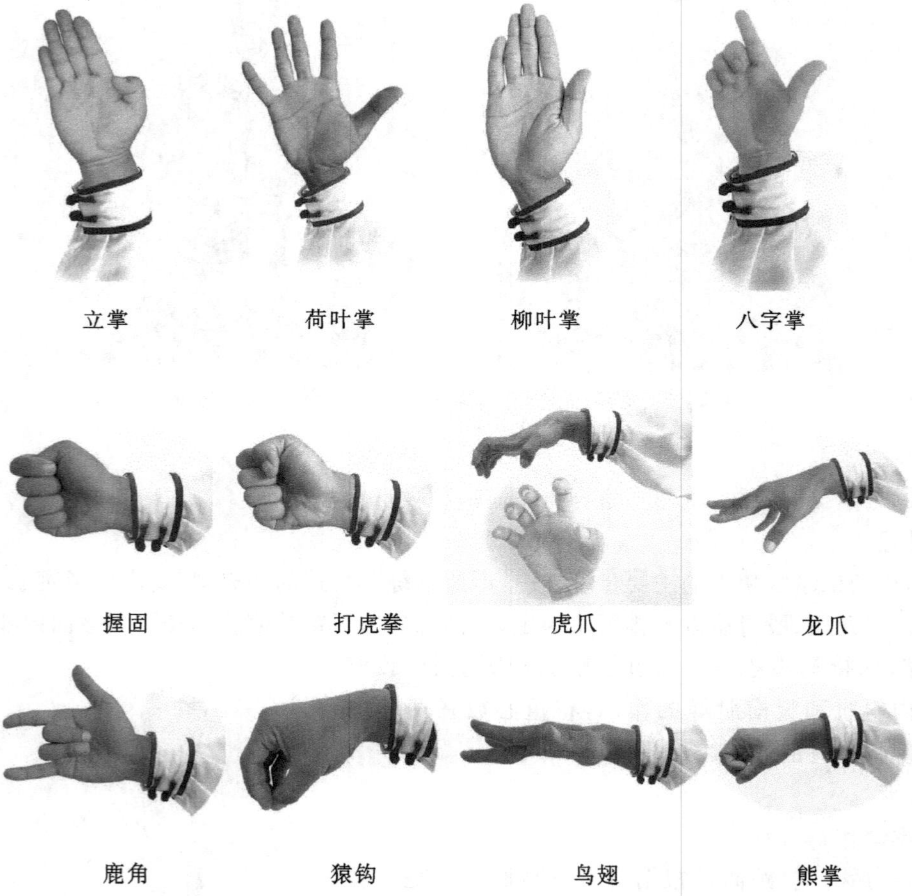

图 2-6　基本掌型

2. 荷叶掌

五指伸直,自然张开(图 2-6)。

3. 柳叶掌

五指伸直,并拢(图 2-6)。

4. 八字掌

拇指与食指伸直撑开90°角，中指、无名指、小指屈曲内收(图2-6)。

5. 握固

拇指抵掐无名指根节内侧，其余四指屈拢收于掌心(图2-6)。

6. 打虎拳

五指握拳，拇指压在食指、中指第一指间关节的位置(图2-6)。

7. 虎爪

五指张开，虎口撑圆，五指第一、二指间关节弯曲内扣(图2-6)。

8. 龙爪

五指伸直，尽力分开，而后五指背屈内收(图2-6)。

9. 鹿角

拇指伸直外张，食指、小指伸直，中指和无名指指间关节屈曲内收(图2-6)。

10. 猿钩

猿钩又名勾手。五指指腹捏拢，屈腕内收(图2-6)。

11. 鸟翅

五指伸直，拇指、食指、小指向上翘起，无名指、中指并拢向下(图2-6)。

12. 熊掌

拇指压在食指指端上，其余三指并拢屈曲，虎口撑圆(图2-6)。

三、基本裆势

1. 站裆势

【基本动作】

(1)并步站立，左脚向左横跨一步，稍宽于肩，足尖略收呈内八字，五趾着地，运用霸力，劲由上贯下注于足。

(2)前胸微挺，后臀内蓄，两手后伸，挺肘伸腕，肩腋勿松，四指并拢，拇指外分，两目平视，勿左顾右盼，精神贯注，呼吸随意(图2-7)。

【动作要领】

做到三直四平，即保持臂、腰、腿用力伸直；头、肩、掌、脚尽量水平，两脚内扣，运用霸力。夹肩、挺肘、伸腕、翻掌、立指。挺胸收腹，舌抵上腭，呼吸自然，两目平视。

【应用】

本势为少林内功基本功之一，重在锻炼足肌、股薄肌、长收肌、短收肌、大收肌、背阔肌、大圆肌、三角肌后束、桡侧腕长伸肌、拇长伸肌、指总伸肌等。

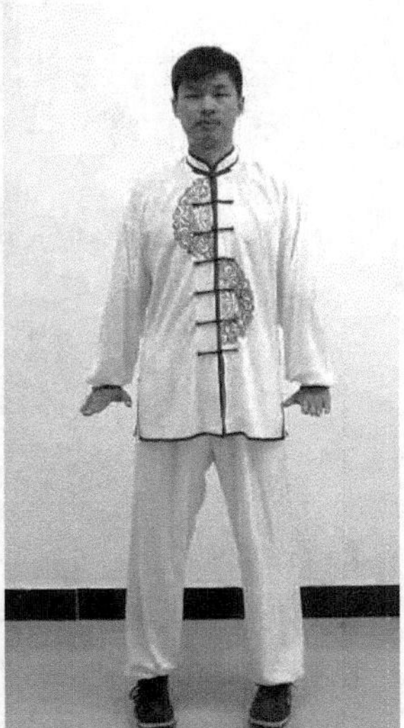

图2-7 站裆势

2. 马裆势

【基本动作】

(1)并步站立，左脚向左平开一步，屈膝下蹲，足踵距离较肩为宽，两膝和脚尖微向内扣，两脚跟微向外蹬，呈内八字形。

(2)两手后伸，肘直腕伸，拇指分开，四指并拢，或两手平放于两胯处，虎口朝内。挺胸收腹，微微前倾，重心放在两腿之间，头如顶物，目须平视，呼吸随意(图 2－8)。

【动作要领】

沉腰屈膝，挺胸收腹，两目平视，呼吸自然。

【应用】

本势是锻炼下肢的基本功，所谓练“架力”的功夫，以半腱肌、半膜肌、股二头肌、缝匠肌、股薄肌及腓肠肌为主，并通过骶棘肌、腹直肌、腹外斜肌、腹内斜肌和腹横肌等的作用，以挺胸收腹，将重心放在两腿之间，从而达到健腰补肾的作用。

3. 弓箭裆势

【基本动作】

(1)并步站立，身向左旋，左足向左前方跨出一大步，距离可根据自身身高调整；在前之左腿屈膝半蹲，膝与足垂直，足尖微向内扣；在后之右腿膝部挺直，足略向外撇，脚跟着地，成前弓后箭之势。

(2)上身略向前俯，重心下沉，臀部微收，两臂后伸，挺肘伸腕，掌根蓄劲或两手叉腰，虎口朝内，蓄势待发(图 2－9)。

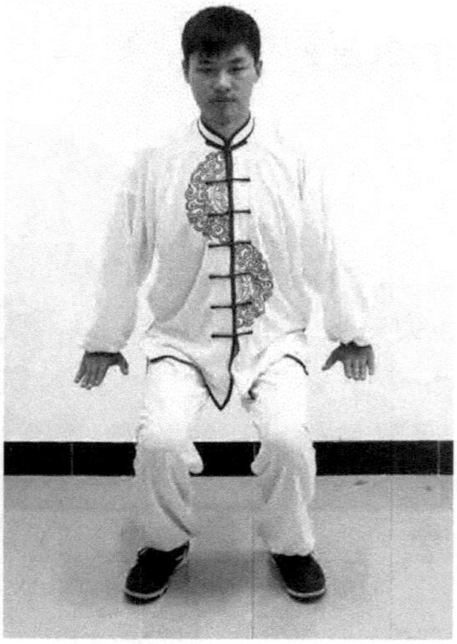

图 2－8　马裆势

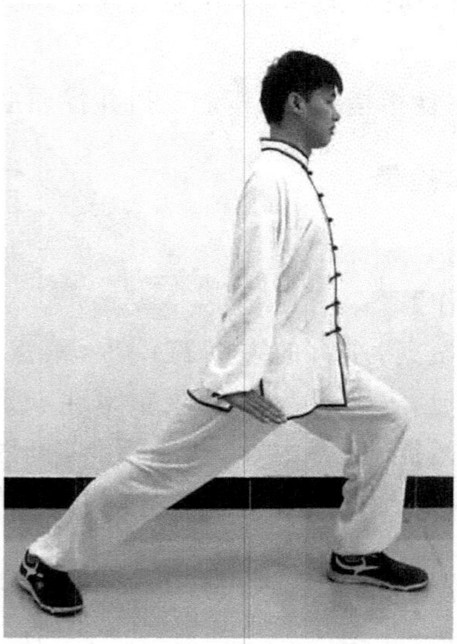

图 2－9　弓箭裆势

【动作要领】

前弓后箭，用劲后沉，挺胸收腹，呼吸随意，虚灵顶劲，全神贯注。

【应用】

本势锻炼以髂腰肌、股直肌、阔筋膜张肌、缝匠肌、半腱肌、半膜肌、股二头肌、腓肠肌和股四头肌为主，使前腿屈髋屈膝，后腿挺直。

4. 磨裆势

【基本动作】

(1)右弓步，上身略向前俯，重心下沉，臀部微收，两手仰掌护腰。

(2)左手化俯掌屈肘向右上方推出，掌根及臂外侧运动徐徐向左方磨转，同时身体随之向左旋转，右弓步演变成左弓步，左手变仰掌护腰。

(3)右手化俯掌屈肘向左上方推出，掌根及臂外侧运动徐徐向右方磨转，同时身体随之向右旋转，左弓步演变成右弓步，右手变仰掌护腰(图 2-10)。

【动作要领】

前弓后箭，重心下沉，上肢蓄力，磨转时以腰为轴。

【应用】

本势以锻炼三角肌、冈上肌、冈下肌、小圆肌为主，蓄力于掌根、臂外，徐徐向左或右方磨转。

5.亮裆势

【基本动作】

(1)弓箭步，两手自腰间向前上方推出亮掌，指端相对，掌心朝上，目注掌背，上身略前俯，重心下沉(图 2-11)。

(2)换步时向后转，两掌收回由腰部向后，左右交替练习。

【动作要领】

蓄力上举亮掌，目注掌背，换步后转时，两掌收回后伸。

【应用】

本势以锻炼冈上肌、三角肌、斜方肌和前锯肌为主。

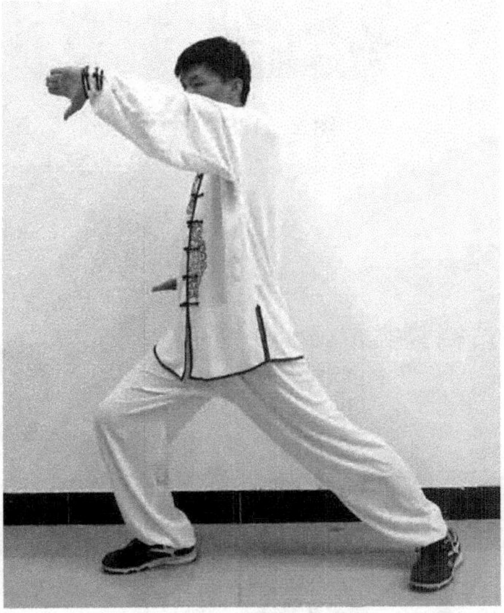

图 2-10 磨裆势

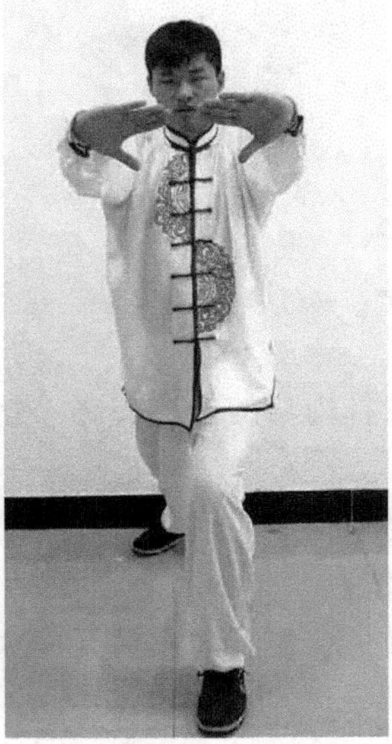

图 2-11 亮裆势

6.并裆势

【基本动作】

(1)并步站立，两足跟微微向外蹬，足尖并拢，五趾着实，用力宜匀。

(2)两手挺肘伸腕，微向后伸，掌心朝下，四指并拢，拇指外分，目须平视(图 2-12)。

【动作要领】

同站裆势。

【应用】

本势为少林内功的基本功之一，作用与站裆势类似，运动量稍轻。

7. 大裆势

【基本动作】

(1)并步站立，左足向左横开一大步，膝直足实，呈内八字。

(2)两手后伸，肘直腕伸，四指并拢，拇指分开，虎口相对，成八字掌(图 2-13)。

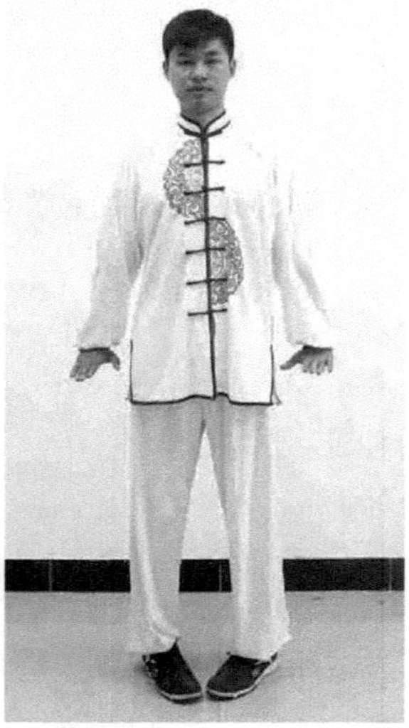

图 2-12　并裆势

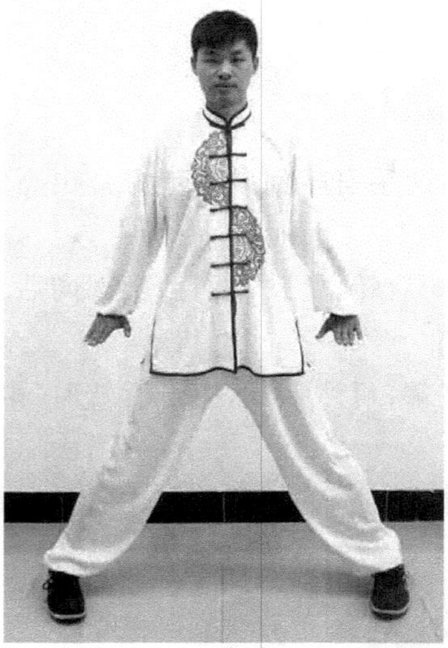

图 2-13　大裆势

【动作要领】

同站裆势。

【应用】

本势为少林内功的基本功之一，作用与站裆势类似，运动量较大。

8. 悬裆势

【基本动作】

(1)并步站立，左足向左横开一大步，屈膝半蹲，两足距离较马裆势宽。

(2)两手后伸，肘直腕伸，四指并拢，拇指外分，动作与马裆势相同，故又称大马裆(图 2-14)。

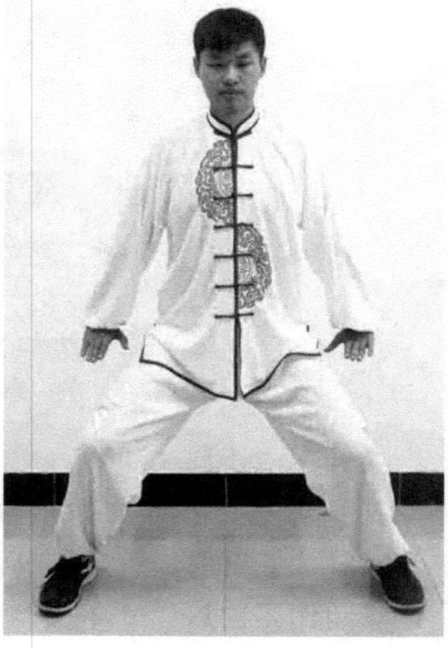

图 2-14　悬裆势

【动作要领】

同马裆势。

【应用】

本势为少林内功的基本功之一，作用与马裆势类似，运动量较大。

9. 低裆势

【基本动作】

(1)并步站立，足尖靠拢，五趾着地，足跟外蹬，略呈内八字。

(2)屈膝下蹲，上身下沉，臀部后坐不可着地，故有蹲裆之称，同时两手握拳前上举，肘要微屈，掌心相对，目须平视(图 2－15)。

【动作要领】

屈膝下蹲，上身下沉，臀不着地，握拳上举，拳心相对，两肘微屈。

【应用】

本势以锻炼半腱肌、半膜肌、股二头肌、缝匠肌、股薄肌、腓肠肌、髂腰肌、股直肌、阔筋膜张肌和缝匠肌为主，屈膝屈髋，使上身下沉，同时以拮抗肌，即股四头肌、臀大肌、股二头肌、半腱肌和半膜肌收缩，使身体保持平衡。

10. 坐裆势

【基本动作】

(1)两脚交叉，盘膝而坐，脚外侧着地，上身微向前俯，故又称为坐盘功架。

(2)手掌心朝下，腕背伸，使身体平衡，两目平视(图 2－16)。

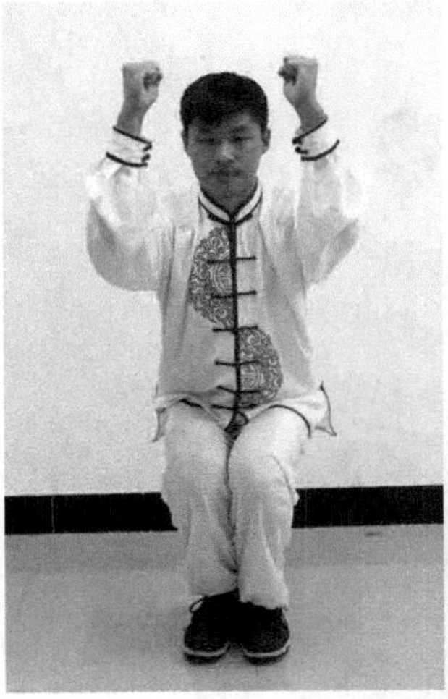

图 2－15　低裆势

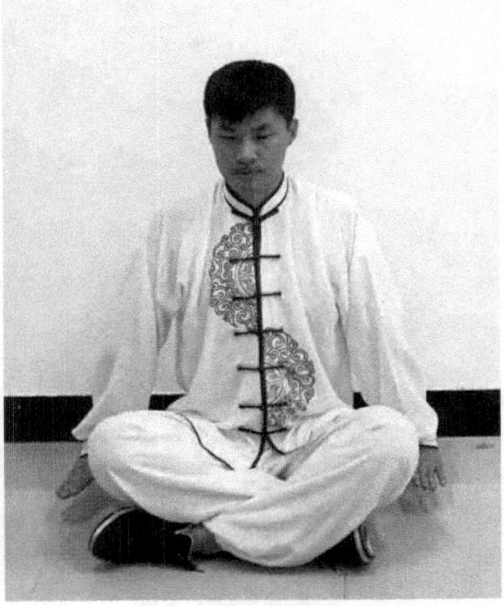

图 2－16　坐裆势

【动作要领】

盘膝而坐，脚侧着地，上身微前俯。

【应用】

本势以锻炼臀中肌、臀小肌后部肌束、梨状肌等为主。

第四节　少林内功

少林内功是推拿功法中的主要功法之一，也是内功推拿的组成部分，原为习武者强身的基本功，历经辗转相传，已经成为一种自我锻炼配合整体推拿治疗的独特方法和流派。由于其运动量大，增力效果明显，强身健体作用较强，特别适合增强推拿从业人员的体力和体质，是临床推拿医师的基本功。

少林内功习练时强调蓄劲于指端，以力贯气，所谓“练气不见气，以力带气，气贯四肢”。在锻炼时强调下实上虚，着重锻炼双下肢的“霸力”和上肢的“灵活”，要求上身正直，含胸舒背，下肢沉稳，脚趾抓地，同时两股用力内收，站如“松”。上肢要求凝劲于肩、肘、腕、指，配合呼吸，上吸下呼，与肢体动作协调一致，达到“外紧内松”，从而使气随力行，注于经脉，濡养四肢百骸和脏腑，以达到扶正健体，祛除病邪的目的。

一、前推八匹马

【预备】

并步或其他指定步型。

【基本动作】

(1)并步时，左脚向左平开一步；弓步或马步依照前述步法要领。

(2)两手屈肘，直掌护于两胁(图 2－17A)。

(3)两掌心相对，拇指用力外展伸直，其余四指并拢，蓄劲于肩臂指端，使两臂徐徐运力前推，推至肩、肘、腕成一水平线为度。胸须微挺，臂略收，头勿左右盼顾，两目平视，呼吸自然(图 2－17B)。

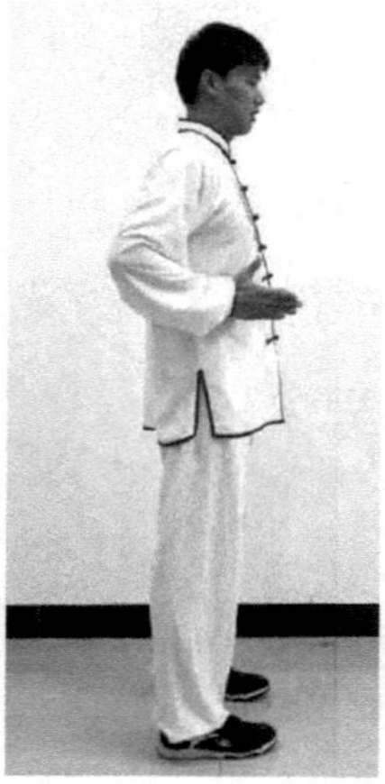
A

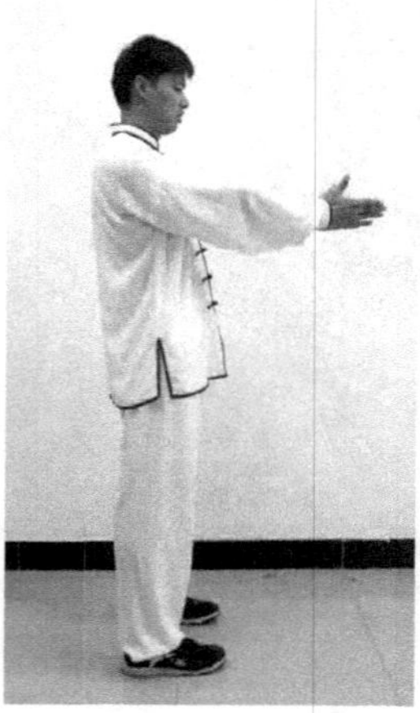
B

图 2－17　前推八匹马

(4)两手徐徐屈肘，收回于两胁。

(5)由直掌化俯掌下按，两臂后伸，恢复原裆势。

【动作要领】

两目平视微挺胸，头勿顾盼位正中，呼吸自然经络通，气力相随身体松。发力于腰，立掌运劲蓄于肩臂、贯于掌、达于指。

【应用】

本动作为内功推拿的基础练习功法，前推时蓄力于肩臂、达力于各指指端，两臂运力，其中尤以肱三头肌为主收缩，使两手指端蓄劲徐徐向前推动。此势主要以锻炼肱三头肌为主，是练习擦法、振法、推法、扳法等推拿手法的主要功法之一。在运动中，大拇指蓄力外分，为练习一指禅推法、指按法、指揉法打下基础，由于两手自胁肋两侧向前推出，使气机蓄行出于中焦，可健脾和胃，促进胃肠功能。

二、倒拉九头牛

【预备】

并步或其他指定步型。

【基本动作】

(1)并步时，左脚向左平开一步；弓步或马步依照前述步法要领。

(2)两手屈肘，直掌护于两胁(图 2－18A)。

(3)两掌沿两胁前推，边推边将前臂渐渐内旋，至手臂完全伸直时，两手虎口正好朝下。四指并拢前伸，拇指用力外展外分，腕、肘、肩成一水平线(图 2－18B)。

(4)五指向内屈收，由掌化拳如握物状，劲注拳心，旋腕拳眼朝上，紧紧内收至胁肋部，化立掌护于两胁(图 2－18C)。

(5)由直掌化俯掌下按，两臂后伸，恢复原裆势。

【动作要领】

全神贯注，直掌前推，边推边旋前臂，力求推至肩、肘、腕相平；两手握拳，劲注拳心，协调后拉。

【应用】

本动作前推时，要以肩胛下肌、胸大肌、背阔肌及大圆肌为主，边推边将前臂内旋，当手臂伸直时，虎口正好朝下，再化掌握拳，拳眼朝上，肱二头肌、肱肌、肱桡肌以及旋前圆肌收缩，劲注拳眼，紧紧内收。本功势可为㨰法、一指禅推法、推法、擦法等手法的练习打下基础，久练还有健脾和胃、促进消化的作用。

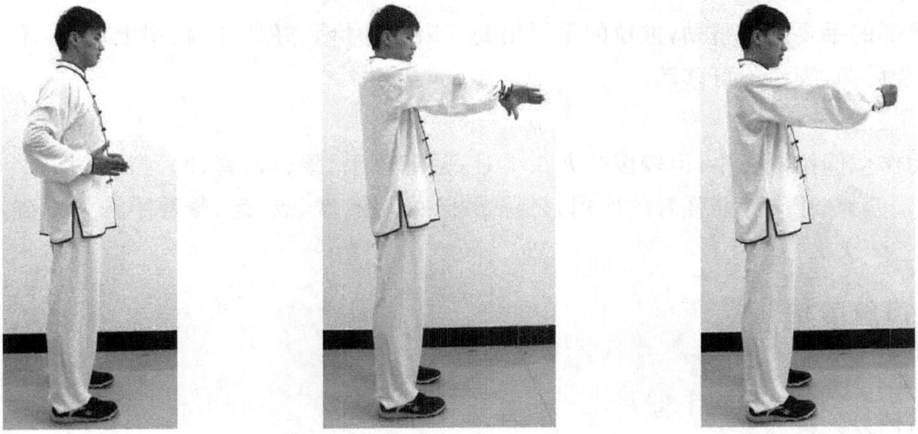

A　　　　B　　　　C

图 2－18　倒拉九头牛

三、单掌拉金环

【预备】

取站裆势。

【基本动作】

(1)两手屈肘,仰掌护于腰部(图 2-19A)。

(2)右手立掌前推,边推边将前臂渐渐内旋,至手臂完全伸直时,两手虎口正好朝下。四指并拢前伸,拇指用力外展外分,腕、肘、肩成一水平线(图 2-19B)。

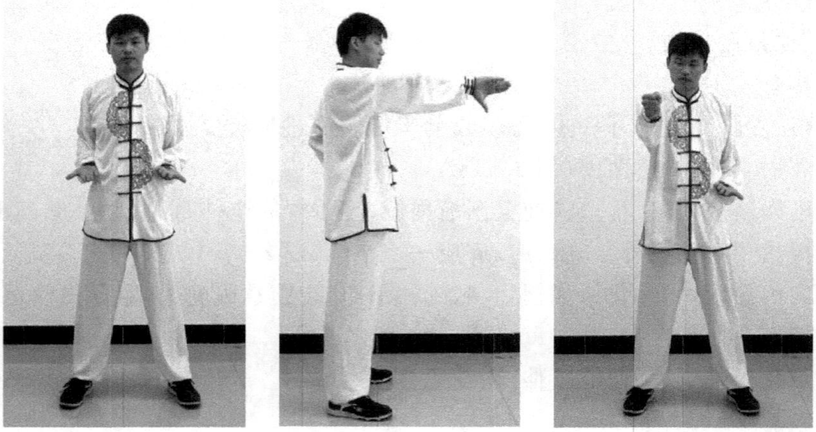

A　　B　　C

图 2-19　单掌拉金环

(3)五指向内屈收,由掌化拳如握物状,劲注拳心,旋腕拳眼朝上,紧紧内收至胁肋部,化仰掌护于两胁(图 2-19C)。

(4)左手进行动作与右手相同。

(5)两手由仰掌化俯掌下按,两臂后伸,恢复原裆势。

【动作要领】

在腰部的手要用上蓄劲,推拉的手要出劲与阻力劲恰到好处,腰腿用上霸力,不可使身体偏斜、前合后仰,脚稳不可移动。

【应用】

本动作似倒拉九头牛,但较倒拉九头牛难,是练单手、腰、肩、臂、掌、指的功夫。本动作有平衡阴阳、健肺益肾、壮筋强骨的作用,是练习推、拿、按、摩、点、运、颤等手法的基础功。一般每次练 3～9 次。

四、凤凰展翅

【预备】

取站裆势。

【基本动作】

(1)两手屈肘,仰掌护于腰部。

(2)两手屈肘上行,至胸前成立掌交叉(图 2-20A)。

(3)两臂蓄力后缓缓向左右外分,两腕背伸,四指并拢,拇指外分,指欲上翘,犹如弓之势(图 2-20B)。

(4)两臂外分至最大位时,蓄力徐徐收回,回到胸前,两手立掌交叉(图 2-20A)。

(5)两手由胸前立掌交叉慢慢收至仰掌护于两胁，再化俯掌下按，两臂后伸，恢复原裆势(图 2-20C)。

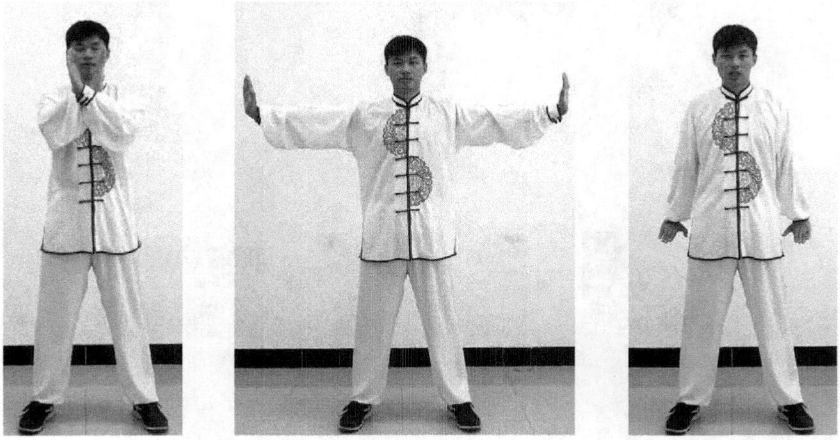

A　　　　B　　　　C

图 2-20　凤凰展翅

【动作要领】

交叉立掌，用内劲下压，腰腿用足霸力，分合动作均要给予阻力，使其变为有力的蓄劲。

【应用】

本动作为练肩、臂、肘、腕及掌指端的基本姿势，尤其对腕指之功夫有很大的助益。练时运内部之劲，劲由肩循臂贯于腕达于手指，为练习推、提、揉、按、颤等手法的基本功，久练可调和脏腑，益助胸廓的开展，从而增加气劲和悬力。一般每次练 3～9 次。

五、霸王举鼎

【预备】

取马裆势(图 2-21A)。

【基本动作】

(1)两手屈肘，仰掌护于腰部(图 2-21B)。

(2)两掌缓缓上托，指端向前，掌心朝天，过肩时，掌根外展，指端由左右向内旋转，虎口相对，犹托重物，徐徐上举，肘部伸直，指端相对，四指并拢，拇指外分，两目平视，两膝勿松(图 2-21C)。

(3)旋腕转掌，指端向上，掌侧相对，拇指外分，蓄力而下，渐渐收回，仰掌护腰。

(4)仰掌化俯掌下按，两臂后伸，恢复原裆势。

【动作要领】

腰腿用足霸力，上托之手要如托千金之重，动作缓慢，舌抵上腭。

【应用】

本动作是练上托力的功夫，要两手负重上托，腰、腿必蓄劲，脚踏地必稳。本动作有调阴阳、蓄气力、和脏腑、通经络的作用，也是练习推、托、提、按、摩、扳等手法的基本功。一般每次练 3～9 次。

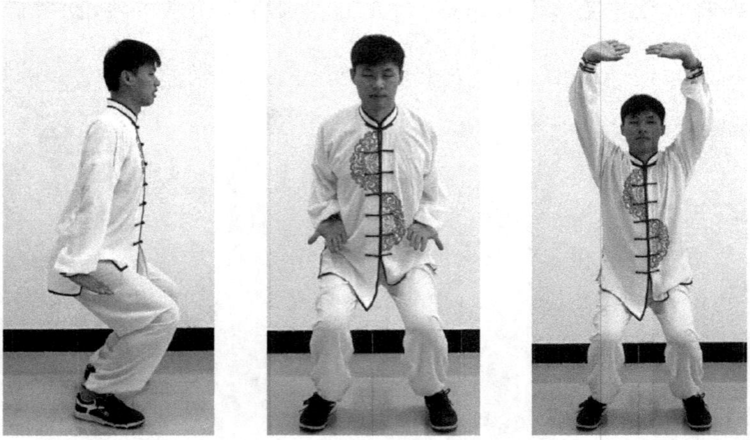

A　　B　　C

图 2-21　霸王举鼎

六、顺水推舟

【预备】

取悬裆势。

【基本动作】

(1)两手屈肘,仰掌护于腰部(图 2-22A)。

(2)两掌立掌徐徐向前推出,边推边转掌根朝外,虎口朝下,掌心向前,四指并拢,拇指外分,指尖相对,肘欲伸直,掌欲背伸(图 2-22B)。

(3)五指端慢慢向左右外旋,恢复立掌,四指并拢,拇指后翘,指端着力,屈肘蓄力渐渐收回,仰掌护腰(图 2-22C)。

(4)仰掌化俯掌下按,两臂后伸,恢复原裆势。

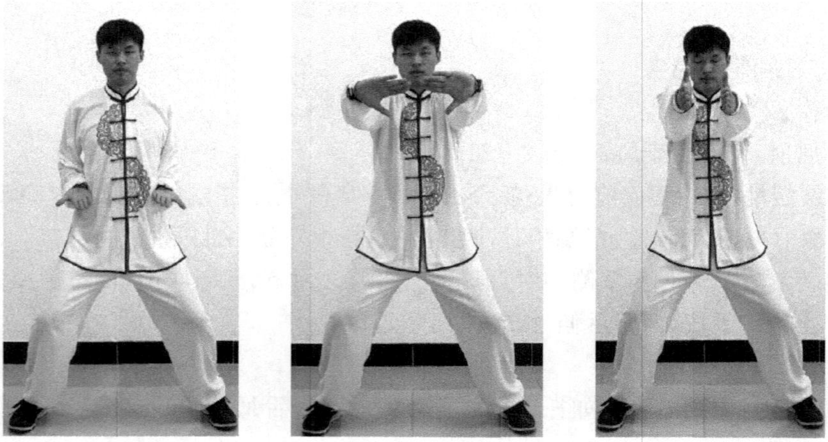

A　　B　　C

图 2-22　顺水推舟

【动作要领】

悬裆势要稳,腰部蓄劲,肘欲挺,腕欲伸,内劲达于掌。收回时,拇指后翘,四指并拢着力,屈肘蓄力收回。

【应用】

本动作锻炼前臂和手掌前推、旋转的蓄劲，有振奋气机、增强内劲、通经活络、平衡阴阳、强化筋骨的作用，也是练习推、颤、擦、揉等手法的基本功。一般每次练 3～9 次。

七、怀中抱月

【预备】

取站裆势。

【基本动作】

(1)两手屈肘，仰掌护于腰部。

(2)两掌由腰部上提，化为立掌在胸前交叉，缓缓向左右外分，肘欲直，指端朝外，掌心向前与肩平(图 2-23A)。

(3)两指端向下，掌心朝内，慢慢蓄劲，上身略前倾，两手如抱物，由上而下，由下而上徐徐抄起，两掌仍回至胸前交叉(图 2-23B、C)。

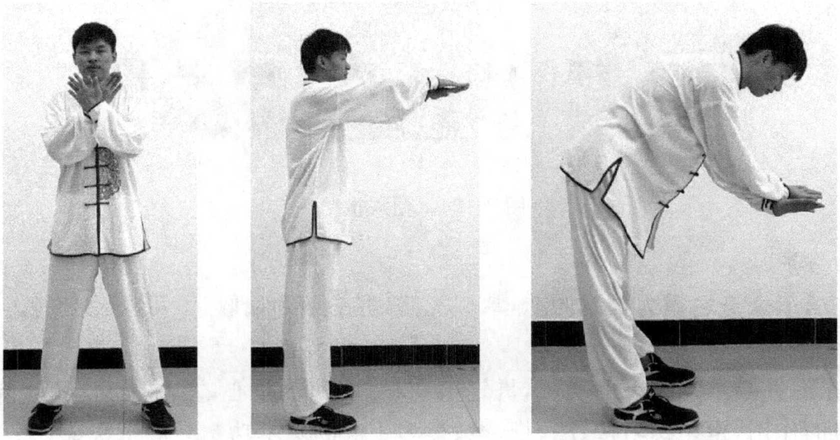

A　　B　　C

图 2-23　怀中抱月

(4)两掌由胸前下落变仰掌护腰，再化俯掌下按，两臂后伸，恢复原裆势。

【动作要领】

两前臂再胸前交叉，侧立掌，小鱼际向前，两手外劳宫相对。习练时腰、腿用足霸力，上身蓄劲，慢慢完成规定动作。

【应用】

本动作锻炼腰、腿霸力，上身蓄劲发功，有负阳抱阴、益气养阴、壮气强力的作用，也是练习按、摩、推、擦、揉等手法的基本功。一般每次练 3～9 次。

八、仙人指路

【预备】

取并裆势。

【基本动作】

(1)两手屈肘,仰掌护于腰部(图 2-24A)。

(2)右掌上提至胸前立掌而出,四指并拢,拇指外分,手心内凹,成瓦楞掌,肘臂运劲立掌着力向前推出,力欲均匀(图 2-24B)。

(3)推直肘臂后旋腕握拳,拇指在里,蓄劲而收。

(4)收回后变仰掌护腰,再出左掌,动作与右相同(图 2-24C)。

(5)两掌化俯掌下按,两臂后伸,恢复原裆势。

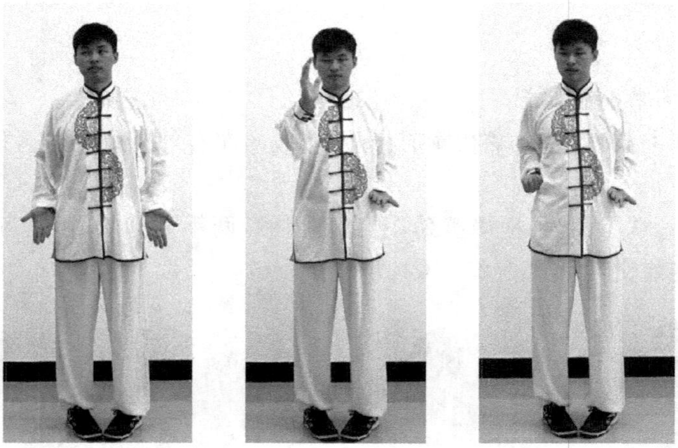

A B C

图 2-24 仙人指路

【动作要领】

并裆站立,运全身之霸力推掌向前,掌似瓦楞,握拳蓄劲回收,不可松劲泄气。

【应用】

本动作是练并裆推掌发力的功法,贯气于掌心,用劲于掌心,左右交替运行,有调阴阳、和脏腑、行经络的作用,也是练习按、摩、推、擦、揉等手法的基本功。一般每次练 3～9 次。

九、平手托塔

【预备】

取站裆势。

【基本动作】

(1)两手屈肘,仰掌护于腰部(图 2-25A)。

(2)两仰掌慢慢向前推出,保持掌平运行,犹如托物在手,推足后手与肩平(图 2-25B)。

(3)屈肘缓缓蓄劲收回,护于腰部。

(4)两掌化俯掌下按,两臂后伸,恢复原裆势(图 2-25C)。

【动作要领】

站好裆势,用足霸力,两手仰掌,拇指下压,以托推之力向前推出。推至肩、肘、腕平时,要略停片刻,再用足托劲收回。

【应用】

本动作是练上肢托推力的功法,久练有益气强阳、通经活络、蓄气增劲的作用,是练习拔伸、推、扳、揉等手法的基本功。一般每次练 3～9 次。

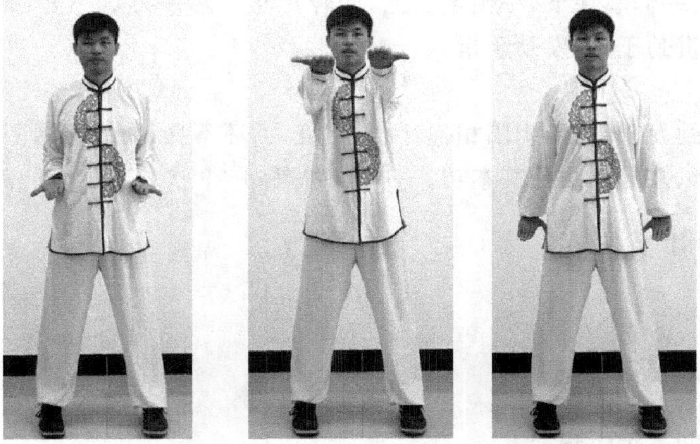

A　　B　　C

图 2-25　平手托塔

十、运掌合瓦

【预备】

取站裆势。

【基本动作】

(1)两手屈肘,仰掌护于腰部。

(2)右掌由仰掌化为俯掌,蓄力后向左前方徐徐推出,肩欲松开,肘欲伸直,指端向前(图 2-26A)。

(3)推足力后右手再化为仰掌蓄力收回,待近胸时,左手仰掌变俯掌向右前方贯力推出,在右仰掌上方交叉,掌心相合,慢慢向前,右仰掌收回腰部(图 2-26B、C)。

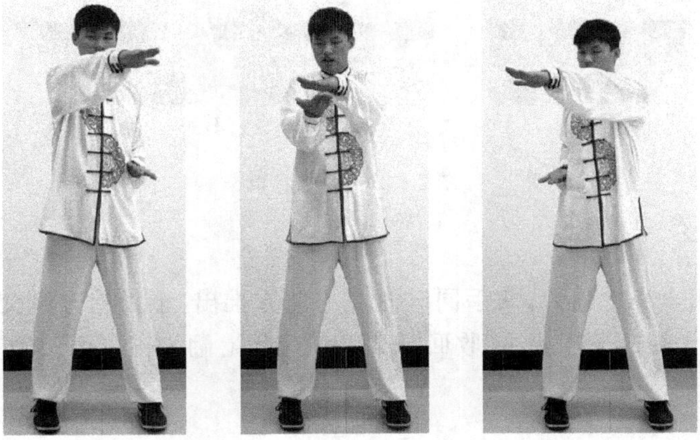

A　　B　　C

图 2-26　运掌合瓦

(4)左手掌化仰掌慢慢收回腰部,两掌再化俯掌下按,两臂后伸,恢复原裆势。

【动作要领】

全身运足霸力，一仰掌在下，一俯掌在上，如合瓦状。两手力贯一处，相错推拉，贯劲于两手之间，运劲于腰，贯劲于臂，发劲于指。

【应用】

本动作是使内劲发于掌指，阴阳相抱，刚柔相济，循环不息，久练有调阴阳、壮筋骨的作用，是练习推、颤、揉、摩、擦等手法的基本功。一般每次练 3～9 次。

十一、风摆荷叶

【预备】

取站裆势。

【基本动作】

(1)两手屈肘，仰掌护于腰部。

(2)两手蓄力前推，掌心向上，四指并拢，拇指外分，推至与肩平时，两手交叉(图 2-27A)。

(3)两手运劲缓缓向左右外分，至肩、肘、掌平成直线(图 2-27B)。

(4)两掌慢慢合拢，交叉后仰掌收回腰部。

(5)两掌化俯掌下按，两臂后伸，恢复原裆势。

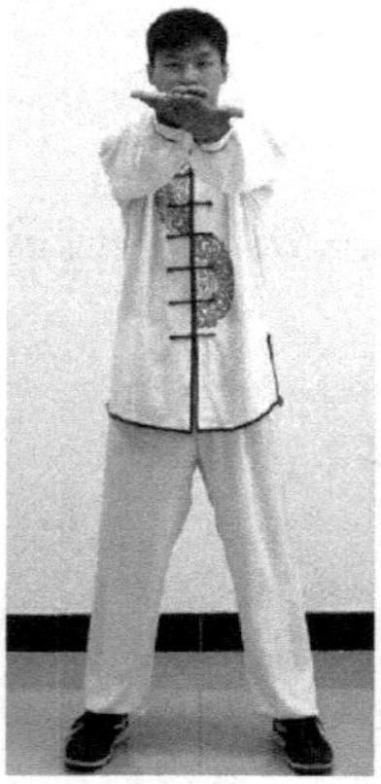

A

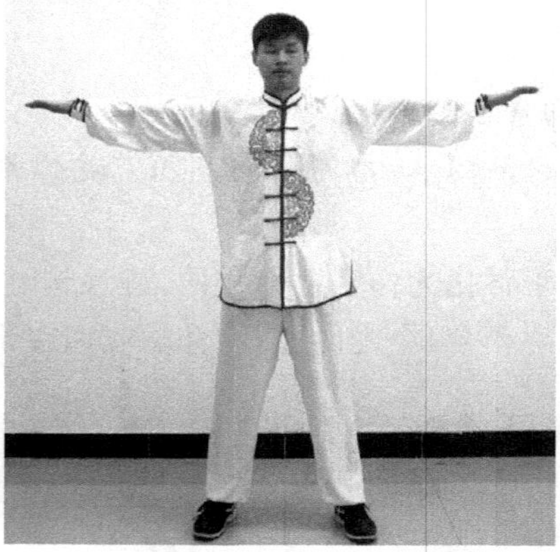

B

图 2-27 风摆荷叶

【动作要领】

站好姿势，运用全身之霸力，两手同时向左右前方推出，至正前方时交叉，两手大鱼际下压，小鱼际上翻，以大鱼际下压为主，收回时则以小鱼际上翻为主。运劲于掌指，蓄劲运势，不可放松。

【应用】

本动作是增强臂力和悬劲的姿势，久练有强筋健骨、气血自顺、元气自固的作用，是练习推、拿、点、揉、捻等手法的基本功。一般每次练 3～9 次。

十二、双手托天

【预备】

取马裆势(图 2-28A)。

【基本动作】

(1)两手屈肘,仰掌护于腰部。

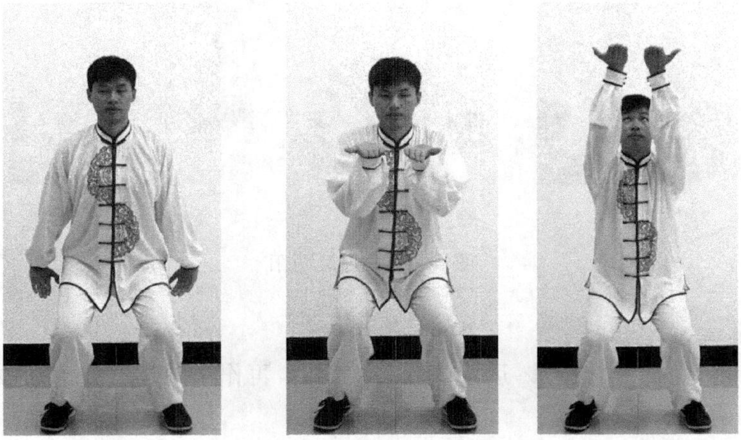

A　　B　　C

图 2-28　双手托天

(2)两手仰掌上托,掌心朝天,缓缓上举,指端着力,肩欲松开,肘欲伸直,两目平视,头如顶物(图 2-28B、C)。

(3)两手托至最高位时,掌根蓄力,屈肘徐徐而下,收回腰部。

(4)两掌化俯掌下按,两臂后伸,恢复原裆势。

【动作要领】

手掌着力,肩欲放松,大鱼际下压,拇指运劲向外侧倾斜用力,蓄劲缓缓收回。

【应用】

本动作是练习上托之劲的功法,久练可疏通三焦之气,使丹田充实,有水火既济、强筋壮骨、通行经络的作用,是练习推、拿、捏、揉、摩等手法的基本功。一般每次练 3～9 次。

十三、丹凤朝阳

【预备】

取站裆势。

【基本动作】

(1)两手屈肘,仰掌护于腰部。

(2)右仰掌变俯掌,慢慢推至左上方(图 2-29A),然后经右上方(图 2-29B)、右下方(图 2-29C),运劲抄作半圆形,收回腰部。

(3)左手与右手动作相同,方向相反。

(4)两掌化俯掌下按,两臂后伸,恢复原裆势。

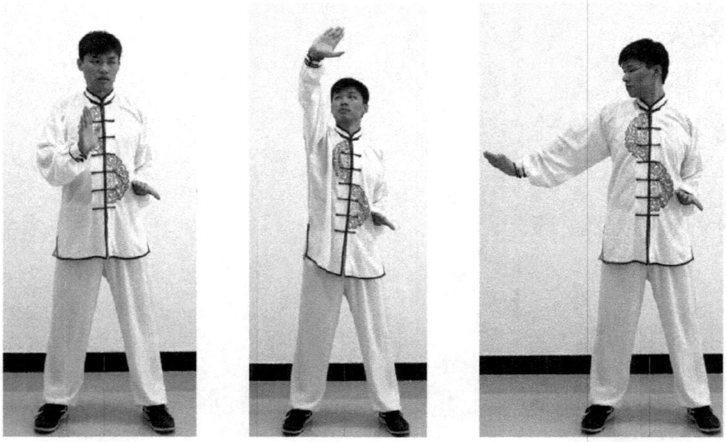

A　　B　　C

图 2-29　丹凤朝阳

【动作要领】

一手自腰外展，由仰掌转俯掌，运用内劲缓缓用力，再作半圆形上抄蓄劲收回腰部，左右相同，腰运劲要实，两脚要稳。

【应用】

本动作是练习上肢左右用力的功法，左为阳，右为阴，左右转换可平衡阴阳。久练也可增强上肢外展力，是练习推、扳、旋、揉、摩等手法的基本功。一般每次练 3～9 次。

十四、海底捞月

【预备】

取大裆势(图 2-30A)。

【基本动作】

(1)两手屈肘，仰掌护于腰部。

(2)两掌缓缓向上，由胸前徐徐高举至面前，向左右分推，掌心向前，再转掌心向下，同时腰向前俯，腿不可屈，脚用霸力，两掌由上而下，逐渐相拢，掌心向上似抱物，蓄劲待发(图 2-30B)。

(3)两掌心向上，指端相对着力，慢慢抄起，用抱力缓缓提到小腹，仰掌护腰，上身随势挺直(图 2-30C)。

(4)两掌化俯掌下按，两臂后伸，恢复原裆势。

【动作要领】

脚实腿直，用足霸力，两手蓄劲下伸，弯腰似捞月之状，徐徐上提，蓄劲于腰待发。

【应用】

本动作下俯丹田蓄气，腰部运动，缓缓而动，两脚运用霸力，稳如泰山，上提蓄劲，有练下丹田之气，壮腰肾、通经络、和气血的作用，是练习推、颤、旋、揉等手法的基本功。一般每次练3～9次。

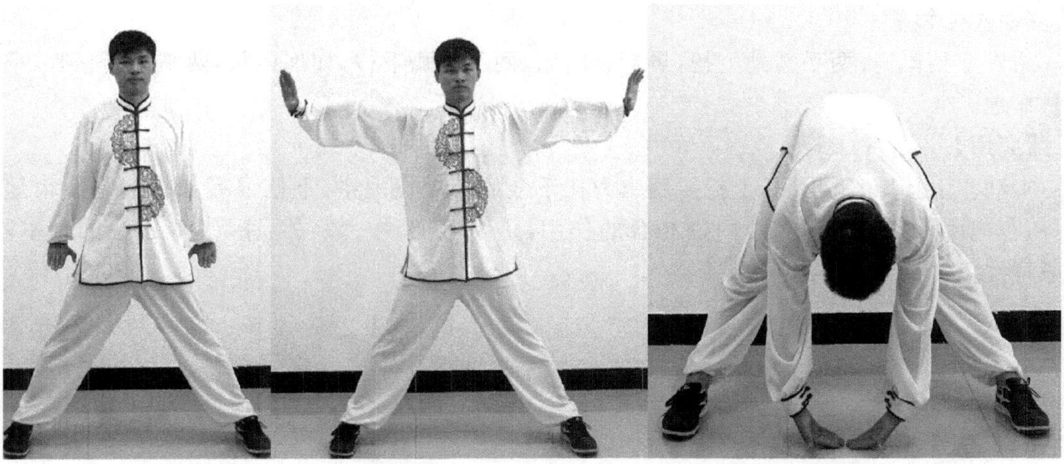

A　　B　　C

图 2-30 海底捞月

十五、顶天抱地

【预备】

取并裆势。

【基本动作】

(1)两手屈肘,仰掌护于腰部。

(2)两掌指端相对,上提至胸时翻掌上托,掌心向上,徐徐上举,肘欲伸直。推足力后旋腕翻掌,缓缓向左右外分下抄,同时身向前俯,两掌逐渐合拢至两掌相叠,左掌在下,右掌在上,掌背尽量靠地蓄劲待发(图 2-31)。

(3)两掌如抱重物起立,处于小腹,两掌回腰部。

(4)两掌化俯掌下按,两臂后伸,恢复原裆势。

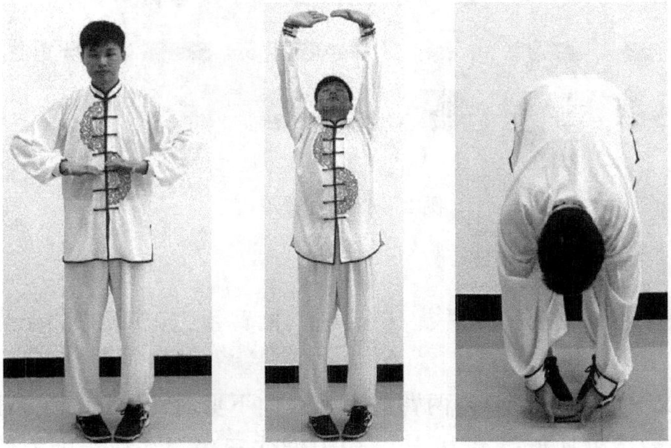

A　　B　　C

图 2-31 顶天抱地

【动作要领】

站好并裆霸力，两手蓄劲上托，再弯腰前俯，两手画弧下抄，如抱地状，两掌逐渐相叠，掌背尽量靠地。

【应用】

本动作上接阳，下承阴，上托要用出力托千金的力缓慢上举，下俯要有如抱起整个大地的气势，有抱阴承阳，阴阳相济，内外相合的作用，是练习推、按、颤、揉、摩、摇等手法的基本功。一般每次练 3～9 次。

十六、力劈华山

【预备】

取大裆势。

【基本动作】

(1)两手屈肘，在上胸部成立掌交叉(图 2-32A)。

(2)两立掌缓缓向左右分推，两肩松开，肘部微曲，四指并拢，拇指后翘，掌心向前，力求成一水平线(图 2-32B)。

(3)两臂同时用力下劈，连续三次，头勿转侧摇动，两目平视，待劈完最后一次，仰掌护腰。

(4)由仰掌化俯掌下按，两臂后伸，回原裆势。

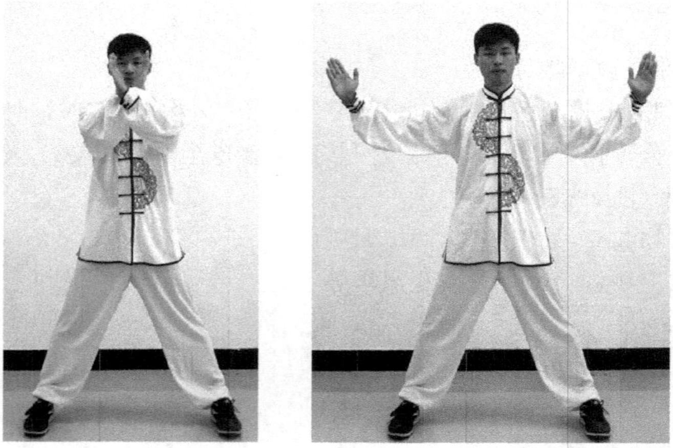

A　　　　B

图 2-32　力劈华山

【动作要领】

身体正直，两目平视；拇指外分，并拢其余四指，两臂蓄力，连续用力下劈。

【应用】

本动作立掌交叉，向左右分推，当两臂成水平线向下劈时，要求使斜方肌、背阔肌、胸大肌、大圆肌、肩胛下肌以及上臂肌群等蓄力，连续用力劈砍三次。本动作可为劈法、扳法、击法、拍法等手法的练习打下基础。久练本动作可使胸廓扩张，上焦气机得以舒展，可宽胸理气、平肝健肺、调整气机、壮丹蓄劲、力周全身，也是推、点、叩、拍、摩、揉等手法的基础功夫。一般每次练 3～9 次。

十七、三起三落

【预备】

取站裆势。

【基本动作】

(1)两手屈肘,直掌护于两胁(图 2-33A)。

(2)两膝屈曲下蹲,同时两手前推,掌心相对,四指并拢,拇指运劲后伸。须保持原势要求,头勿随势俯仰摇动,两目平视(图 2-33B、C)。

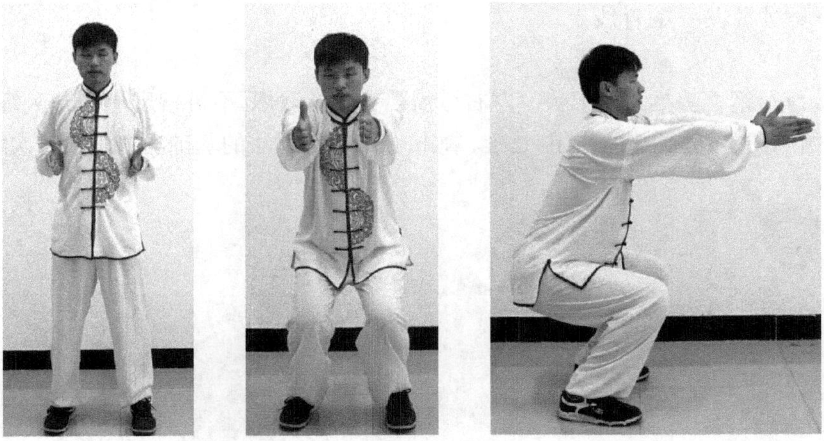

A　　B　　C

图 2-33　三起三落

(3)两掌用劲后收,同时慢慢起立,待立直时两掌正好收至两胁,往返三次,须用劲均匀。

(4)由直掌化俯掌下按,两臂后伸,恢复原裆势。

【动作要领】

上肢运劲前推与下肢屈曲下蹲动作应自然协调、缓慢均匀;上身正直,两目平视,呼吸自然。

【应用】

本动作以前推八匹马为基础,在前推与回收的同时,配合身体的下蹲与站立,连续三次。当屈膝下蹲时,以髂腰肌、股直肌、阔筋膜张肌、缝匠肌(屈髋关节),以及半腱肌、半膜肌、股二头肌、缝匠肌、股薄肌和腓肠肌(屈膝关节)收缩为主,使身体下沉,增加下肢力量;与此同时,要求肩臂运力徐徐前推,当站立时,则以臀大肌、股二头肌、半腱肌、半膜肌(伸髋关节)以及股四头肌(伸膝关节)为主,使身体站立,上肢边立边蓄而收,为推法、擦法等手法的练习打下基础。本动作上、下肢同时练习,可平衡阴阳、调和脏腑、强壮筋骨、疏通经络,是推、揉、按、拿、摩、击、振等手法的基础功夫。一般每次练 3~9 次。

十八、乌龙钻洞

【预备】

取弓箭裆势。

【基本动作】

(1)两手屈肘,直掌护于两胁(图 2-34A)。

(2)两掌并行,掌心相对,徐徐前推,边推边转掌心向下,转化为俯掌,指端向前,上身随势前俯,下部两足尖内扣,用霸力而蓄(图 2-34B)。

(3)两掌用劲后收,同时慢慢起立,边收边转掌心向上,待立直时两掌正好收至两胁。

(4)由直掌化俯掌下按,两臂后伸,回原裆势。

【动作要领】

两腿前弓后蹬,用足霸力,两掌心相对,边推边转化为俯掌,四指并拢,拇指外分。上肢、脊、后蹬之腿要尽量在一条直线上。

【应用】

本动作为练弓箭裆势推力的架势。左右弓箭裆势轮换锻炼,不可偏废一侧。久练有强腰健腿、练气蓄劲、平衡阴阳、强健脏腑的作用,是推、拿、按、摩、颤等手法的基础功。一般每次练 3~9 次。

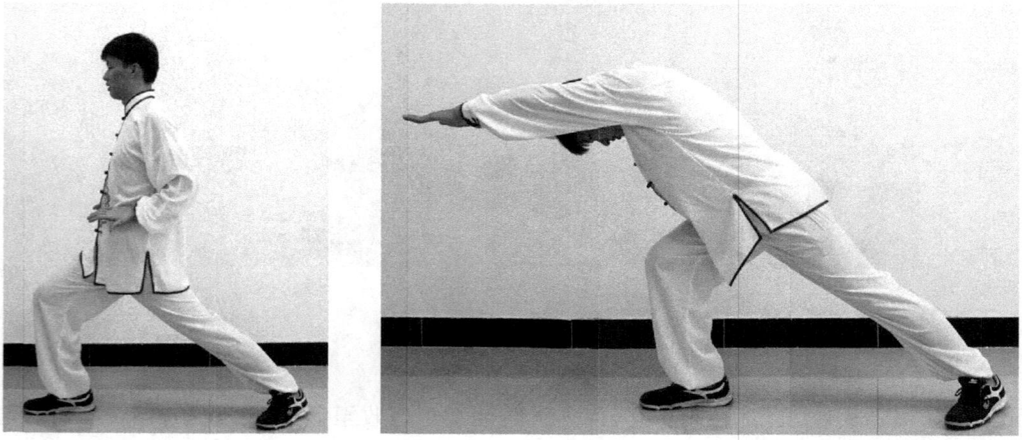

A　　　　B

图 2-34　乌龙钻洞

十九、饿虎扑食

【预备】

取弓箭裆势。

【基本动作】

(1)两手屈肘,直掌护于两胁。

(2)两掌沿两胁前推,边推边将前臂渐渐内旋,至手臂完全伸直时,两手虎口正好朝下。四指并拢,掌心向前,腰随势前俯,前腿得势似冲,后腿使劲勿松(图 2-35A)。

(3)五指向内屈收,由掌化拳如握物状,劲注拳心,旋腕拳眼朝上,紧紧内收至胁肋部,化立掌护于两胁(图 2-35B)。

(4)由直掌化俯掌下按,两臂后伸,恢复原裆势。

【动作要领】

弓箭裆势要大,后腿要蹬紧,前腿似冲。推足力后掌心向前,虎口朝下,四指并拢,拇指外分。

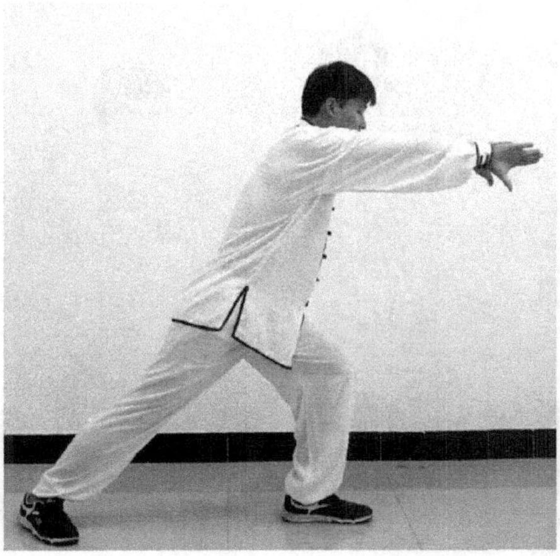

A

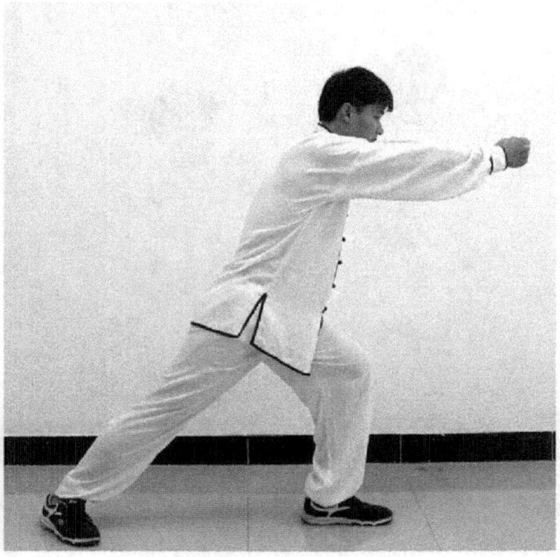

B

图 2-35 饿虎扑食

【应用】

久练有强筋壮骨、气力倍增、通经活络等作用，是推、拿、按、摩、抖等手法的基础功夫。一般每次练 3～9 次。

附：双人练习

一、推把上桥

【预备】

甲乙双方相向并步。

【基本动作】

(1)甲乙双方同时左足向前一步各成左弓右箭步，各自两手屈肘成直掌护腰(图 2-36A)。

(2)甲方取主动，两手掌心相对，四指并拢，拇指用力上翘，两臂运劲；乙方两手亦主动去接按甲方两手，以两拇指在甲方虎口向内扣，示指按于腕之桡侧，余指由尺侧下内屈，虎口相咬，蓄劲待发(图 2-36B)。

(3)甲方(可“嗨”一声)两臂运劲，用足力气前推，乙方亦蓄劲用力前推，各不相让甲乙双方争推时间量力而行，甲乙双方的上身略前俯，双脚需踏实。由乙方逐渐蓄劲让势，甲方占优势，两臂运劲前推(图 2-36C)。

(4)甲方推足时，主动(可“嗨”一声)由前推变为用力后拉，乙方即用拇指、示指与其他三指用力紧握，由前推变为后拉，不让甲方收回，双方争拉时间酌情而定。再由乙方逐渐蓄劲让势，使甲方占优势收回(图 2-36D)。

(5)等甲方两手屈肘收回，乙方即主动(可“嗨”一声)五指用力内扣收回，甲方即用力向后争拉，双方争拉时间酌情而定；甲方逐渐蓄劲让势，由乙方占优势后拉。

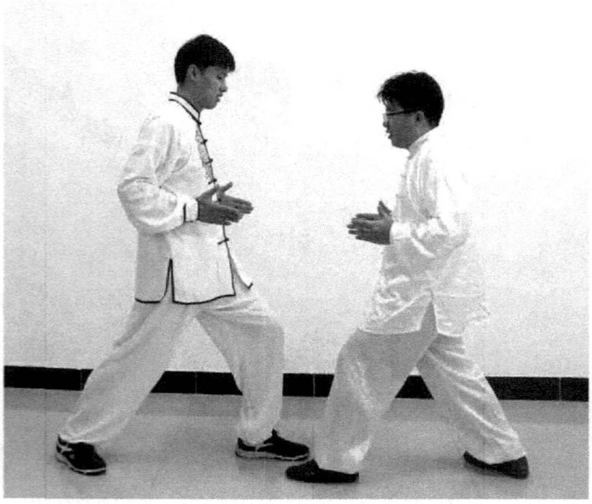

A

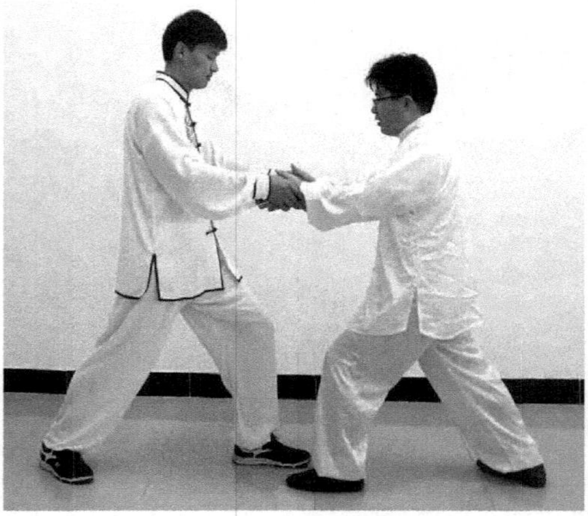

B

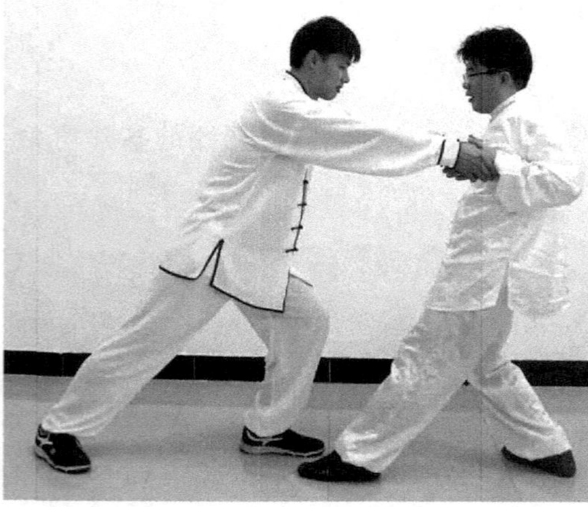

C

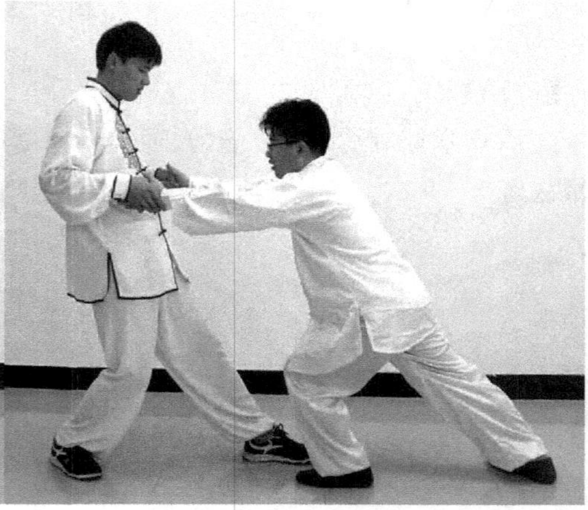

D

图 2－36　推把上桥

【动作要领】

甲乙二人以前臂伸肌群、屈肌群相对用力推拉，双脚踏实，脚掌着地，推拉过程中，变化身体重心。二人酌情量力推拉，切忌在推拉中突然使力。

【应用】

本功法在练习中，上、下肢动作同时变化，而上肢以推为主，使肱三头肌等臂伸肌群得到全面的锻炼，为练习掖法、擦法、推法、运动关节类等推拿手法打下基础。双人对练可以激发练习者的兴趣。

二、双虎夺食

【预备】

甲乙双方相向并步。

【基本动作】

(1)甲乙双方左足同时向前半步，右腿后伸，成左弓右箭步。左脚交叉，脚凹相对，相距约

10cm(图 2－37A)。

(2)甲方右手(掌心向下)与乙方右手(掌心向上)相合,双方四指内扣相握,拇指均向内屈收,各自左手虎口朝上叉腰(图 2－37B)。

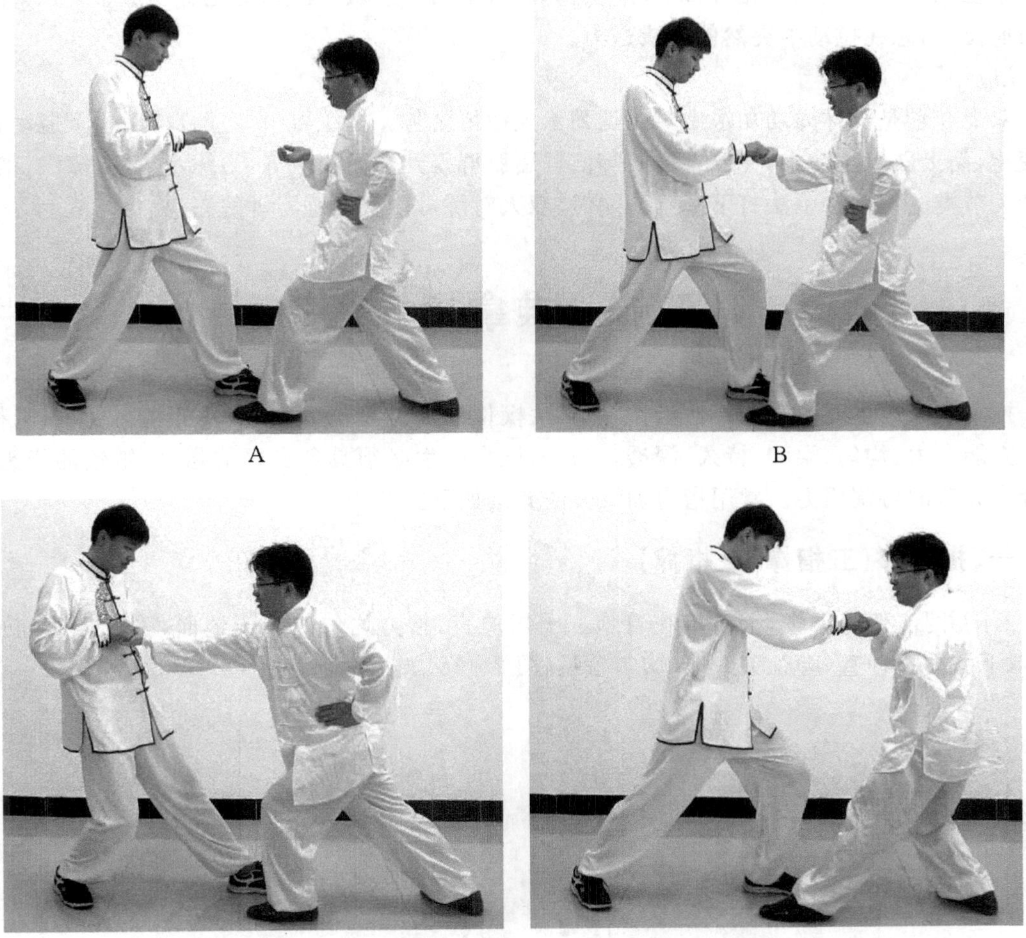

A B C D

图 2－37 双虎夺食

(3)甲方取主动向内拉(即向后拉,可"嗨"一声)动,前腿勿跪,后腿劲欲蹬足。乙方以全力相争(向后拉),互相争拉用力不可松,腰腿部扎实不可移,重心踏平,用力均匀,争夺时间量力而行(图 2－37C)。

(4)乙方逐渐让势,四指仍向内扣紧,由甲方取胜。甲方占优势身向后迎,腰腿部由弓步变为伏虎势(左腿由屈变直,右腿由直变屈),力在后腿,乙方上身略前俯,腰腿部含蓄不移(图 2－37D)。

(5)乙方采取主动(可"嗨"一声),前腿运力,上身蓄劲,四指用力内扣向后争拉,甲方即用力向后争夺,时间酌情而定。

(6)甲方逐渐让势,四指仍欲运劲内扣,上身略前倾,腿部由伏虎势变为弓步,乙方上身略后仰,腿部由弓步变为伏虎势。

(7)甲乙双方动作同(3)。

(8)甲乙双方动作同(4)。

【动作要领】

甲乙二人以上肢用力相拉，双脚踏实，脚掌着地，在相拉过程中，变化身体重心。二人酌情量力而拉，切忌在拉动中突然使力或送力。

【应用】

双虎夺食是少林内功功法中对拉运劲双人锻炼之势。在练习中，甲乙双方上、下肢动作同时变化，而上肢以拉为主，使肱二头肌等前臂屈肌群得到全面的锻炼，为练习㨰法、擦法、推法、运动关节类法等推拿手法打下基础。同时，双人对练可以激发练习者的兴趣。

第五节　推拿指力练功

推拿的疗效主要取决于手法操作，而手法操作的关键是指力，有良好的指力做基础，推拿手法方能有力、均匀、柔和、持久、深透。为此，推拿医生必须具备良好的指力、敏锐的指感，并配合指关节的协调用力。常用指力训练方法介绍如下。

一、指卧撑(五指撑、三指撑)

两脚并拢，俯身下按，十指指腹着地。十指伸直，指力均匀的按压地面，手臂伸直与肩同宽，双下肢并拢伸直，脚趾尖着地，均匀呼吸(图 2-38)。

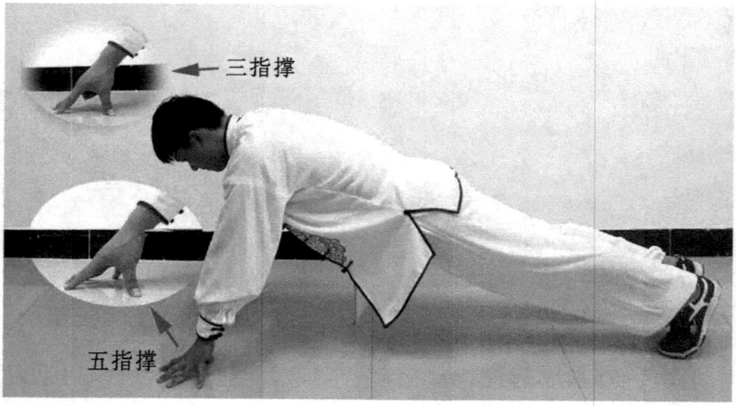

图 2-38　指卧撑

二、空抓增力

两脚分开站立，与肩同宽，马步蹲桩，含胸拔背，气沉丹田。两手置于腰间，然后两手握拳伸出，拳眼向上，伸掌，掌心向外，旋掌握拳，拇指、食指、中指、无名指、小指依次卷屈握紧，前臂旋后，拳面朝上，肘关节微屈。反复练习(图 2-39)。

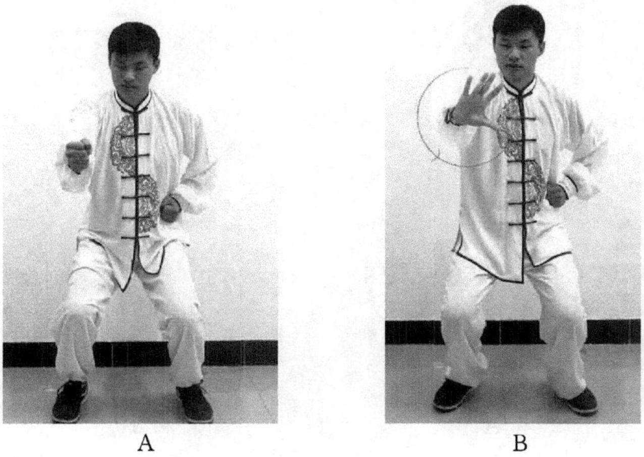

图 2-39 空抓增力

三、十指伏虎

两脚分开站立，与肩同宽。身体向右转侧，右脚向右前方跨出一步，成右弓步。两手从腰间同时伸出，肘关节微屈 15°左右，五指自然分开，拇指向外，十指上挑，虎口撑圆，其余三指微屈向上，掌心内含，呈球面状，五指相向用力，双脚十趾抓地。每次练功 10～15 分钟。右式相反，动作同上（图 2-40）。

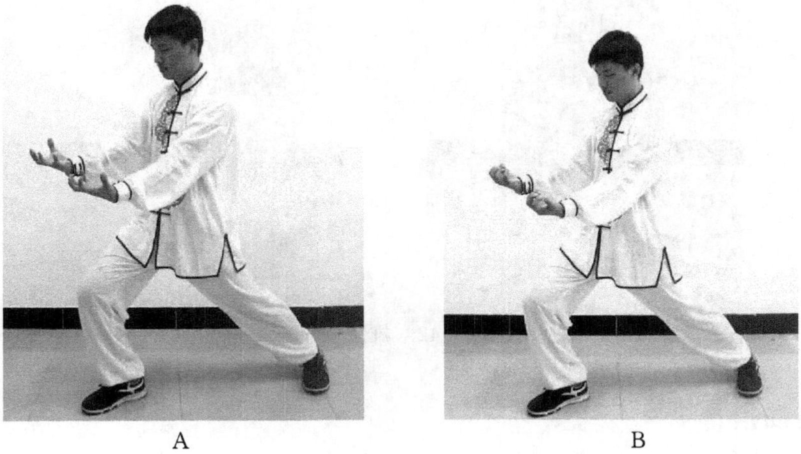

图 2-40 十指伏虎

四、鲤鱼摆尾

将右手食指、中指、无名指按在沙袋或枕头上，用指端接触沙袋，摆动腕关节，以带动指间关节，作节律性的摆动，力量要均匀，左右交替练习。每次练功 5 分钟左右（图 2-41）。

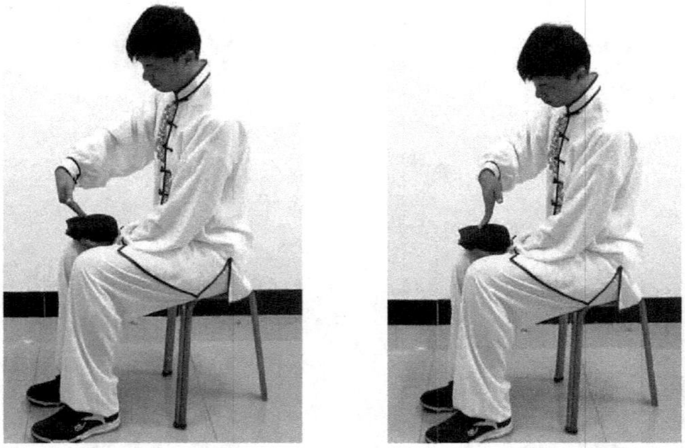

A　　B

图 2-41　鲤鱼摆尾

五、雄鹰铁爪

用拇指、食指、中指、无名指及小指指端叩打桌子或其他物体，向下叩打时五指散开，向上提起时五指收拢，左右交替练习。每次练习时间不限(图 2-42)。

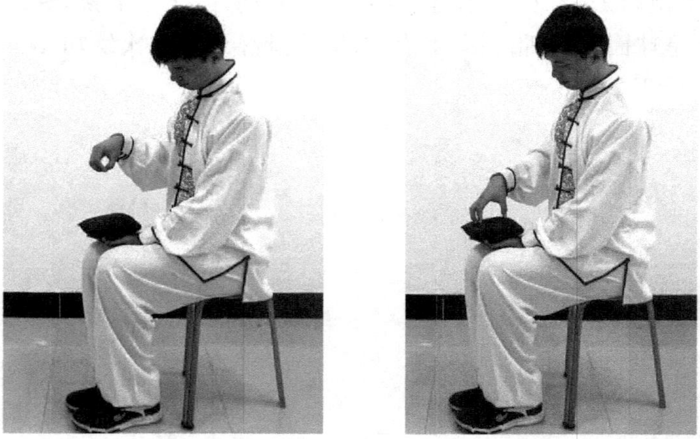

A　　B

图 2-42　雄鹰铁爪

六、金刚插指

取一桶绿豆、大米、小麦的混合物，双手交替向其中插，插时五指指间关节及掌指关节要伸直。初练时插掌次数要少，逐步适应后，渐次增加插掌次数。

七、力卷千斤

两脚平行站立，隔一拳宽。准备一擀面杖粗的木棍，中间用一细绳系一砖头。双手平举，握住木棍两端，转动木棍，细绳将砖头提起，然后又将木棍反向转动，放下砖头，如此反复练习。在转动木棍时，肩、肘关节不要活动，仅腕关节做掌屈、背伸运动(图 2-43)。

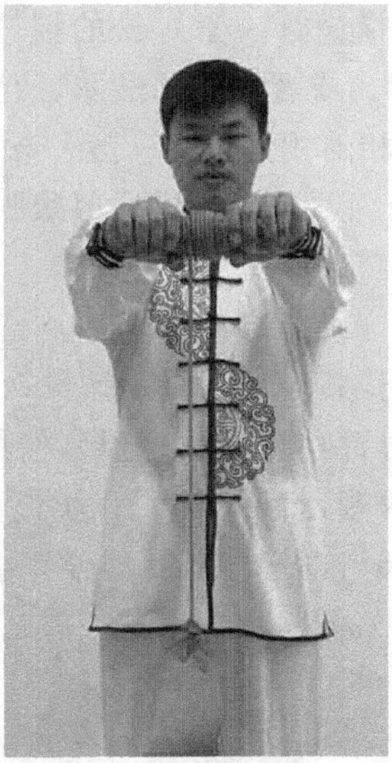

图 2-43 力卷千斤

八、坛子功

两脚分开站立，与肩同宽，马步蹲桩。准备一个陶坛，罐口直径为 8～14cm，坛内盛装适量的沙子。以一手抓住坛口，提起然后放下，坛底不要落地，如此反复多次，两手交替练习。然后五指抓住罐口，前臂旋前、旋后，反复多次练习。随着练功时间的增加，不断增加罐中沙子的重量。

第六节 现代器械练功

推拿练功器械主要有握力器、拉力器、哑铃、杠铃及沙袋五种，另外还有一些辅助器械，如卧推架、卷绳器等，下面就其结构和性能进行介绍。

一、握力器

握力器有固定握力器（三角握力器）和可动握力器（多簧平行握力器）两种。握力器是利用弹簧增强指力和握力。三角握力器多锻炼指力，多簧平行握力器多锻炼握力。握力器锻炼法分为掌握法和指握法，主要锻炼大、小鱼际肌和手指肌肉的肌力，尤其锻炼拇指的肌力（图 2-44）。

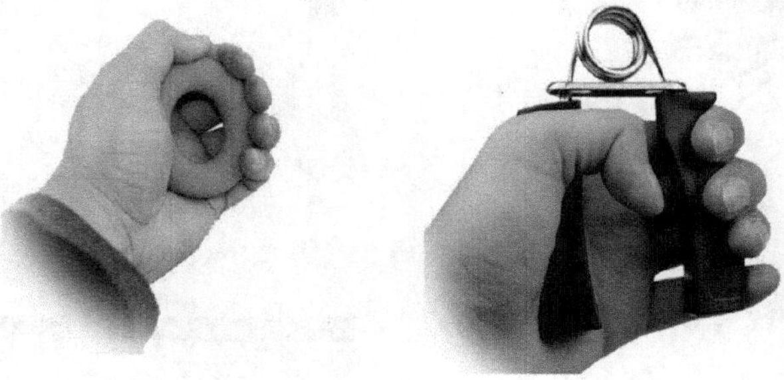

图 2-44 握力器

(1)掌握法:以大鱼际和其余四指进行一紧一松的握放动作,一握一放为 1 次,一般 20～50 次为一组,逐渐增加,分 3 组练习。或者以局部酸胀、疲劳为度。

(2)指握法:以拇指和其余四指相对用力进行一紧一松的握放动作,一握一放为 1 次,一般 20～50 次为一组,逐渐增加,分 3 组练习。或者以局部酸胀、疲劳为度。

二、拉力器

拉力器种类繁多,原理大多相同,其中常见的是弹簧钢丝拉力器,也有橡胶制成的拉力器,其应用范围较广,主要锻炼胸、背、肩臂和腿部肌肉群。使用时,双下肢稍平行开立,双手抬起与肩平行,分别握住拉力器手柄的两端,然后,双手用力水平拉开,力量为 10～25kg,使上肢在一直线上,再顺原路还原为 1 次。15～20 次为 1 组,分 3 组练习。也可以根据个人情况适当调整力量大小和练习次数(图 2－45)。

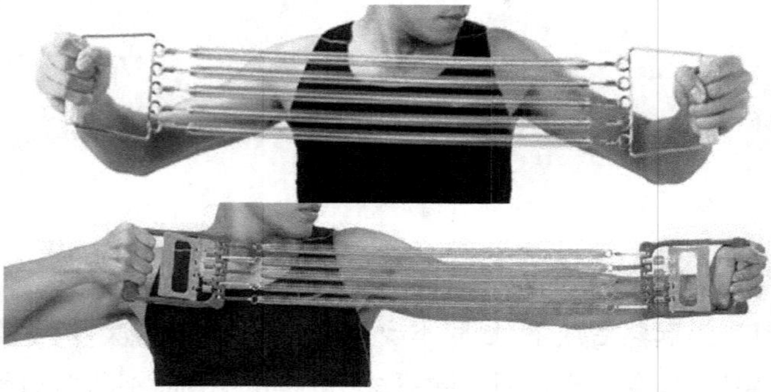

图 2－45　拉力器

三、哑铃

哑铃通过使肌肉负重舒缩达到强健的目的,主要锻炼臂、腰、背及胸部的肌肉群,有固定重量和调节重量两种。

(1)侧平弯举:双下肢自然开立,双手持哑铃向两侧平举,与肩相平,拳心向上,持铃屈臂弯起至哑铃处于肩峰上方,稍停,顺原路放下为 1 次(图 2－46)。

(2)侧平举:双下肢自然开立,双手持哑铃从垂手位向两侧平举成一直线,掌心向下,上肢伸直,稍停,直臂原路还原至体侧为 1 次(图 2－47)。

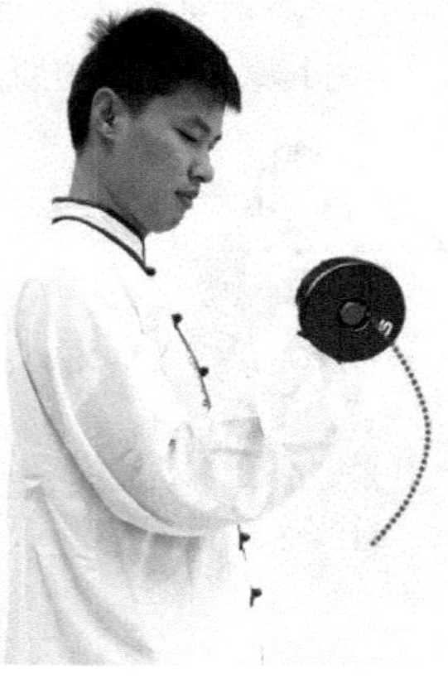

图 2－46　侧平弯举

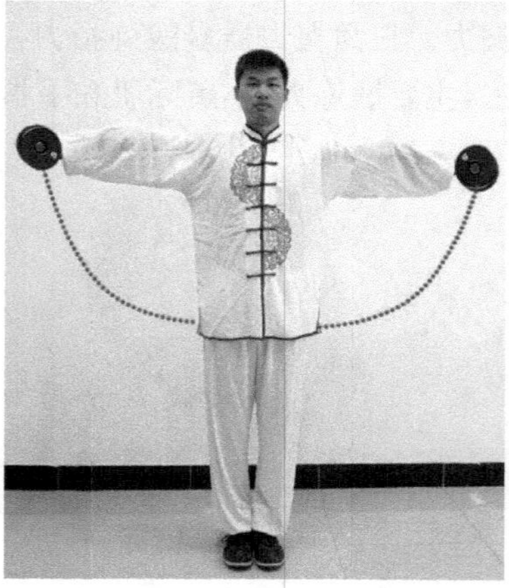

图 2－47　侧平举

四、杠铃

杠铃规格较统一，多能调节重量，其锻炼范围较广，可用于增强各大肌肉群。杠铃锻炼方式很多，这里仅介绍反握弯举和胸弯举两种，这两种锻炼方法主要锻炼前臂伸腕肌群、伸指肌群的肌力，同时增强前臂旋内力量，使前臂屈腕肌群、屈指肌群的肌肉得到锻炼。

(1)反握弯举：两脚自然开立，两手下垂体侧与肩同宽，反握杠铃或哑铃(重量可根据个人承受力选择)，然后，身体直立，持铃时前臂弯曲至胸前，稍停，再循原路还原为 1 次，重复上述动作。杠铃每 10～12 次为 1 组，哑铃每 12～15 次为 1 组，分 3 组练习。或者根据个人情况酌情加减(图 2-48)。

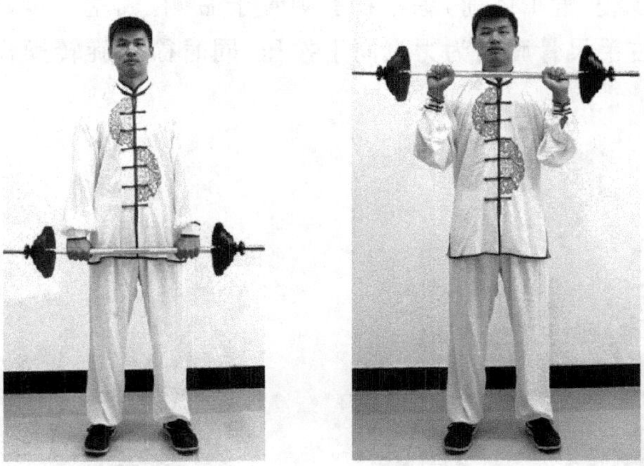

A　　　B

图 2-48　反握弯举

(2)腕弯举：坐于凳上，或两手掌心向上持杠铃或哑铃，将前臂放大腿上，进行前臂的弯曲，稍停，然后原路返回为 1 次，重复上述动作。杠铃每 10～12 次为 1 组，哑铃每 12～15 次为 1 组，分 3 组练习，或者根据个人情况酌情加减(图 2-49)。

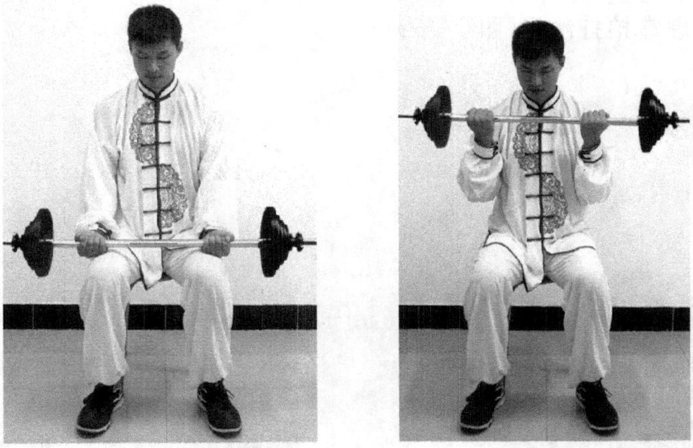

A　　　B

图 2-49　腕弯举

五、沙袋

用 40cm×30cm 较厚棉布做成小袋，内装满筛过的细黄沙，即为小沙袋；如用 20cm×100cm 较厚棉布同上法做成即为大沙袋。沙袋不宜过实，主要用来进行推拿技巧综合练功。沙袋练功是在少林内功、易筋经及器械练功的基础上，与推拿操作更为密切的练功方法，是力量与灵活性的训练。

(1)切掌法：平放沙袋，置于体前，马裆，沉肩垂肘，前臂带动腕关节，以小鱼际肌尺侧缘为着力点，直接击打沙袋，两手可交替或同时进行。动作要有节奏，力量均匀，由轻到重，由慢到快，反复练习(图 2－50)。

(2)肘压法：平放沙袋，置于体前，练习右手则置于右侧，成左弓步，左手扶住沙袋，右手屈肘约成直角，沉肩，以右手尺骨鹰嘴为力点向下按压，同时徐徐旋转操作，左手练习时反之(图 2－51)。

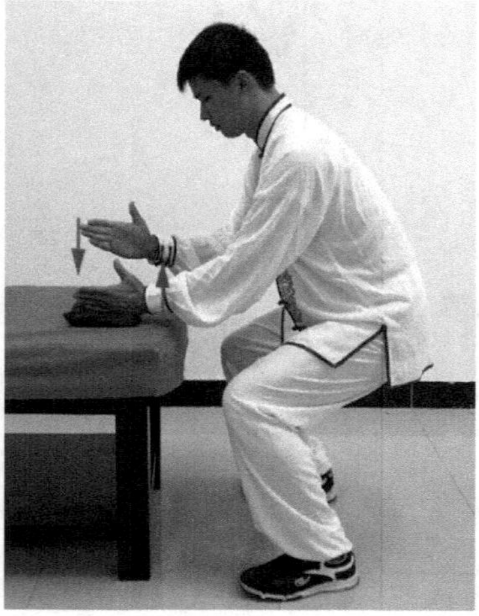

图 2－50　切掌法

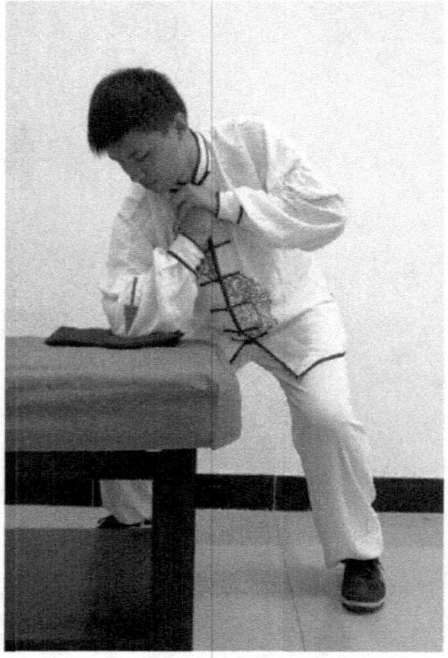

图 2－51　肘压法

(3)拍打法：沙袋平放，置于体前，马裆，沉肩垂肘，腕关节尽量放松，动作灵活，不可呆滞，前臂带动腕关节以虚掌拍打沙袋(图 2－52)。

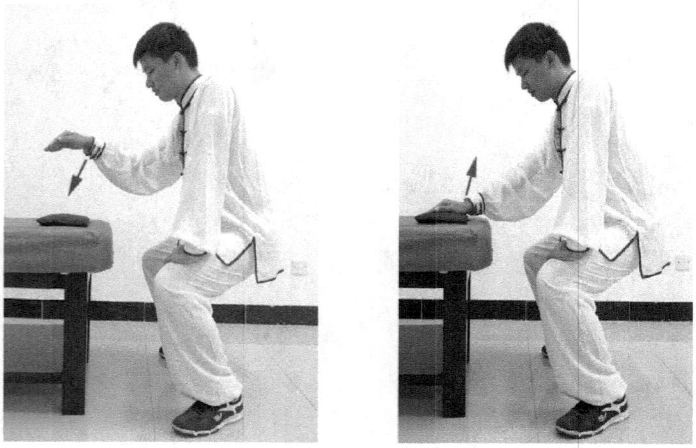

A　　B

图 2－52　拍打法

(4)击掌法：悬吊沙袋，高度与肩平，若锻炼右手，则成左虚步，用右手掌根部及外缘撞击沙袋。平放沙袋，置于体前，马步下蹲，右手掌根部向下撞击沙袋，腕部放松，一起一落，称为掌击法(图 2－53)。左右交替练习，能使上肢整体发劲。

(5)鸟啄法：平放或吊起沙袋，下肢采用马裆或左右小弓步，五指分开或拇指、食指、中指三指并拢，以手指指端为接触点，通过前臂及腕关节的活动叩击沙袋，久之能提高指力(图 2－54)。

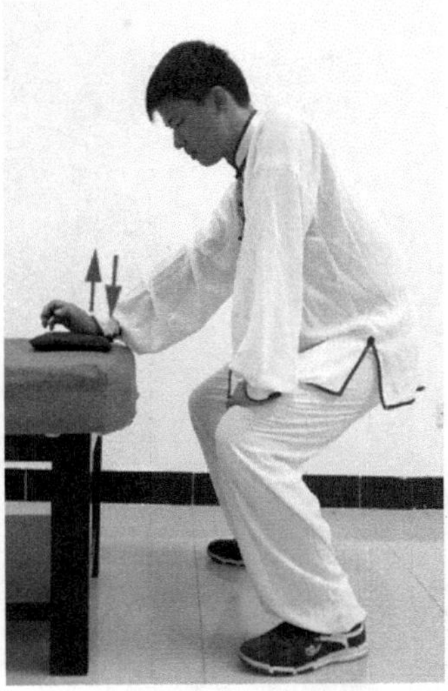

图 2－53 掌击法

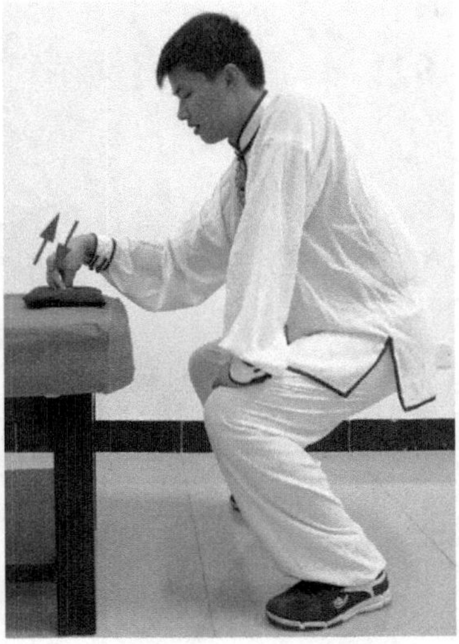

图 2－54 鸟啄法

(6)提拿法：平放沙袋，置于体前，马裆，沉肩垂肘，松腕，拇指及其余四指指腹提拿沙袋，两手交替或同时进行。动作要有节奏，柔和，由轻到重，频率不宜过快(图 2－55)。

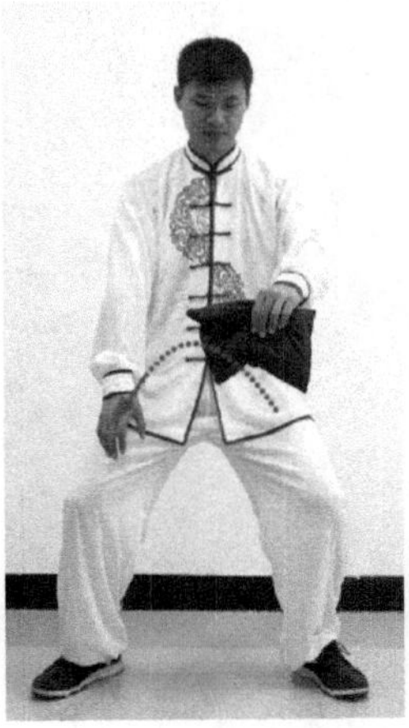

A

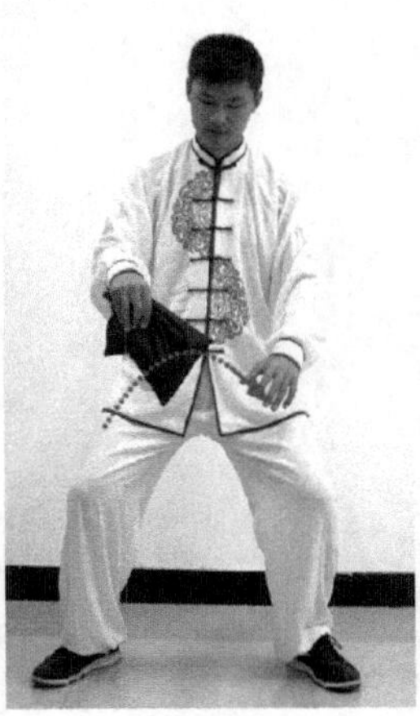

B

图 2－55 提拿法

六、辅助器械

(1)卧推凳架:由卧推架和卧推凳组成,有平卧和斜卧两种。斜卧板的倾斜度在30°～80°之间且能自由调节。斜卧板推架用来进行斜板卧举动作,主要用于锻炼胸大肌等肌肉。

(2)卷绳器:用一条长30～50cm,粗5cm的圆木棒系一根长1m的绳子,绳子末端悬挂铃片或其他重物,由此构成卷绳器,主要锻炼握力(同力卷千斤)。

第三章　常用健身功法

第一节　概　述

健身气功是我国全民健身运动的重点推广普及项目。健身气功从生命整体观出发，注重整体锻炼，从形、气、神三方面进行调身、调息、调心的综合锻炼，以自身形体活动、呼吸吐纳、心理调节相结合为主要运动形式，改善自身健康状况，开发人体潜能，使身心臻于高度和谐状态。“气功”一词最早见于晋代许逊著的《宗教净明录气功阐微》。在晋代以前的典籍中，道家称之为“导引”“吐纳”“炼丹”，儒家称之为“修身”“正心”，佛家称之为“参禅”“止观”，医家称之为“导引”“摄生”。在历代医籍中，以“导引”为名者较为普遍，而“气功”之称，则是在近代才广为应用。

健身气功锻炼要领是：松静自然，神形合一，动静结合，练养相兼，呼吸均匀，形意贯通，刚柔并济，虚实分明，循序渐进，持之以恒。健身气功的门派较多，然在功法上大致可分为动、静两类。所谓动功，即做各种动作进行锻炼，即通常所说“内练一口气，外练筋骨皮”；所谓静功，即在练功时要求形体不动，如坐功、卧功、站功等。无论是动功还是静功，在练功的基本要求上，大体是一致的。归纳起来，有如下几方面。

一、调息、调身、调心

调息即调整呼吸，练功时要求呼吸深长、缓慢、均匀，此又称气息或练气。在自然呼吸的前提下，鼻吸鼻呼，或鼻吸口呼，逐渐把呼吸练得柔和、细缓、均匀、深长。

调身即调整形体，使自己的身体符合练功姿势、形态的要求，强调身体放松、自然，以使内气循经运行畅通无阻。

调心即意识训练，又称为意守或练意，指在形神松静的基础上，意守丹田，安心宁神，排除杂念，以达到“入静”状态。“入”是进入，“静”是安静，“入静”就是达到对外界刺激不予理睬的清静状态。此时头脑清醒，似睡非睡，即所谓“气功态”。

二、强调身心统一、松静自然

为了达到入静，要求意念和气息必须密切配合，呼吸放松，舌抵上腭，用意念诱导气的运行。身体也要放松，姿势自然而正确，方可达到身心统一，达到“入静”。

所谓松静自然，是指在气功锻炼中必须强调身体的松弛和情绪的安静，要尽力避免紧张和消除紧张，在轻松自然的情况下练功，达到神气合一，形神会一，协调整体的目的。

练习气功在短期内，掌握一些基本要领、方法是可能的，但要练得很好，则需要有一个过程。在练习过程中一般容易有两种倾向，一是急于求成，练得过多、过猛；一是松懈傲慢，放任自流。练功者必须培养坚韧不拔的毅力，多下苦功，克服松懈情绪。同时也要按客观规律，循序渐进，克服急于求成的想法。

第二节　推拿功法·易筋经

易筋经相传为达摩所创，明清以后在民间广为流传。易筋经的“易”有改变的意思，“筋”是指肌腱和韧带，“经”是指方法，即通过练功改变筋骨，使之强健的练功方法。

易筋经的特点是身心并练，内外兼修，多数动作与呼吸配合，并静止性用力。练功前要换宽松衣服，穿练功鞋或软底布鞋，充分活动肢体，集中注意力。练功时，动作尽量缓慢舒展，力度适宜，刚柔相济；神态安宁、祥和，精神内守。初学者以自然呼吸为宜，到一定程度后可动作与呼吸配合。练功后注意保暖，不可当风，并做肢体放松运动。

易筋经共有十二式，练习时根据个人情况选练几式或全套动作，但必须循序渐进，持之以恒，练习的时间和强度因人而异。一般每天一次，每次练至微汗出为宜。

目前，易筋经不仅为推拿和骨伤医生的常用练功方法之一，也是人们防治疾病、延年益寿的常用功法。易筋经分为推拿功法和健身气功两种，下面介绍“推拿功法·易筋经”的做法。

一、韦驮献杵(单练3～30分钟)

韦驮是佛教守护神之一，本式模仿韦驮向佛进献兵器时的姿势(图3-1)。

【预备】

头正如顶物，双目平视前方，沉肩垂肘，含胸拔背，收腹直腰，两臂自然下垂置于体侧，微屈膝，不超过足尖，并步直立；神态安宁，精神内守，呼吸自然。

【基本动作】

(1)两臂外展：左脚向左侧分开，与肩同宽，两臂外展与肩平，掌心向下。

(2)合掌胸前：转掌心向前，缓慢合拢，屈肘旋臂，转腕内收，指端向上，腕、肘与肩平。

(3)旋臂指胸：两臂内旋，指端对胸，与天突穴相平。

(4)拱手抱球：两肩向左右缓缓拉开，双手在胸前成抱球状，沉肩垂肘，十指微屈，掌心相对，相距约15cm，两目平视。

【收势】

先深吸气，然后慢慢呼出，两手同时下落于体侧，收左脚并步直立。

【动作要领】

沉肩垂肘，脊背舒展，上虚下实。

【作用】

平心静气，安神定志。本动作治疗神经衰弱，心烦失眠，锻炼肱二头肌和三角肌，增强臂力。

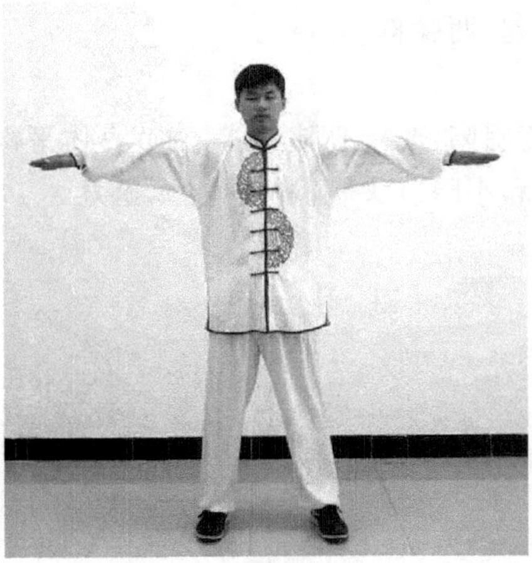

A

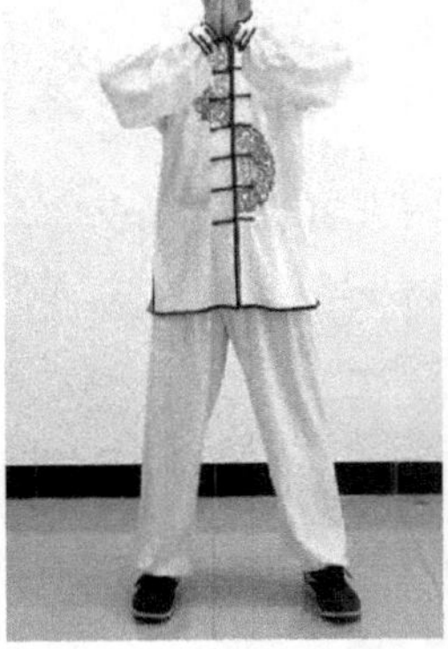

B

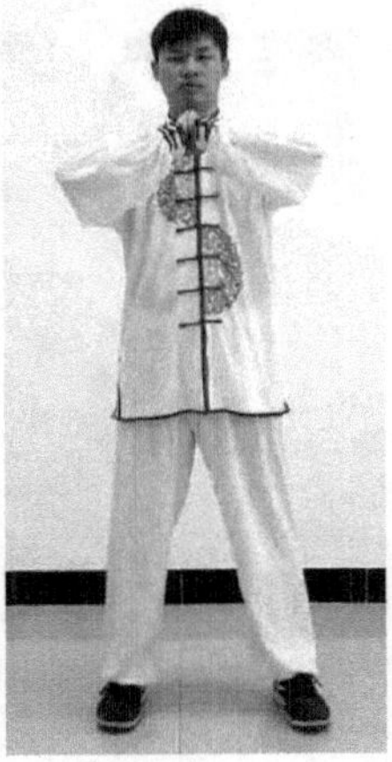

C

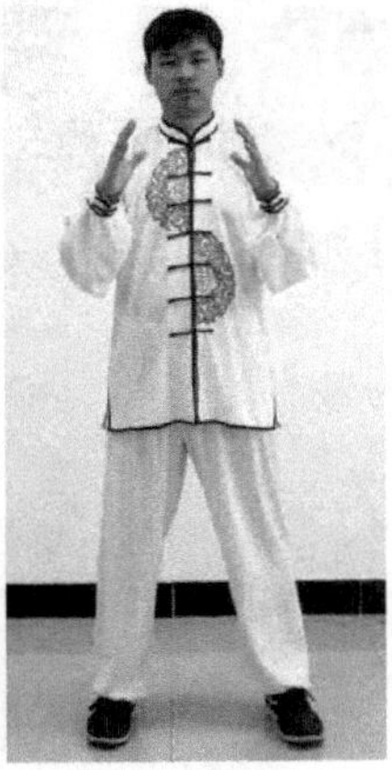

D

图 3－1 韦陀献杵

二、横担降魔杵(单练 3～30 分钟)

本式又称韦驮献杵第二势，模仿韦驮为降魔护佛而运用两手横担、足趾抓地的姿势(图 3－2)。

【预备】

同上式。

【基本动作】

(1)两手下按：左脚向左分开，与肩同宽，两手下按，掌心向下，指端向前。

(2)提掌前推：两手同时翻掌心向上，上提至胸，向前推出，高与肩平。

(3)双手横担：双手向左右分开，两臂平直，掌心向上。

(4)翻掌提踵：翻转掌心向下，两膝伸直，足跟提起，足趾抓地，身体前倾，两目平视。

【收势】

先深吸气，然后慢慢呼出，同时放下两手及足跟，收左脚，并步直立。

【动作要领】

双手一字平开，两足跟提起，两膝挺直内夹。

【作用】

宽胸理气，疏通血脉，平衡阴阳，改善心肺功能，调节身体平衡性，对共济失调有一定效果。本动作锻炼三角肌、股四头肌和小腿三头肌，增强臂力、腿力。

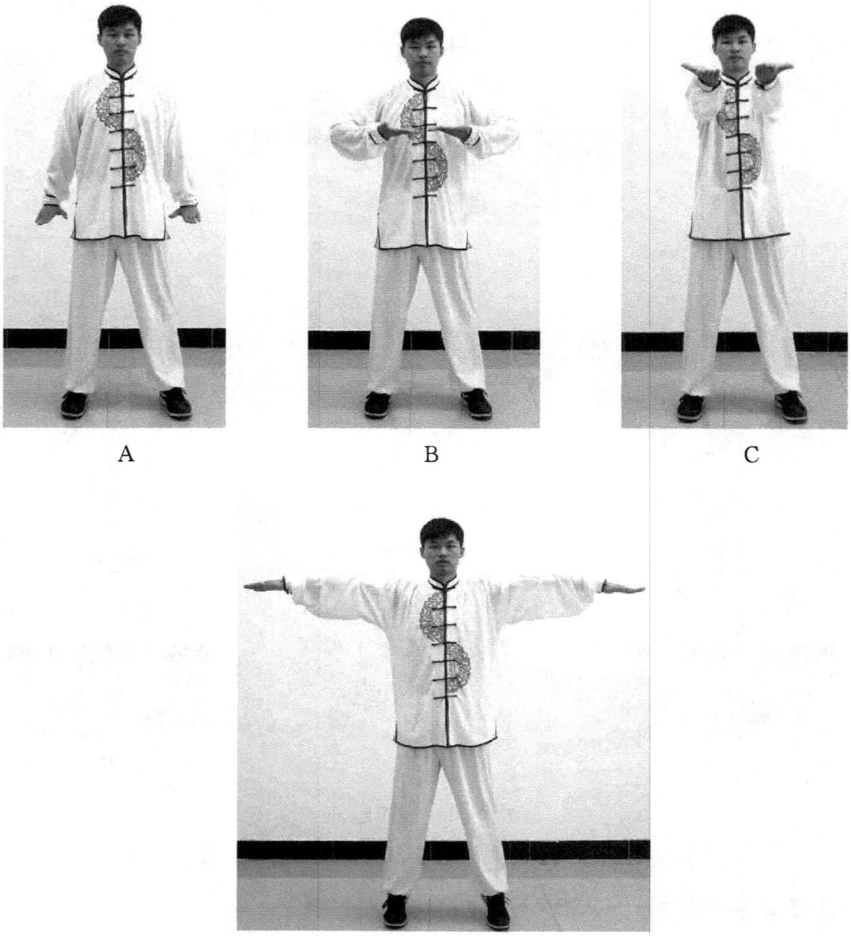

A B C D

图 3-2 横担降魔杵

三、掌托天门(单练 3～30 分钟)

本式又称韦驮献杵第三势，模仿韦驮双手掌向上托天宫之门的姿势(图 3-3)。

【预备】

同上式。

【基本动作】

(1)平步静息：左脚向左侧分开，与肩同宽，平心静气。

(2)提掌悬腕:两手掌心向上,指端相对,上提至胸前,悬腕转掌,掌心相下。

(3)翻掌提踵:翻掌心向上,托举过头,同时提足跟。

(4)掌托天门:四指并拢,拇指外分,两虎口相对,对向天门穴(前正中线入发际 2 寸处),头略后仰,目注视掌背。

【收势】

先深吸气,然后慢慢呼出,同时放下两手及足跟,收左脚并步直立。

【动作要领】

两臂上托,切忌贯力,双足立稳。目注视掌背,是指经天门穴内视,不需过分仰头。

【作用】

调理三焦,激发脏腑之气,引血上行,增加头部血流量。锻炼斜方肌、背阔肌、上肢后肌群、臀大肌、小腿三头肌和股四头肌,增强臂力、腰力、腿力。治疗脑供血不足、低血压、心肺疾病、脾胃虚弱、妇科疾病等。

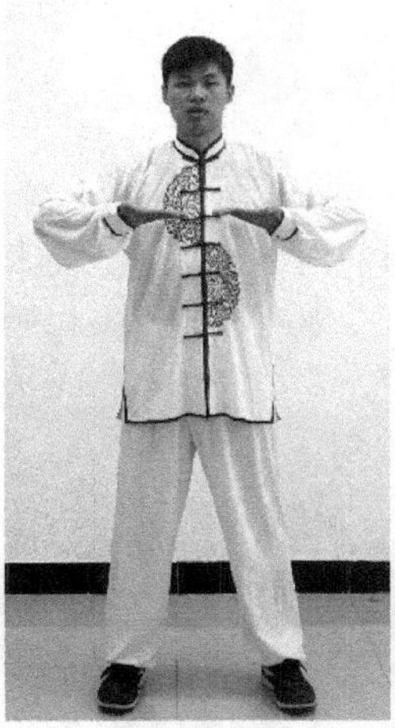

A

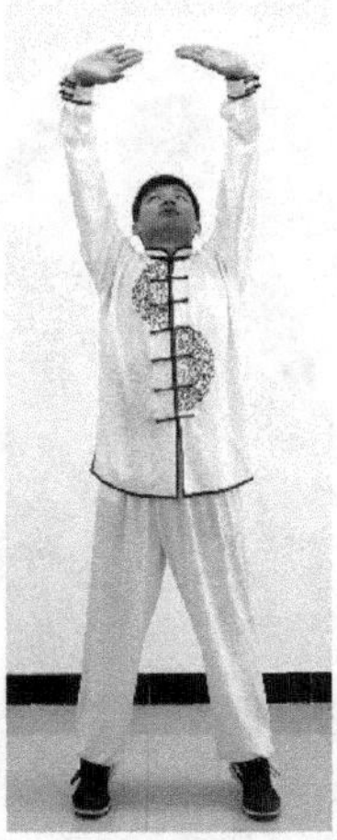

B

图 3-3　掌托天门

四、摘星换斗(单练左右各 3～15 分钟)

本式是模仿用手摘取天上星斗的姿势(图 3-4)。

【预备】

同上式。

【基本动作】

(1)握拳护腰:左脚向左侧分开,与肩同宽,两手握拳,拇指位于掌心,上提至腰侧,拳心向上。

(2)弓步分手:左脚跨向左前方成左弓步,同时右手以拳背附于腰部命门(第二腰椎棘突下)处,左手变掌,伸向左前方,高与头平,掌心向上,目视左手。

(3)转体屈膝:重心后移,上体右转,右脚屈膝,左手向右平摆,眼随左手。

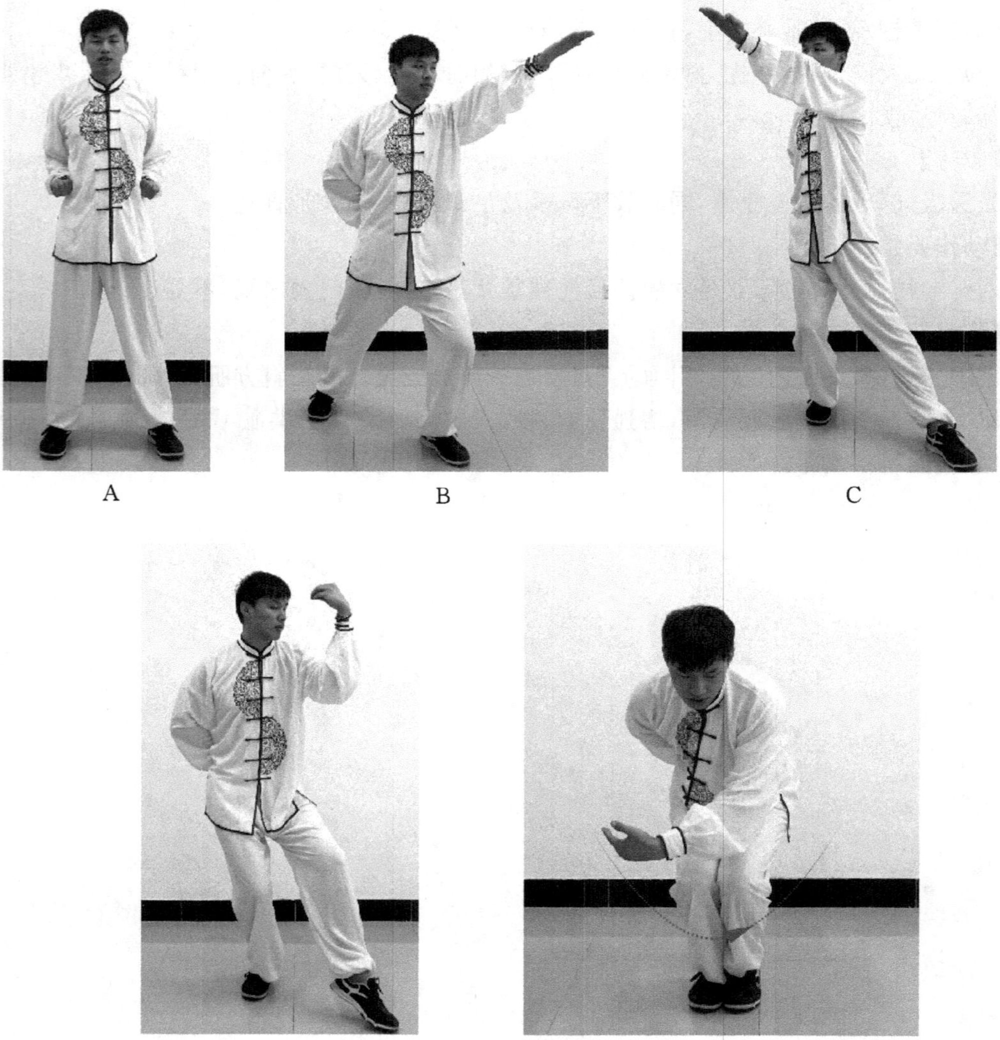

图 3－4　摘星换斗

(4)虚步钩手：上体左转，左脚稍收回，成左虚步，左手随体左摆，变钩手举于头前上方，钩尖对眉中，眼视钩手掌心。

【收势】

深吸一口气，徐徐呼出，同时左脚收回，双手变掌，下落于体侧，并步直立。右式相同，方向相反。

【动作要领】

转体动作均需腰带动，五指微捏紧，曲腕如钩状，眼视钩手掌心。

【作用】

作用于中焦，使肝胆脾胃在肢体运动的带动下受到柔和刺激，增强消化功能。锻炼肱二头肌、屈腕肌群、下肢前后肌群、肱三头肌、背腰肌，增强腕力、臂力、腰力和腿力。

五、倒拽九牛尾(单练 2～10 分钟)

本式是模仿用手拽着九头牛的尾巴向后拉的动作(图 3－5)。

【预备】

同上式。

【基本动作】

(1)平布马裆：左脚向左侧分开，与肩同宽，两臂由体侧举至头上，掌心相对，屈膝下蹲，两掌变拳，经体前下落至两腿间，拳背相对。

(2)左右分推：两拳上提至胸，拳心向下，变掌左右分推，坐腕展指，掌心相外，两臂撑直。

(3)倒拽九牛：成左弓步，两掌变拳，左手画弧至面前，拳高不过眉，右手画弧至身体后侧。

(4)前俯后仰：上体前俯至胸腹靠近大腿，再直腰后仰，其他姿势不变。

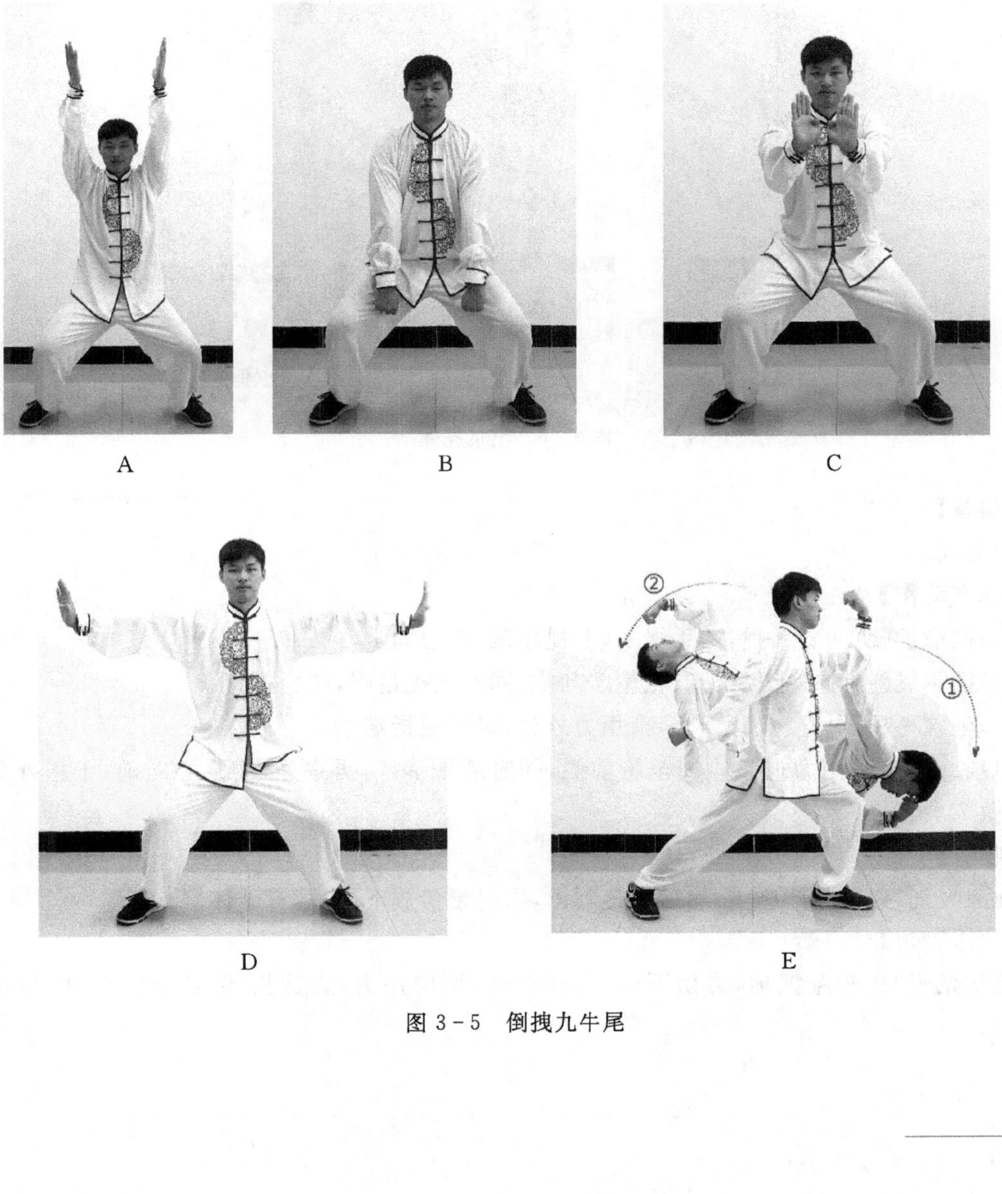

A B C D E

图 3－5 倒拽九牛尾

【收势】

先深吸气，再慢慢呼出，同时左脚收回，双手变掌下落于体侧，并步直立。以上为左式动作，右式动作同左式，唯左右相反。

【动作要领】

两腿前弓后箭，屈肘腕外旋后拽，双目注视拳，后肘微屈，屈肘腕内旋前拉，两臂作螺旋用力。高不过眉，肘不过膝，膝不过足。

【作用】

舒筋活络，可防治肩背腰腿肌肉损伤。

六、出爪亮翅（单练 3～15 分钟）

本式是用双手十指模仿飞鸟展翅的动作（图 3－6）。

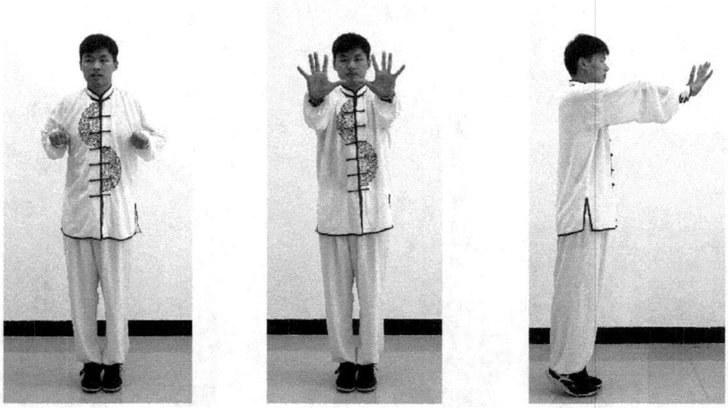

A　　B　　B（侧）

图 3－6　出爪亮翅

【预备】

同上式。

【基本动作】

（1）握拳护腰：两腿并拢，两手握拳，上提腰侧，拳心向上。

（2）推掌提踵：两拳上提至胸，化俯掌前推，同时上提足跟，两腿挺直。

（3）坐腕亮翅：肘直，腕背伸，十指用力外分，眼平视指端。

（4）收拳推掌：用力握拳收回至胸前侧，同时缓慢落踵，再提踵，变掌心向前，十指外分前推，共做 7 次。

【收势】

先深吸气，握拳收回胸前，然后慢慢呼出，同时慢慢放下两手，置于体侧。

【动作要领】

坐腕亮翅时，脚趾抓地，力由下生，并腿伸膝，两胁用力，力达指端，收拳时吸气，推出时呼气。

【作用】

疏泄肝气，调畅气机；培养肾气，增强肺气。可治疗老年性肺气肿、肺心病。

七、九鬼拔马刀（单练 3～10 分钟）

本式是模仿从颈后用力拔出马刀的动作（图 3－7）。

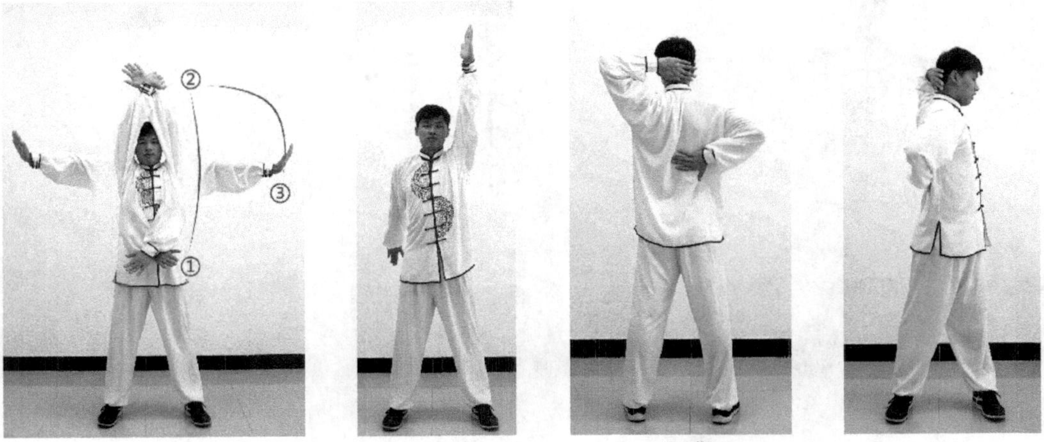

A　B　C（背）　D

图 3－7　九鬼拔马刀

【预备】

同上式。

【基本动作】

（1）交叉上举：左脚向左侧分开，与肩同宽，两手腹前交叉，左手在前，从体前举至头上方，向左右下落至体侧。

（2）抱枕向背：左手由体侧向前举至头上，屈肘，左手按住头后枕部，右手向后上至左侧肩胛骨下部，掌心前按。

（3）与项争力：左手掌前按，肘向后展，项部用力后仰，身体随势向左拧转，眼向左平视。

（4）撤力转正：双手同时撤力，身体转正，两臂成侧平举，掌心向下。

【收势】

深吸一口气，徐徐呼出，两手同时下落，置于体侧，左脚收回，并步直立。

以上为左式动作，右式与左式动作相同，方向相反。

【动作要领】

上体左右拧转，保持躯干中轴正直，两手按压，蓄劲于掌。

【作用】

增强脊柱及肋骨各关节的活动范围，有利于疏通督脉，宽胸理气，改善头部血液循环。治疗颈椎病、肺气肿、脑供血不足。

八、三盘落地(单练 2～8 分钟)

三盘是指两掌之间、两膝之间、两足之间犹有三盘。三盘落地指三盘重叠，欲坠于地的样子(图 3－8)。

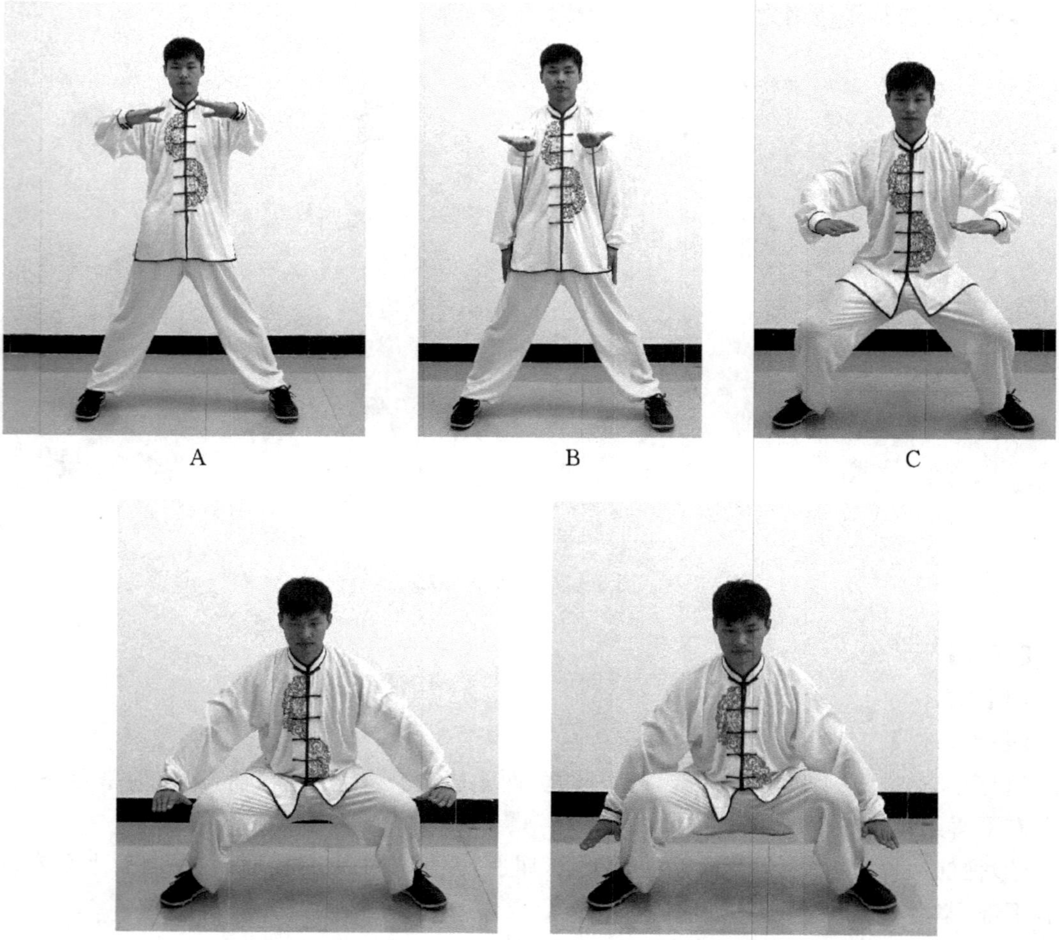

A　B　C

D　E

图 3－8　三盘落地

【预备】

同上式。

【基本动作】

(1)左脚横跨：左脚向左侧横跨一步，两脚相距比肩稍宽。

(2)仰掌上托：两臂由体侧向前仰掌上举，两臂伸直，与肩相平、同宽。

(3)翻掌旋臂：两掌心翻转向下，两手掌内旋，肘往外展，两腿屈膝下蹲，成马步，两手掌下按，悬空于膝部上方。

(4)三盘落地：两腿缓缓伸直，同时两掌心翻转向上，上托至与肩平，再屈膝下蹲，同时两掌心翻转向下，按至膝部外侧，两腿缓缓伸直，同时两掌心翻转向上，上托至与肩平，再屈膝深蹲，同时两掌心翻转向下，按至小腿外侧中部，两目需平视。

【收势】

先深吸气，然后慢慢呼出，同时两腿缓缓伸直，两掌心翻转向上，上托至与肩平，再翻转向下，徐徐落至体侧，左脚收回，并步直立。

【动作要领】

两手向上，如托千斤；两手下落，如按水中浮球。

【作用】

促进大腿和腹腔静脉的回流，消除盆腔淤血，治疗腰腿痛、盆腔炎。

九、青龙探爪(单练 2～5 分钟)

本式为模仿青龙伸爪的动作(图 3－9)。

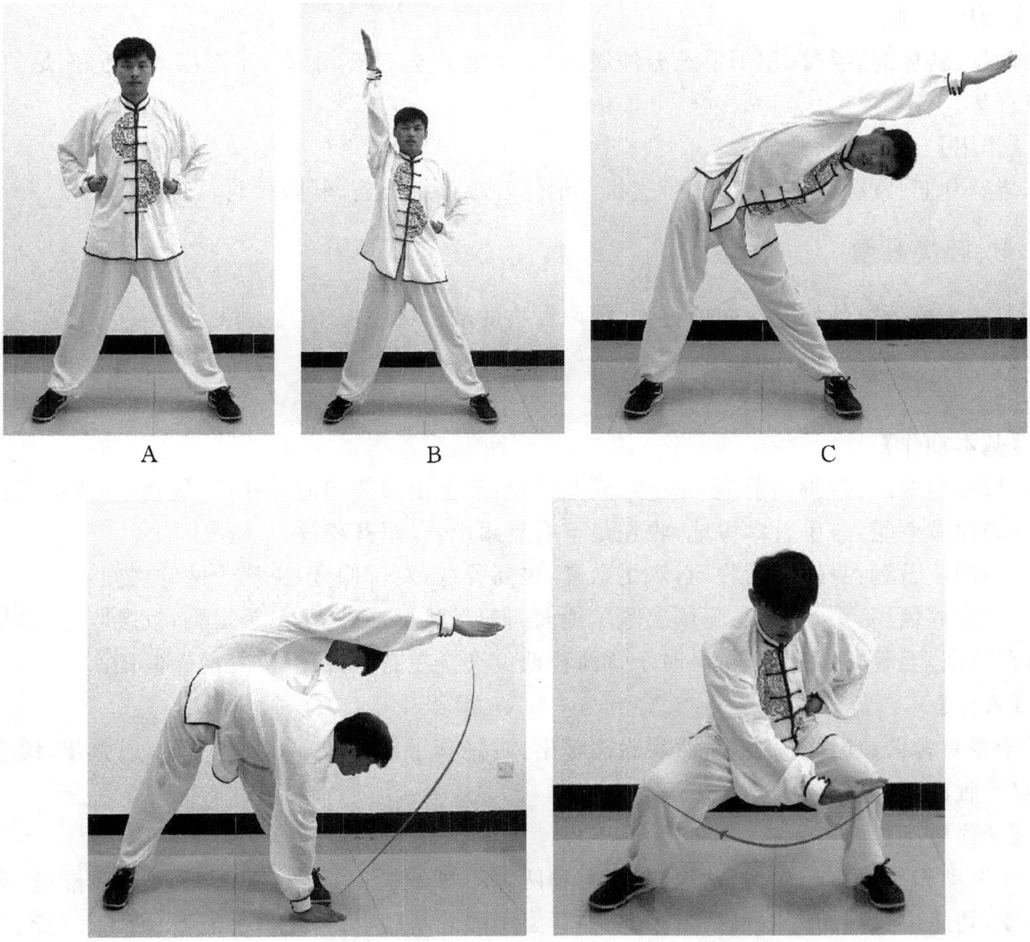

A B C D E

图 3－9 青龙探爪

【预备】

同上式。

【基本动作】

(1)举掌侧腰:左脚向左侧分开,双手握拳上提,拳面抵两侧章门穴,拳心向上,右拳变掌向前上举至头上位,掌心向左,上臂靠近头,腰随势向左侧弯,右掌心向下。

(2)转体屈指:向左转体至面部朝下,右手四指并拢,屈拇指按于掌心,掌心向下,右臂向左侧伸展。

(3)俯身探地:上体向左前下俯,右手随势推撑至左足正前方,触地拉伸,双膝挺直,足跟不离地,抬头目前视。

(4)屈膝围收:成马步转正,右臂画弧至右大腿外侧。

【收势】

先深吸气,然后徐徐呼出,双手变掌落于体侧,左脚收回。

以上为左式,右式动作与左式相同,唯左右相反。

【动作要领】

侧腰、转体时,手臂、躯干要充分伸展,俯身探地要求肩松、肘直、掌撑实,膝挺直、足勿移,呼吸自然。

【作用】

疏肝利胆、宣肺束带,调节五脏气机。治疗呼吸系统疾病、肝胆疾病、妇科疾患。

十、卧虎扑食

本式为模仿饥饿的老虎向前扑伸,攫取食物的动作(图 3 - 10)。

【预备】

同上式。

【基本动作】

(1)弓步探爪:左脚向前迈一大步,成左弓步,双手由腰侧向前做扑伸,坐腕,手成虎爪状。

(2)撑掌叠足:双手直掌撑地,收左足于右足跟上,呈跟背相叠。

(3)后收蓄劲:身体向后收回,双足踏紧,臀高背低,双臂伸直,头挟于两臂之间。

(4)前探偃还:头、胸、腹、腿依次紧贴地面向前呈弧形推送,至抬头挺胸,沉腰收臀,再依次呈弧形收回,至臀高背低位,换足时于臀高背低位交换左右足位置,重复前探偃还。

【收势】

于臀高背低位时先深吸气,然后徐徐呼出,右足落下向前收,再收回左足,成并步,缓缓起身,双手收回于体侧。

【动作要领】

往返动作呈波浪起伏,紧贴地面,两肘和两膝不可硬挺,忌用力过猛,呼气向前推送,吸气向后收,切忌屏气。初练时可掌指撑地,在臂力增强的基础上,再用双手五指、四指、三指、二指等撑地练习。

【作用】

强腰壮肾,舒筋健骨,增强指力、臂力和下肢力量。

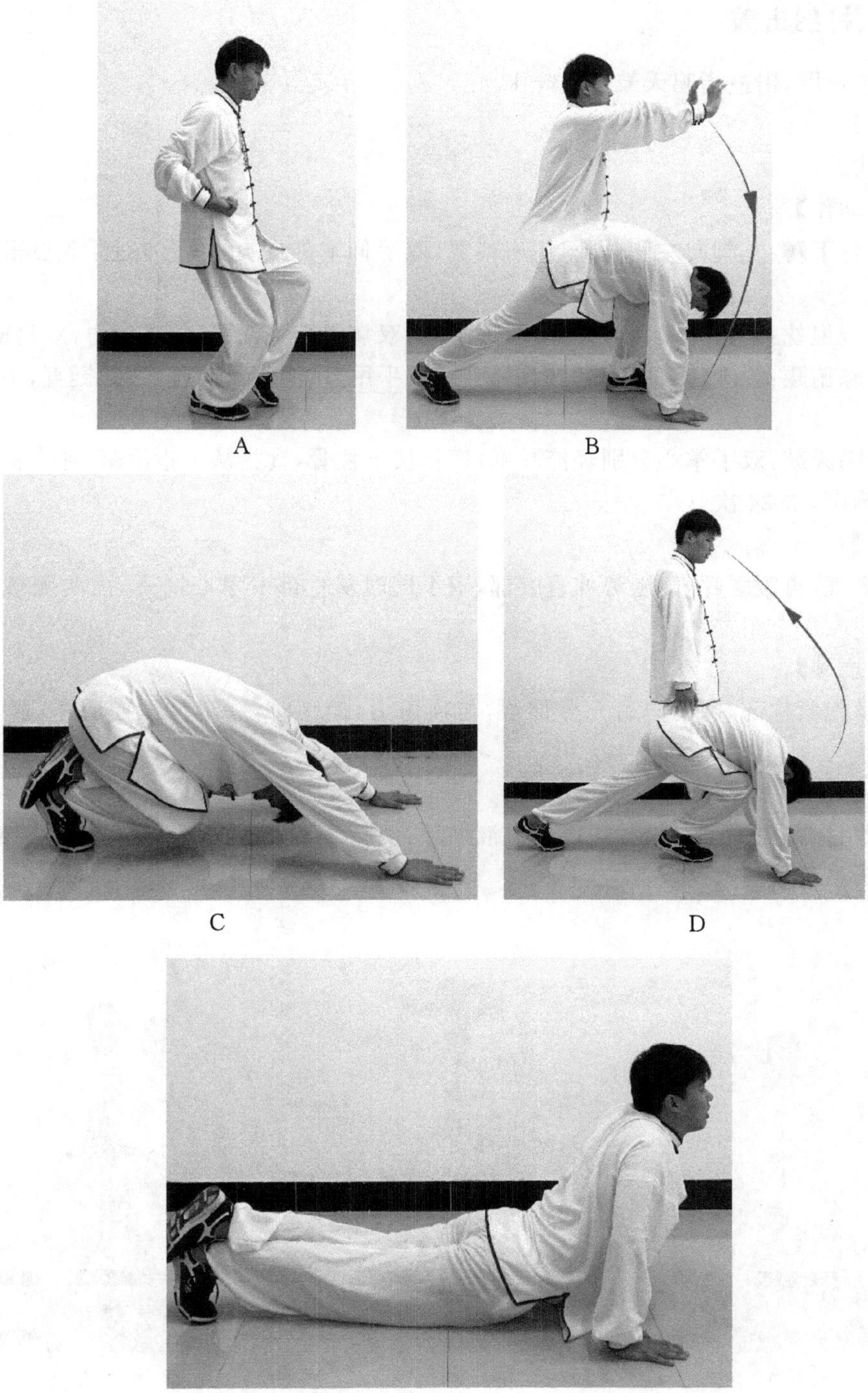

图 3-10 卧虎扑食

十一、打躬击鼓

打躬指弯腰，击鼓指鸣天鼓（图 3－11）。

【预备】

同上式。

【基本动作】

（1）展臂下蹲：左脚向左侧分开，比肩稍宽，双手仰掌外展，上举至头上，掌心相对，同时屈膝下蹲，成马步。

（2）马步抱枕：十指交叉相握，屈肘缓慢下落，双掌抱于头枕部，与项争力，双目前视。

（3）直膝俯腰：缓缓伸直膝，同时向前俯腰，双手用力，使头压向胯下，膝挺直，足跟不离地，双目后视。

（4）击鸣天鼓：双手掌心分别轻掩耳部，四指按于枕骨，食指从中指滑落，弹击枕骨，耳内可闻及咚咚响声，击 24 次。

【收势】

先深吸气，再缓缓呼气，随势伸直腰部，双手同时从枕部变掌心向下，由两侧落下，收回左脚，并步直立。

【动作要领】

双手掌抱紧枕部，两肘向后充分伸展，与项争力，俯腰时，头尽量压向胯下，膝直，足勿离地，切忌屏气。

【作用】

醒脑明目、益聪固肾。增强头部的血液循环，消除耳鸣，增强听力，缓解脊背腰部紧张与疲劳。高血压患者禁练。

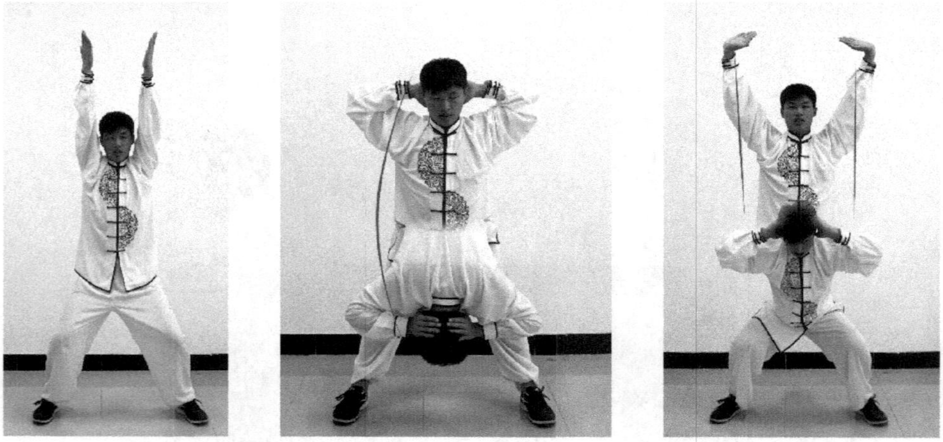

A　　B　　C

图 3－11　打躬击鼓

十二、掉尾摇头

本式为模仿动物摇头掉尾的动作（图 3－12）。

【预备】

同上式。

【基本动作】

(1)握指上托:并步,双手十指交叉握于小腹前,掌心向上托于胸前,旋腕翻掌心向上,托至肘部挺直,腕背伸,托举用力,目平视。

(2)左右侧俯:向左侧转体 90°,随势向左前方俯身,双掌推至左足外侧,掌心贴地,膝挺直,足跟不离地,抬头目前视,由原路返回,身体转正,双手随势上托,再向右侧转体 90°,随势向右前方俯身,双掌推至右足外侧,掌心贴地,抬头目前视,再原路返回,身体转正。

(3)后仰似弓:双手臂、头、脊背极力后仰,双膝微屈,足不离地,全身尽力绷紧,犹如拉紧弓弦,两目上视。

(4)前俯推掌:俯身向前,随势掌心向下,推掌至双足正前方,抬头目前视,膝挺直,足跟不离地。

【收势】

配合呼吸,深吸气时上身仰直,提掌至小腹前;深呼气时,上身前俯,推掌至地,如此往返 4 次,最后随深吸气,起身直腰,深呼气时,双手分开,缓缓收回体侧。

【动作要领】

十指交叉相握,上举肘挺直,俯身推掌至地,膝直,肘直,抬头,目前视,呼吸自然。

【作用】

疏通经络,强健筋骨。增强腰和下肢、手臂的力量及柔韧性。本式为结束动作,尚能通调十二经脉、奇经八脉,畅通气血。

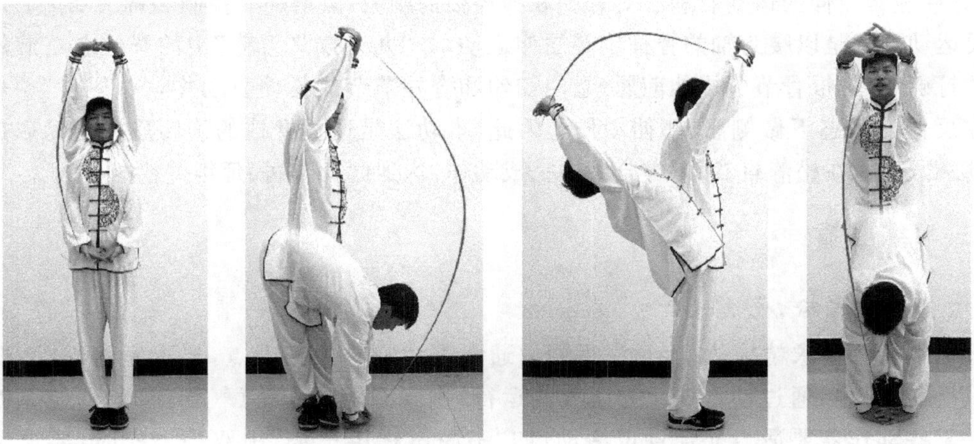

A　　B　　C　　D

图 3－12　掉尾摇头

第三节　健身气功·易筋经

“健身气功·易筋经”继承了传统易筋经十二式的精要,格调古朴,蕴涵新意。各式动作是连贯有续，动作注重伸筋拔骨，舒展连绵，刚柔相济；呼吸要求自然，动息相融；并以形导气，意随形走。本功法易学易练，健身效果明显。

一、功法特点

（一）动作舒展，伸筋拔骨

本功法中的每一式动作，不论是上肢、下肢还是躯干，都有充分的屈伸、外展、内收、扭转等运动，通过牵拉人体各部位的大小肌群、筋膜、肌腱、韧带及关节囊等，促进血液循环，改善营养代谢，增强组织的柔韧性、灵活性，达到强身健体的目的。

（二）柔和匀称，协调美观

本功法在传统易筋经十二式动作基础上进行了改编，增加了动作之间的连接，使得动作更加清晰、柔和。整套功法的运动方向包括前后、左右、上下；肢体运动的路线为简单的直线和弧线；肢体运动幅度以关节为轴；整套功法的动作匀速缓慢。练习时要求肌肉相对放松，用力圆柔而轻盈，不使蛮力，不僵硬，刚柔相济。每式之间无繁杂和重复动作，便于中老年人习练。同时，对有的动作难度做了不同程度的要求，也适合青壮年习练。本功法动作要求上下肢与躯干之间、肢体之间应协调运动，彼此相随，密切配合。因此，“健身气功·易筋经”呈现出动作舒展、连贯、柔畅、协调，动静相兼。

（三）注重脊柱的旋转屈伸

脊柱由椎骨、韧带、脊髓等组成，具有支持体重、运动、保护脊髓及其神经根的作用。神经系统由位于颅腔和椎管里的脑和脊髓以及周围神经组成，控制和协调各个器官系统的活动。因此，脊柱旋转屈伸的运动有利于对脊髓和神经根的刺激，以增强其控制和调节功能。本功法的主要运动形式是以腰为轴的脊柱旋转屈伸运动，如“九鬼拔马刀势”中的脊柱左右旋转屈伸动作，“打躬势”中椎骨节节拔伸前屈、卷曲如勾和脊柱节节放松伸直动作，“掉尾势”中脊柱前屈并在反伸的状态下做侧屈、侧伸动作。因此，本功法是通过脊柱的旋转屈伸运动以带动四肢、内脏的运动，在松静自然、形神合一中完成动作，达到健身防病、延年益智的目的。

二、习练要领

（一）精神放松，形意合一

习练本功法要求精神放松，意识平静。通常不意守身体某个点，要求意随形动，即在练习中，以调身为主，通过动作变化导引气的运行，做到意随形走、意气相随，起到健体养生的作用。某些动作需要适当配合意识活动，如“韦陀献杵第三势”中双手上托时，要求用意念观注两掌；“摘星换斗势”时要求意存掌心。某些动作虽然不要求配合意念，但却要求配合形象的意识思维活动。如“三盘落地势”中下按、上托时，两掌有如拿重物；“出爪亮翅势”中伸肩、撑掌时，两掌有排山之感；“倒拽九牛尾势”中拽拉时，两膀如拽牛尾；“打躬势”中脊椎屈伸时，应体会上体如“勾”一样的卷曲伸展运动。这些都要求意随形走，用意要轻，似有似无，切忌刻意，执着于意识。

（二）呼吸自然，贯穿始终

习练本功法时，要求呼吸自然、柔和、流畅，不喘不滞，以利于身心放松、协调运动。若不采用自然呼吸，而执着于深长绵绵、细柔缓缓的呼吸，则会在与导引动作的匹配过程中产生“风”“喘”“气”三相，即呼吸中有声（风相），无声而鼻中涩滞（喘相），不声不滞而鼻翼扇动（气相）。这样会导致习练者心烦意乱，动作难以松缓协调，影响健身效果。

此外，在功法的某些环节中也要主动配合动作进行自然呼或自然吸。如“韦陀献杵第三势”中双掌上托时要自然吸气；“倒拽九牛尾势”中展臂扩胸时自然吸气，松肩收臂时自然呼气，含胸合臂时自然呼气，起身开臂是自然吸气；“出爪亮翅势”中两掌前推时自然呼气，等等。因为人体胸廓会随着这些动作的变化而扩张或缩小，吸气时胸廓或扩张，呼气时胸廓会缩小。

（三）刚柔相济，虚实相兼

本功法动作有刚有柔，且刚与柔不断相互转化；有张有弛，有沉有轻，是阴阳对立统一的辩证关系。如“倒拽九牛尾势”中，双臂内收旋转逐渐拽拉至止点是刚，是实；随后身体以腰转动带动两臂伸展至下次收臂拽拉前是柔，为虚。又如“出爪亮翅势”中，双掌立于胸前呈扩胸展肩时，肌肉收缩的张力增大为刚，是实；当松肩伸臂时，两臂肌肉等张收缩，上肢是放松的，为柔；两臂伸至顶端，外撑有重如排山之感时，肌肉张力再次增大为刚，是实。这些动作均要求习练者在用力之后适当放松，松柔之后尚需适当有刚。这样就不会出现动作机械、僵硬或疲软无力的状况。

因此，习练本功法时，应力求虚实适宜，刚柔相济。用力过“刚”，会出现拙力、僵力，以致影响呼吸，破坏宁静的心境；动作过“柔”，则会出现疲软、松懈，起不到良好的健身作用。

（四）循序渐进，个别动作配合发音

习练本功法时，练习者应根据年龄、体质、健康状况等灵活调整动作幅度或姿势，如“三盘落地势”中屈膝下蹲的幅度、“卧虎扑食势”中十指是否着地等等。习练时还应遵循由易到难、由浅到深、循序渐进的原则。

另外，习练本功法某些特定动作要求呼吸时发音（但不需出声），如“三盘落地势”中的身体下蹲、两掌下按时，要求配合动作口吐“嗨”音，目的是为了下蹲时气能下沉至丹田，而不至于下蹲时造成下肢紧张，引起气上逆到头部；同时口吐“嗨”音，气沉丹田，可以起到强肾、壮丹田的作用。

三、动作讲解

（一）预备势

【基本动作】

两脚并拢站立，两手自然垂于体侧；下颌微收，百会虚领，唇齿合拢，舌自然贴于上颚；目视前方（图 3－13）。

【动作要领】

全身放松，身体中正，目光内含，心平气和。

【作用】

宁静心神，调整呼吸，内安五脏，端正身形。

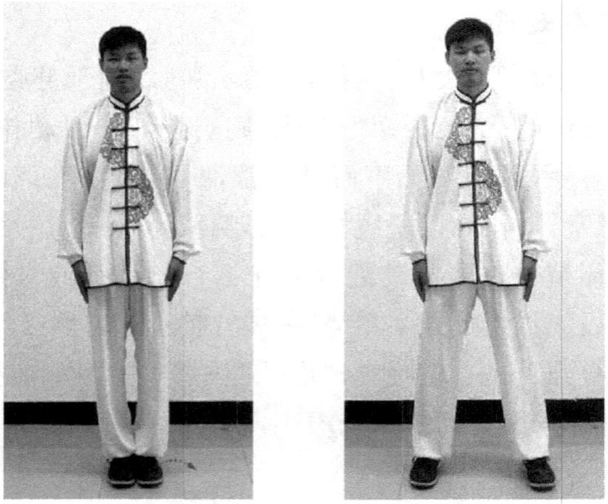

A　　B

图 3-13　预备势

(二)韦陀献杵第一势

【基本动作】

(1)左脚向左侧开半步,约与肩同宽,两膝微屈,成开立姿势;两手自然垂于体侧(图 3-14A)。

(2)两臂自体侧向前抬至前平举,掌心相对,指尖向前(图 3-14B)。

(3)两臂屈肘,自然回收,指尖向斜前方约 30°,两掌合于胸前,掌根与膻中穴同高,虚腋;目视前下方动作稍停(图 3-14C)。

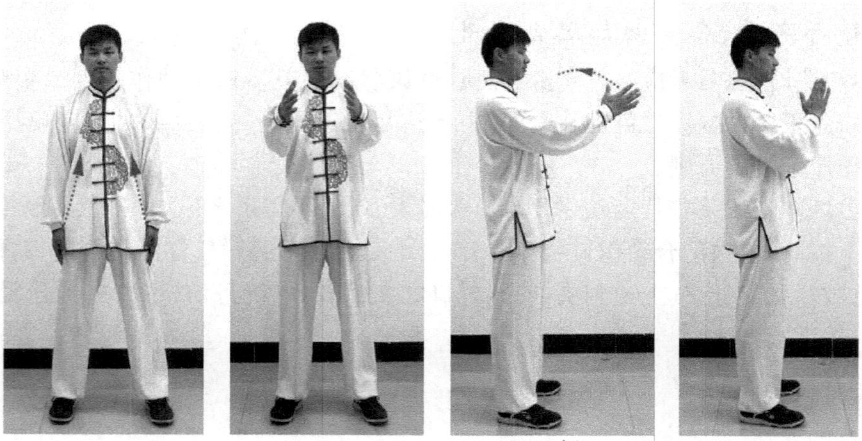

A　　B　　B(侧)　　C

图 3-14　韦陀献杵第一势

【动作要领】

松肩虚腋。两掌合于胸前,应稍停片刻,以达气定神敛之功效。

【作用】

气定神敛,均衡身体左右气机;改善神经、体液调节,有助于血液循环,消除疲劳。

【口诀】

立身期正直,环拱平当胸;气定神皆敛,心澄貌亦恭。

（三）韦陀献杵第二势

【基本动作】

（1）接上式。两肘抬起，两掌伸平，手指相对，掌心向下，掌臂约与肩成水平（图 3－15A）。

（2）两掌向前伸展，掌心向下，指尖向前（图 3－15B）。

（3）两臂向左右分开至侧平举，掌心向下，指尖向外（图 3－15C）。

（4）五指自然并拢，坐腕立掌；目视前下方（图 3－15D）。

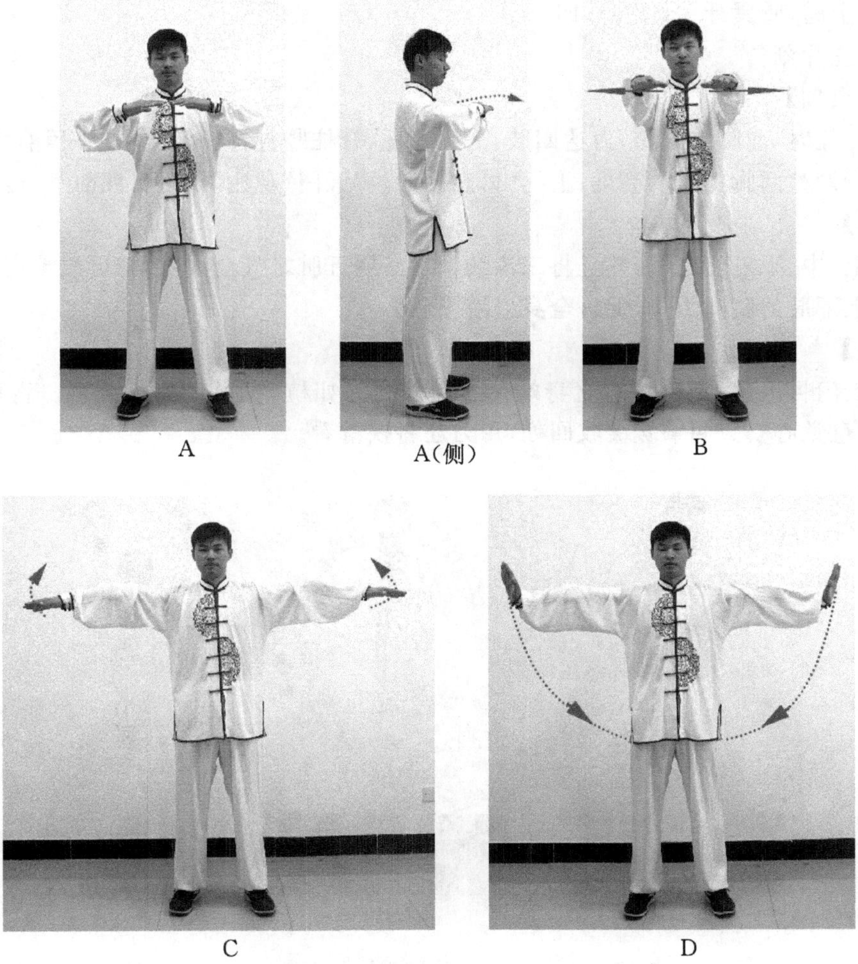

图 3－15　韦陀献杵第二势

【动作要领】

两掌外撑，力在掌根；坐腕立掌时，脚趾抓地；自然呼吸，气定神敛。

【作用】

疏理上肢等经络，调练心、肺之气，改善呼吸功能及气血运行；提高肩、臂的肌肉力量，有助于改善肩关节的活动功能。

【口诀】

足趾驻地，两手平开；心平气宁，目瞪口呆。

(四)韦陀献杵第三势

【基本动作】

(1)接上式。松腕,同时两臂向前平举内收至胸前平屈,掌心向下,掌与胸相距约一拳;目视前下方(图 3-16A)。

(2)两掌同时内旋,翻掌至耳垂下,掌心向上,虎口相对,两肘外展,约与肩平(图 3-16B)。

(3)身体重心前移至前脚掌支撑,提踵;同时,两掌上托至头顶,掌心向上,展肩伸肘;微收下颌,舌抵上腭,咬紧牙关(图 3-16C)。

(4)静立片刻。

【动作要领】

两掌上托时,前脚掌支撑,力达四肢,下沉上托,脊柱竖直,同时身体重心稍前移;年老或体弱者可自行调整两脚提踵的高度;上托时,意想通过"天门"观注两掌,目视前下方,自然呼吸。

【作用】

调理上、中、下三焦之气,并且将三焦及手足三阴五脏之气全部发动;可改善肩关节活动功能及提高上下肢的肌肉力量,促进全身血液循环。

【口诀】

掌托天门目上观,足尖着地立身端。力周髋胁浑如植,咬紧牙关不放宽。舌可生津将腭抵,鼻能调息觉心安。两拳缓缓收回处,用力还将挟重看。

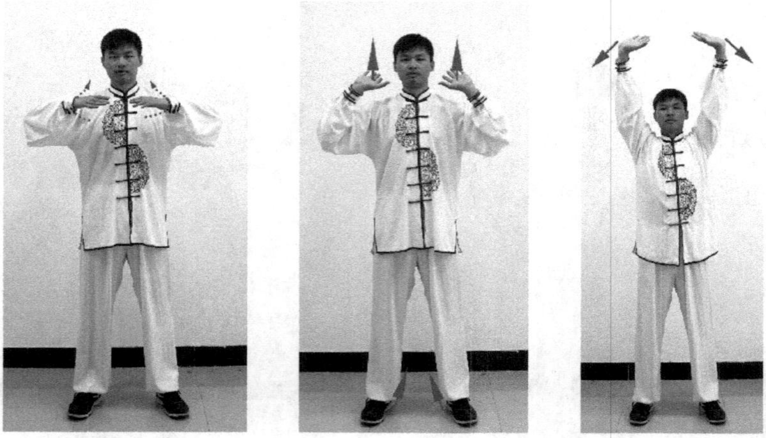

A　　B　　C

图 3-16　韦陀献杵第三势

(五)摘星换斗势

【基本动作】

(1)接上式。两脚跟缓缓落地;同时,两手握拳,掌心向外,两臂下落至侧上举(图 3-17A)。随后两拳缓缓伸开变掌(图 3-17B),掌心斜向下,全身放松;目视前下方(图 3-17C)。身体左转;屈膝;同时,右臂上举经体前下摆至左髋关节外侧"摘星",右掌自然张开;左臂经体侧下摆至体后,左手背轻贴命门;目视右掌(图 3-17D)。

(2)直膝,身体转正;同时,右手经体前向额头上摆至头顶右上方,松腕,肘微屈,掌心向下,手指向左,中指尖垂直于肩髃穴;左手背轻贴命门,意注命门;右臂上摆时眼随手走,定势后目视掌心。静立片刻，然后两臂向体侧自然伸展(图 3-17E)。

右摘星换斗势与左摘星换斗势动作相同，唯方向相反(图 3-17D)。

【动作要领】

转身以腰带肩，以肩带臂。目视掌心，意注命门，自然呼吸。颈、肩病患者，动作幅度大小可灵活。

【作用】

壮腰健肾、延缓衰老；增强颈、肩、腰等部位的活动功能。

【口诀】

只手擎天掌覆头，更从掌内注双眸。鼻端吸气频调息，用力收回左右眸。

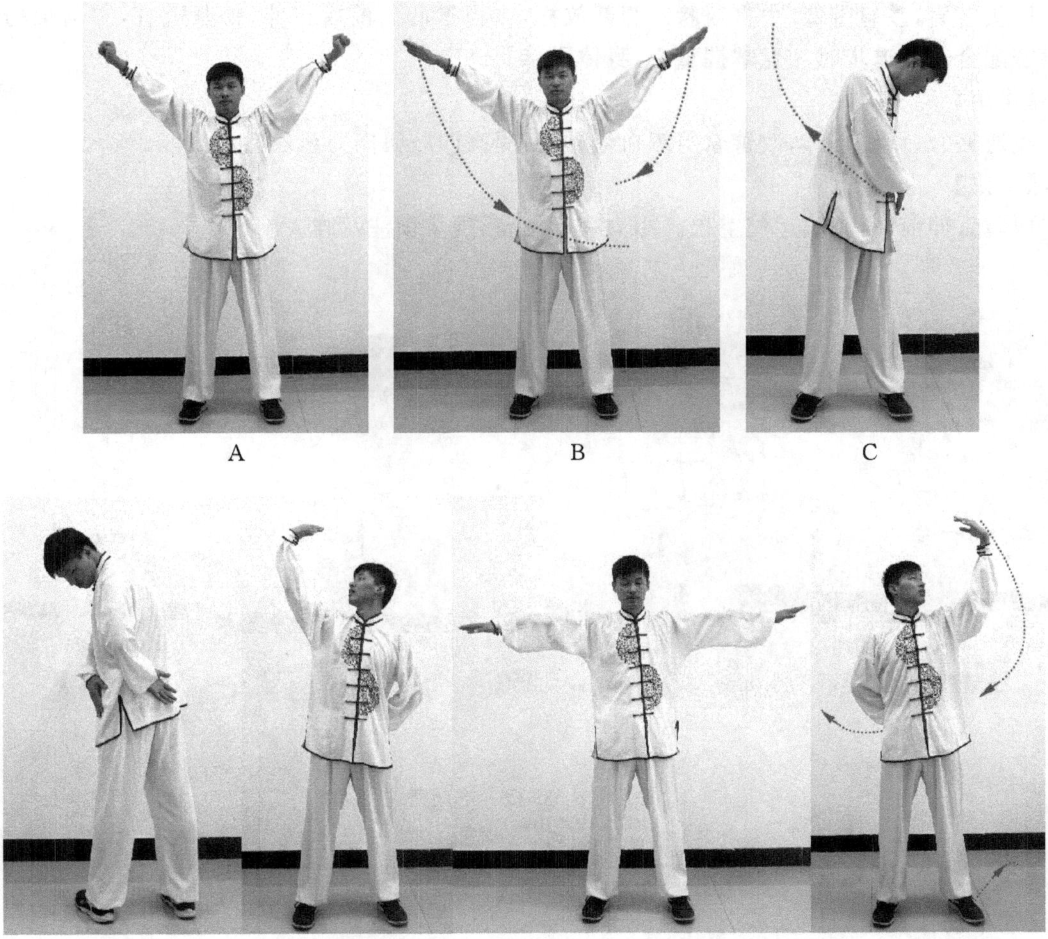

A　B　C

C(背)　D　E　F

图 3-17　摘星换斗势

(六)倒拽九牛尾势

【基本动作】

(1)接上式。双膝微屈，身体重心右移，左脚向左后方约 45°撤步；右脚跟内转，右腿屈膝成右弓步；同时，左手内旋，向前、向下画弧后伸，小指到拇指逐个相握成拳；拳心向上；右手向前上方画弧，伸至与肩平时小指到拇指逐个相握成拳，拳心向上，稍高于肩；目视右拳(图 3－18A)。

(2)身体重心后移，左膝微屈；腰稍右转，以腰带肩，以肩带臂；右臂外旋，左臂内旋，屈肘内收；目视右拳(图 3－18B)。

(3)身体重心前移，屈膝成弓步；腰稍左转，以腰带肩，以肩带臂，两臂放松前后伸展；目视右拳(图 3－18C)。重复(2)～(3)动作 3 遍。

(4)身体重心前移至右脚，左脚收回，右脚尖转正，成开立姿势；同时，两臂自然垂于体侧；目视前下方(图 3－18D)。

左倒拽九牛尾势与右倒拽九牛尾势动作、次数相同，唯方向相反。

【动作要领】

以腰带肩，以肩带臂，力贯双膀。腹部放松，目视拳心。前后拉伸，松紧适宜，并与腰的旋转紧密配合。后退步时注意掌握重心，身体平稳。

【作用】

疏通夹脊、调练心肺；改善软组织血液循环，提高四肢肌肉力量及活动功能。

【口诀】

两髋后伸前屈，小腹运气空松。用力在于两膀，观拳须注双眸。

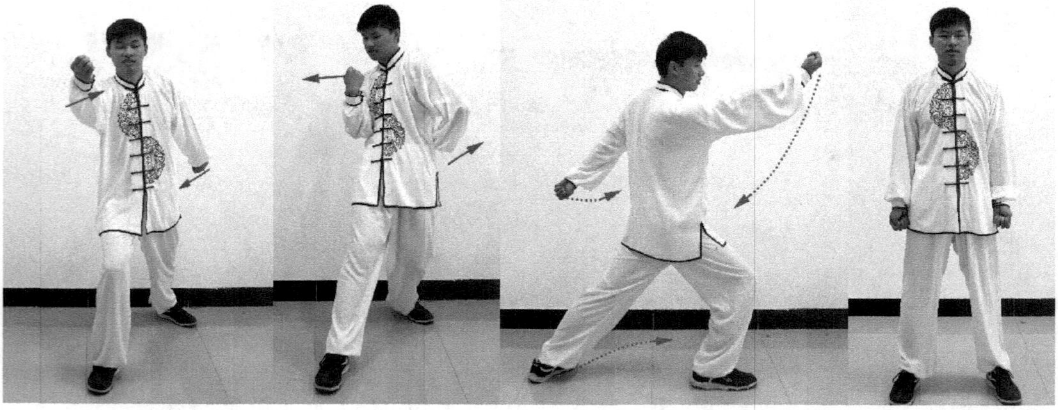

A　B　C　D

图 3－18　倒拽九牛尾势

(七)出爪亮翅势

【基本动作】

(1)接上式。身体重心移至左脚，右脚收回，成开立姿势；同时，右臂外旋，左臂内旋，摆至侧平举，两掌心向前(图 3－19A)，环抱至体前(图 3－19B)，随之两臂内收，两手变柳叶掌立于云门穴前，掌心相对，指尖向上；目视前下方(图 3－19C)。

(2)展肩扩胸，然后松肩，两臂缓缓前伸，并逐渐转掌心向前，成荷叶掌，指尖向上；瞪目(图 3－19D)。

(3)松腕，屈肘，收臂，立柳叶掌于云门穴；目视前下方(图 3－19E)。重复(2)～(3)动作 7 次。

【动作要领】

出掌时身体正直，瞪眼怒目，同时两掌运用内劲前伸，先轻如推窗，后重如排山；收掌时如海水还潮。出掌时为荷叶掌，收掌于云门穴时为柳叶掌。收掌时自然吸气，推掌时自然呼气。

【作用】

改善呼吸功能及全身气血运行，提高胸背部及上肢肌肉力量。

【口诀】

挺身兼怒目，推手向当前。用力收回处，功须七次全。

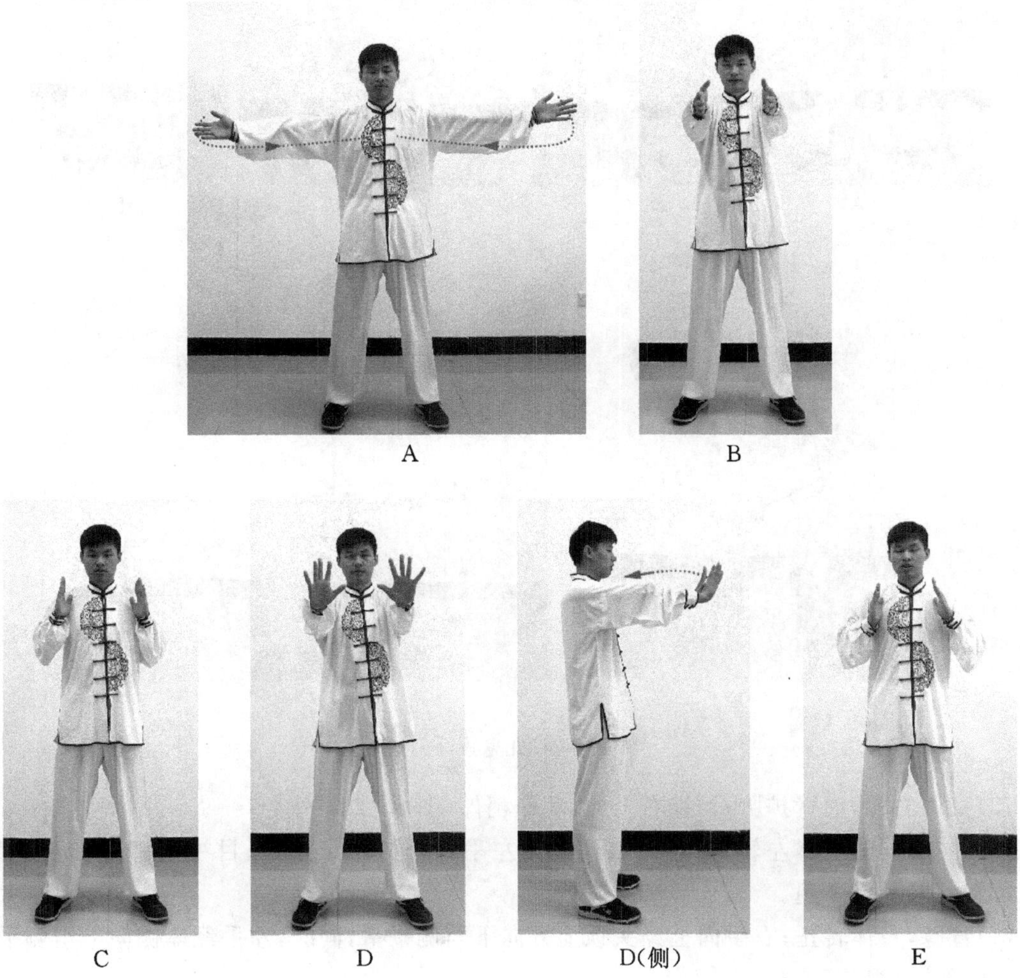

图 3-19 出爪亮翅势

(八)九鬼拔马刀势

【基本动作】

(1)接上式。躯干右转；同时，右手外旋，掌心向上；左手内旋，掌心向下(图 3-20A)。随后右手由胸前内收经右腋下后伸，掌心向外(图 3-20B)；同时，左手由胸前伸至前上方，掌心向外(图 3-20C)。躯干稍左转；同时，右手经体侧向前上摆至头前上方后屈肘，由后向左绕头半周，掌心掩耳(图 3-20D)；左手经左侧下摆至左侧身后，屈肘，手背贴于脊柱，掌心向后，指尖向上;头右转,右手中指按压耳郭,手掌扶按玉枕穴;目随右手动,定势后视左后方(图 3－20E)。

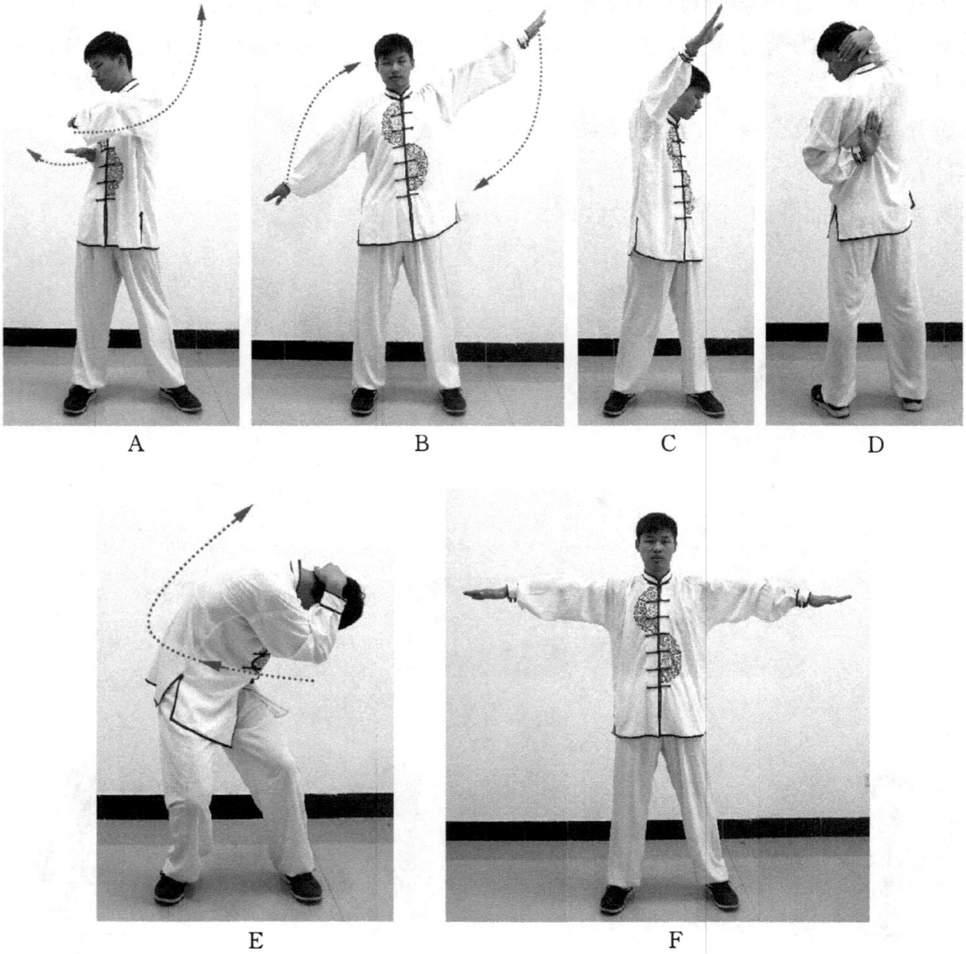

图 3－20　九鬼拔马刀势

(2)身体右转,展臂扩胸;目视右上方,动作稍停(图 3－20F)。

(3)屈膝;同时上体左转,右臂内收,含胸;左手沿脊柱尽量上推;目视左脚跟,动作稍停。重复(2)～(3)动作 3 遍。

(4)直膝,身体转正;右手向上经头顶上方向下至侧平举,同时,左手经体侧向上至侧平举,两掌心向下;目视前下方。

(5)左九鬼拔马刀势与右九鬼拔马刀势动作、次数相同,唯方向相反。

【动作要领】

动作对拔拉伸,尽量用力;身体自然弯曲转动,协调一致。扩胸展臂时自然吸气、松肩合臂时自然呼气。两臂内合、上抬时自然呼气,起身展臂时自然吸气。高血压、颈椎病患者和年老体弱者头部转动的角度应小且轻缓。

【作用】

健脾强肾;疏通玉枕夹脊;提高肩背部、腰背部肌肉力量,有助于改善人体各关节的活动度。

【口诀】

侧首弯肱，抱顶及颈。自头收回，弗嫌力猛。左右相轮，身直气精。

（九）三盘落地势

【基本动作】

(1)接上式(图 3－21A)。左脚向左侧开步，两脚距离略宽于肩，脚尖向前；目视前下方。

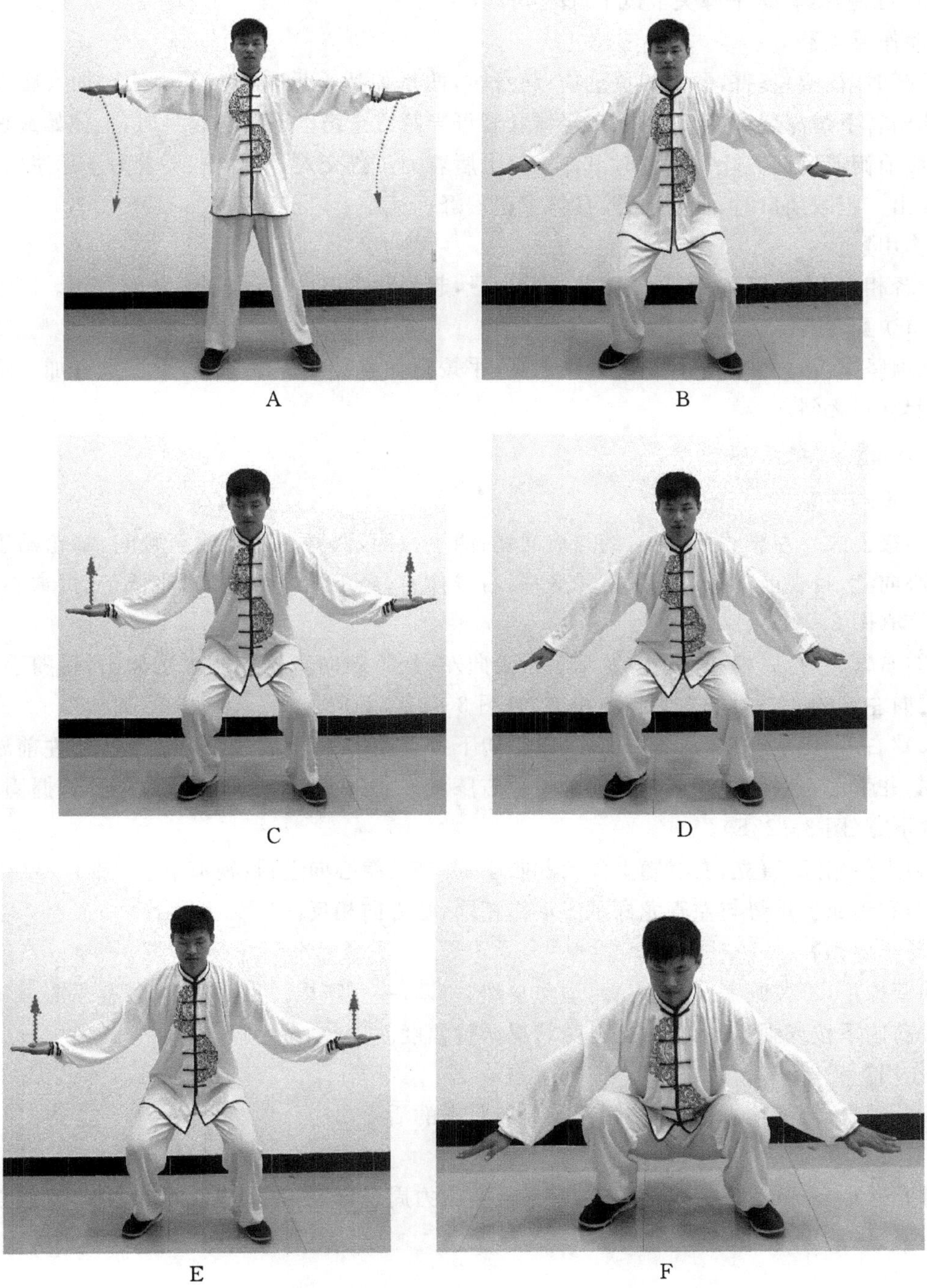

图 3－21　三盘落地势

屈膝下蹲；同时，沉肩、垂肘，两掌逐渐用力下按至约与环跳穴同高，两肘微屈，掌心向下，指尖向外(图3-21B)；目视前下方。同时，口吐"嗨"音，音吐尽时，舌尖向前轻抵上下牙之间，终止吐音。

(2)翻掌心向上，肘微屈，上托至侧平举；同时，缓缓起身直立；目视前方(图3-21C、E)。

重复(1)～(2)动作3遍，第一遍微蹲，掌平腰(图3-21B)；第二遍半蹲，掌平膝(图3-21D)；第三遍深蹲，掌平膝关节以下(图3-21E)。

【动作要领】

下蹲时，松腰、裹臀，两掌如负重物；起身时，两掌如托千斤重物。下蹲依次加大幅度。年老和体弱者下蹲深度可灵活掌握，年轻体壮者可半蹲或全蹲。下蹲与起身时，上体始终保持正直，不应前俯或后仰。吐"嗨"音时，口微张，上唇着力压龈交穴，下唇松，不着力于承浆穴，音从喉部发出。瞪眼闭口时，舌抵上腭，身体中正安舒。

【作用】

心肾相交、水火既济；增强腰腹及下肢力量，起到壮丹田之气、强腰固肾的作用。

【口诀】

上颚坚撑舌，张眸意注牙。足开蹲似踞，手按猛如拿。两掌翻齐起，千斤重有加。瞪睛兼闭口，起立足无斜。

(十)青龙探爪势

【基本动作】

(1)接上式。左脚收回半步，约与肩同宽；两手握固，两臂屈肘内收至腰间，拳轮贴于章门穴，拳心向上；目视前下方。然后右拳变掌，右臂伸直，经下向右侧外展，略低于肩，掌心向上；目随手动(图3-22A、B)。

(2)右臂屈肘、屈腕，右掌变"龙爪"，指尖向左，经下颌向身体左侧水平伸出，目随手动；躯干随之向左转约90°；目视右掌指所指方向(图3-22C、D)。

(3)"右爪"变掌，随之身体左前屈，掌心向下按至左脚外侧；目视下方。躯干由左前屈转至右前屈，并带动右手经左膝或左脚前画弧至右膝或右脚外侧，手臂外旋，掌心向前，握固；目随手动视下方(图3-22E)。

(4)上体抬起，直立；右拳随上体抬起收于章门穴，拳心向上；目视前下方(图3-22F)。

(5)右青龙探爪势与左青龙探爪势动作相同，唯方向相反。

【动作要领】

伸臂探爪，下按画弧，力注肩臂，动作自然、协调，一气呵成。目随爪走，意存爪心。年老和体弱者前俯下按或画弧时，可根据自身状况调整幅度。

【作用】

疏肝理气、调畅情志；可改善腰部及下肢肌肉的活动功能。

【口诀】

青龙探爪，左从右出。修士效之，掌平气实。力周肩背，围收过膝。两目注平，息调心谧。

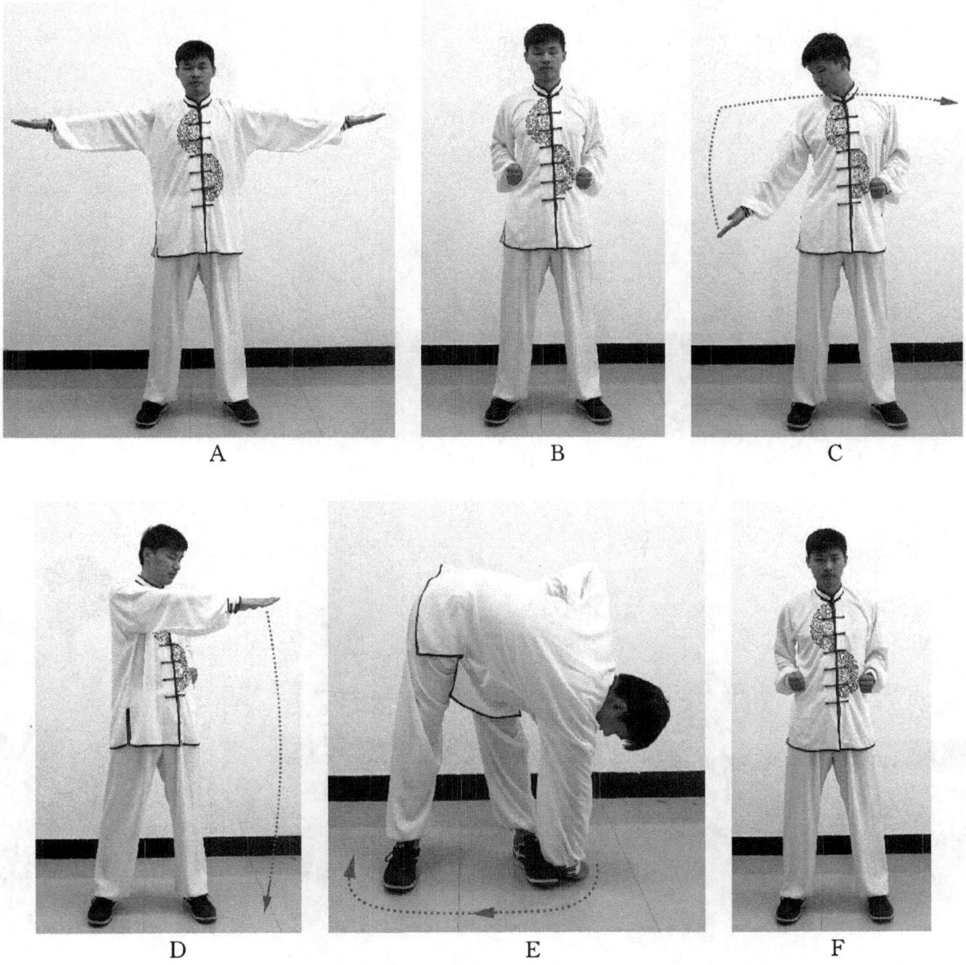

图 3-22 青龙探爪势

（十一）卧虎扑食势

【基本动作】

（1）接上式。右脚尖内扣约 45°，左脚收至右脚内侧成丁步；同时，身体左转约 90°；两手握固于腰间章门穴不变；目随转体视左前方（图 3-23A）。

（2）左脚向前迈一大步，成左弓步；同时，两拳提至肩部云门穴，并内旋变“虎爪”，向前扑按，如虎扑食，肘稍屈；目视前方（图 3-23B）。

（3）躯干由腰到胸逐节屈伸，重心随之前后适度移动；同时，两手随躯干屈伸向下、向后、向上、向前环绕一周（图 3-23C）。随后上体下俯，两爪下按，十指着地；后腿屈膝，脚趾着地；前脚跟稍抬起；随后塌腰、挺胸、抬头、瞪目（图 3-23D）；动作稍停，目视前上方（图 3-23E）。年老体弱者可俯身，两爪向前下按至左膝前两侧，顺势逐步塌腰、挺胸、抬头、瞪目。动作稍停。

（4）起身，双手握固收于腰间章门穴；身体重心后移，左脚尖内扣约 135°；身体重心左移；同时，身体右转 180°，右脚收至左脚内侧成丁步。

（5）右卧虎扑食势与左卧虎扑食势动作相同，方向相反。

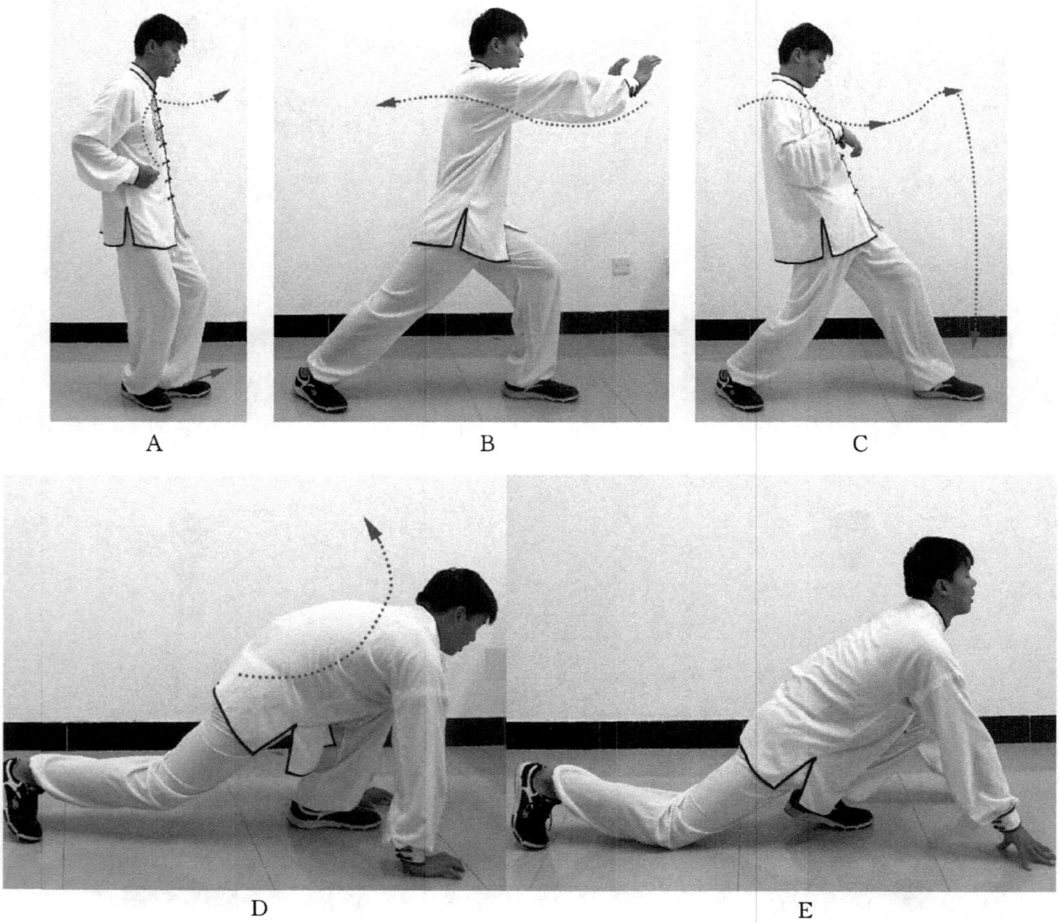

图 3－23　卧虎扑食势

【动作要领】

用躯干的蛹动带动双手前扑绕环。抬头、瞪目时，力达指尖，腰背部成反弓形。年老和体弱者可根据自身状况调整动作幅度。

【作用】

疏伸调养任脉，调和手足三阴；改善腰腿肌肉活动功能，强健腰腿。

【口诀】

两足分蹲身似倾，屈伸左右髋相更。昂头胸做探前势，偃背腰还似砥平。鼻息调元均出入，指尖着地赖支撑。降龙伏虎神仙事，学得真形也卫生。

（十二）打躬势

【基本动作】

(1)接上式。起身，身体重心后移，随之身体转正；右脚尖内扣，脚尖向前，左脚收回，成开立姿势；同时，两手随身体左转放松，外旋，掌心向前，外展至侧平举后，两臂屈肘，两掌掩耳，十指扶按枕部，指尖相对，以两手食指弹拨中指击打枕部 7 次(即鸣天鼓)；目视前下方(图 3－24A、B)。

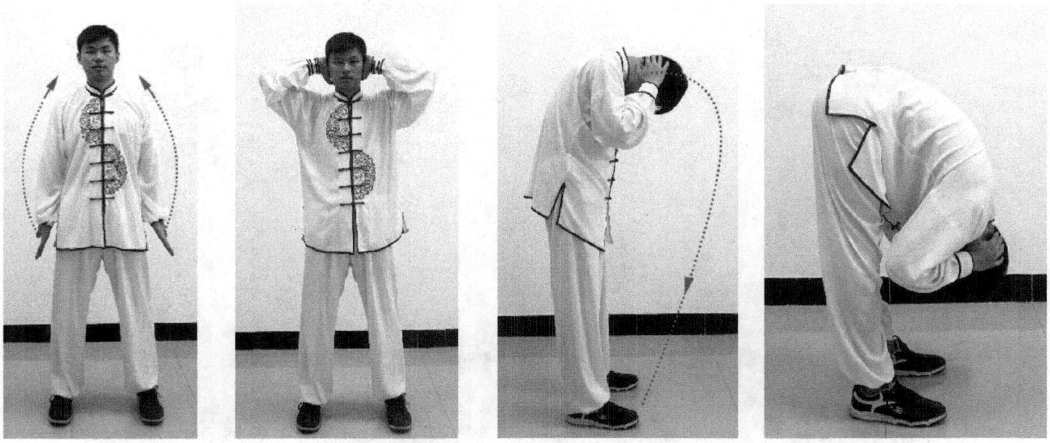

A B C D

图 3－24 打躬势

(2)身体前俯由头经颈椎、胸椎、腰椎、骶椎，由上向下逐节缓缓牵引前屈，两腿伸直；目视脚尖，停留片刻(图 3－24C、D)。

(3)由骶椎至腰椎、胸椎、颈椎、头，由下向上一次缓缓逐节伸直后成直立；同时两掌掩耳，十指扶按枕部，指尖相对；目视前下方。

(4)重复(2)～(3)动作 3 遍后，逐渐加大身体前屈幅度，并稍停。第一遍前屈小于 90°，第二遍前屈约 90°，第三遍前屈大于 90°。年老体弱者可分别前屈约 30°、45°、90°。

【动作要领】

体前屈时，直膝，两肘外展；脊柱自颈向前拔伸卷曲如勾；后展时，从尾椎向上逐节伸展。年老体弱者可根据自身状况调整前屈的幅度。

【作用】

调养督脉，振奋阳气；改善腰背及下肢的活动功能，强健腰腿；醒脑、聪耳、消除大脑疲劳。

【口诀】

两手齐持脑，垂腰至膝间。头唯探胯下，口更啮牙关。舌尖还抵腭，立在肘双弯。掩耳聪教塞，调元气自闲。

(十三)掉尾势

【基本动作】

(1)接上式。起身直立后，两手猛然拔离双耳(即拔耳，图 3－25A)。手臂自然前伸(图 3－25B)，十指交叉相握，掌心向内(图 3－25C)。屈肘，翻掌前伸，掌心向外(图 3－25D)。然后屈肘，转掌心向下内收于胸前(图 3－25E)；身体前屈塌腰、抬头，两手交叉缓缓下按(图 3－25F)；目视前方。年老和体弱者身体前屈、抬头，两掌缓缓下按可至膝前。

(2)头向左后方转，同时，臀向左前扭动；目视尾闾。

(3)两手交叉不动，放松还原至体前屈。

(4)头向右后转，同时，臀向右前扭动；目视尾闾。

(5)两手交叉不动，放松还原至体前屈。

(6)重复(2)～(5)动作 3 遍。

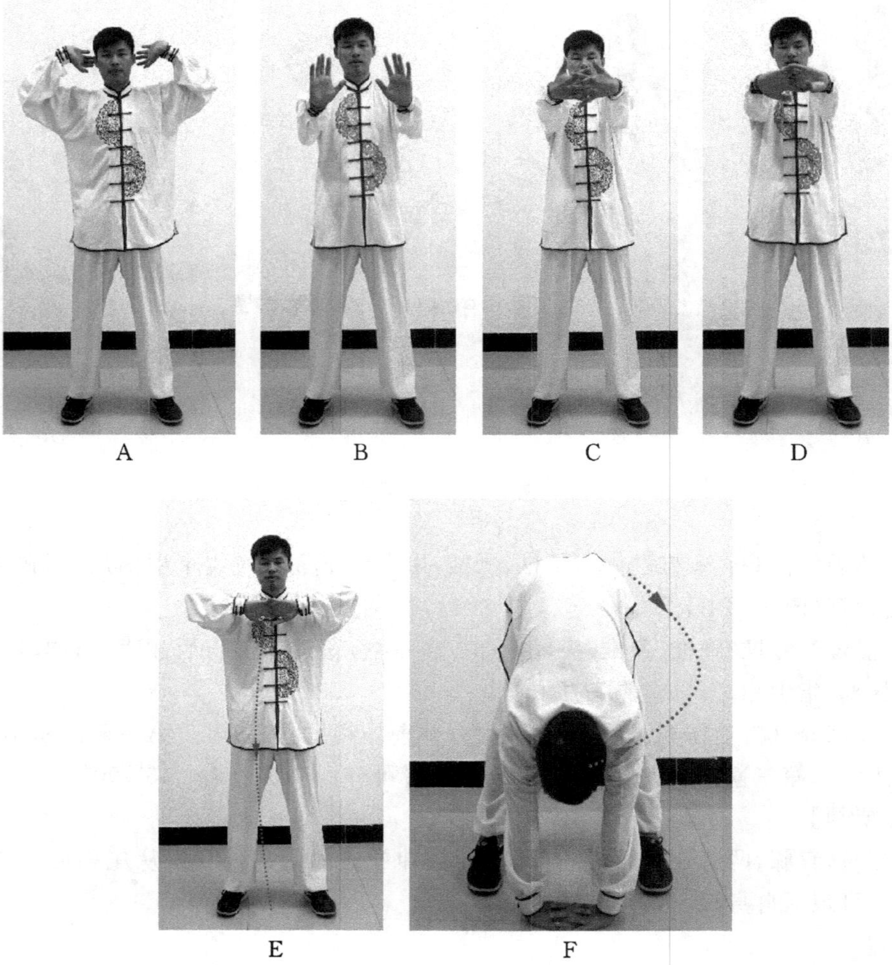

图 3-25 掉尾势

【动作要领】

转头扭臀时，头部与臀部做相同运动；高血压、颈椎病患者和年老体弱者，头部动作应小而轻缓。另外，应根据自身情况调整身体前屈和臀部扭动的幅度和次数。配合动作，自然呼吸，意识专一。

【作用】

调和任督二脉；强化腰背肌肉力量，有助于改善脊柱各关节和肌肉的活动功能。

【口诀】

膝直膀伸，推手至地。瞪目昂头，凝神一志。

（十四）收势

【基本动作】

(1)接上式。两手松开，两臂外旋；上体缓缓伸直；同时，两臂伸直外展成侧平举，掌心向上，随后两臂上举，肘微屈，掌心向下；目视前下方(图 3-26A)。

(2)松肩，屈肘，两臂内收，两掌经头、面、胸前下引至腹部，掌心向下；目视前下方(图 3-

26B、C)。

(3)重复(1)～(2)动作3遍。

【动作要领】

第一、二次双手下引至腹部以后,意念继续下引,经涌泉穴入地。最后一次则意念随双手下引至腹部稍停。下引时,两臂匀速缓缓下行。

【作用】

引气归于丹田;调节全身肌肉、关节的放松。

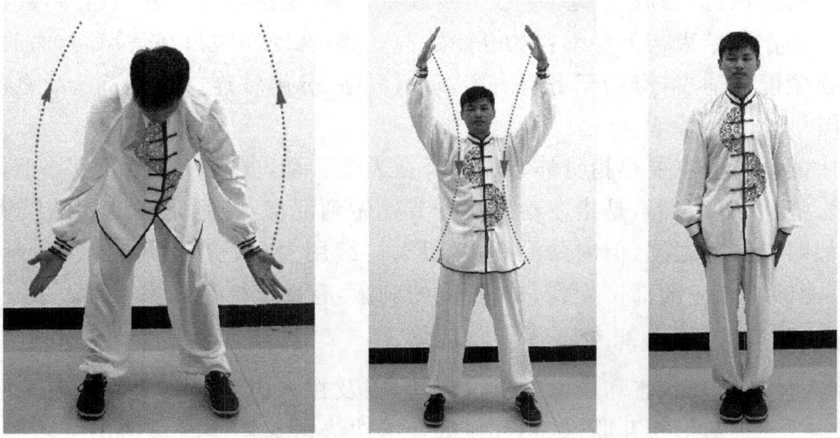

A　　B　　C

图3-26　收势

第四节　健身气功·八段锦

八段锦是一套独立而完整的健身功法,由八节组成,体势动作古朴高雅。八段锦早在北宋时已有记载,至今已有800余年历史。古人把这套动作视为祛病保健效果极好而又编排精练、动作完美的一套导引功法。

一、歌诀

两手托天理三焦,左右开弓似射雕;
调理脾胃须单举,五劳七伤往后瞧;
摇头摆尾去心火,两手攀足固肾腰;
攒拳怒目增气力,背后七颠百病消。

二、功法特点

健身气功·八段锦同祖国传统养生治病理念密切结合,整套动作柔和缓慢,圆活连贯,有松有紧,动静相兼,适宜中老年人、亚健康人群以及体质虚弱的康复期患者习练,而且不受时间、场地和天气的影响。

（一）柔和缓慢，圆活连贯

柔和，是指习练时动作不僵不拘，轻松自如，舒展大方。缓慢，是指习练时身体重心平稳，虚实分明，轻飘徐缓。圆活，是指动作路线带有弧形，不起棱角，不直来直往，符合人体各关节自然弯曲的状态。连贯，是要求动作的虚实变化和姿势的转换衔接，无停顿断续之处。

（二）松紧结合，动静相兼

松，是指习练时肌肉、关节以及精神的放松。在意识的支配下，逐步达到呼吸柔和、心静体松，同时松而不懈，保持正确的姿态，并进一步放松。紧，是指习练中适当用力，且缓慢进行，主要体现在前一动作的结束与下一动作的开始之前。紧，在动作中只在一瞬间，而放松须贯穿动作的始终。松紧配合适度，有助于平衡阴阳、疏通经络、分解粘连、滑利关节、活血化瘀、强筋壮骨、增强体质。

本功法中的动与静主要是指身体动作的外在表现。动，就是在意念的引导下，动作轻灵活泼、节节贯通、舒适自然。静，是指在动作的分节处做到沉稳，特别是在动作的缓慢用力之处，在外观上看似略有停顿之感，但内劲没有停，肌肉持续用力，保持牵引伸拉。适当的用力和延长作用时间，能够使相应的部位受到一定强度的刺激，有助于提高锻炼效果。

（三）神与形合，气寓其中

神，是指人体的精神状态和正常的意识活动，以及在意识支配下的形体表现。“神为形之主，形乃神之宅”。神与形相互联系、相互促进。本功法每式动作以及动作与动作之间充满了对称与和谐，体现出内实精神、外示安逸、虚实相生、刚柔相济，做到了意动形随、神形兼备。气寓其中，是指通过精神的修养和形体的锻炼，促进真气在体内的运行，以达到强身健体的功效。习练本功法时，呼吸应顺畅，不可强吸硬呼。

三、动作讲解

（一）预备势

【基本动作】

(1)两脚并步站立；两臂自然下垂于体侧；身体中正，目视前方(图 3-27A)。

(2)松腰沉髋，身体重心右移至右腿；左脚向左侧开步，脚尖朝前，与肩同宽；目视前方(图

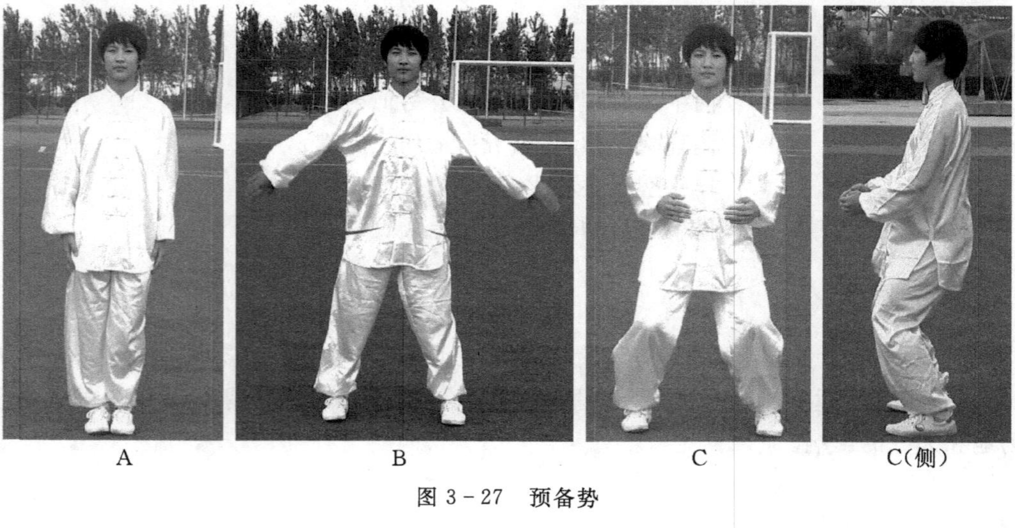

A　　B　　C　　C(侧)

图 3-27　预备势

3－27B)。

(3)两臂内旋,两掌分别向两侧摆起约与髋同高,掌心向后;目视前方(图3－27C)。

(4)上肢继续画弧,两腿膝关节稍屈曲;同时两臂外旋,向前合抱于腹前,与脐同高,掌心向内,两掌指尖之间距离约10cm;目视前方。

(二)第一式　两手托天理三焦

【基本动作】

(1)接上式。两臂外旋微下落,掌心向上,两掌十指腹前交叉;目视前方(图3－28A)。

(2)吸气上提两掌,两腿徐徐挺膝直立;两掌上托至胸前时,两臂内旋翻掌呼气上顶,掌心向上;抬头,目视两掌(图3－28B)。

(3)两臂继续上顶,目视前方(图3－28C)。

(4)身体重心缓缓下降,两膝微屈;同时十指分开,两臂分别从身体两侧下落,两掌捧于腹前,掌心向上;目视前方(图3－28D)。

本式托举、下落为1遍,共6遍。呼吸与动作相配合,吸气时起,气呼时落。

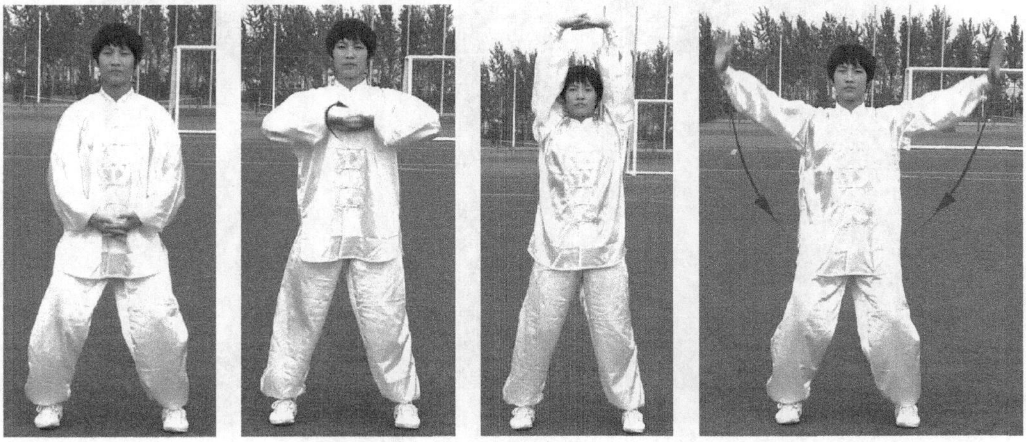

A　B　C　D

图3－28　两手托天理三焦

【应用】

人体三焦主司输布元气和流行水液。此式两手交叉上托,拔伸腰背,提拉胸腹,可以促使全身上下的气机畅通,水液布散,从而使周身都得到元气和津液的滋养。

【口诀】

十字交叉小腹前,翻掌向上意托天,左右分掌拨云式,双手捧抱式还原,

式随气走要缓慢,一呼一吸一周旋,呼气尽时停片刻,随气而成要自然。

(三)第二式　左右开弓似射雕

【基本动作】

(1)接上式。重心右移,左脚向左开一大步,两腿膝关节伸直;同时两掌心向内,胸前交叉(图3－29A),左式左掌在前,右式右掌在前并形成八字掌,另外一手指间关节屈曲内收如拉弓弦状。

(2)左掌向左拉开,手腕背屈90°,同时,右掌平拉开,与肩同高,头向左侧,目视左手食指

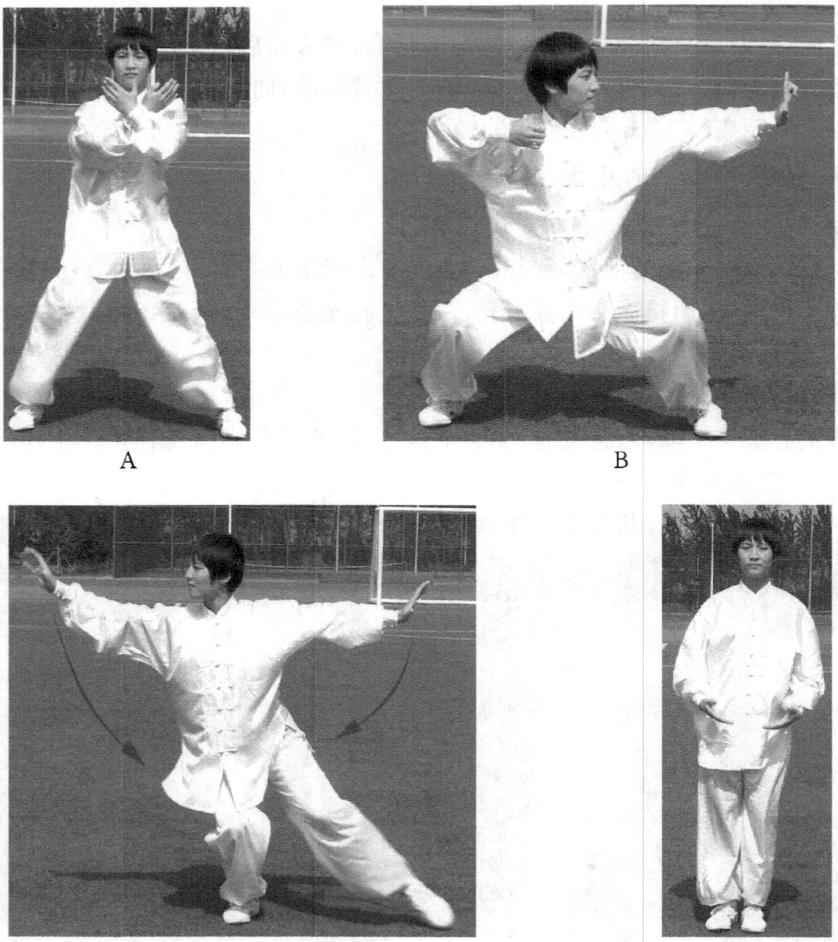

A　　B　　C　　D

图 3-29　左右开弓似射雕

指尖；身体缓慢下沉，含胸拔背，成马步姿势（图 3-29B）。

（3）重心右移，两手变自然掌，右手向右画弧与肩同高，掌心斜向前，重心继续右移（图 3-29C），左脚回收成并步站立，同时，两掌捧于腹前，掌心向上，目视前方（图 3-29D）。

（4）右式与左式动作相同，只是左右相反，一左一右为 1 次，共做 3 次。做第 3 次最后移动时，身体重心继续左移，右脚收回成开步站立，膝关节微屈，同时两掌下落，捧于腹前，目视前方。

【应用】

此式展肩扩胸，左右手如同拉弓射箭势，姿势优美。此势可以消除胸闷、疏理肝气、治疗胁痛，同时消除肩背部的酸痛不适，还可以增加肺活量，充分吸氧，增强意志。

【口诀】

马步下蹲要稳健，双手交叉左胸前，左推右拉似射箭，左手食指指朝天，

势随腰转换右式，双手交叉右胸前，右推左拉眼观指，双手收回式还原。

(四)第三式 调理脾胃须单举

【基本动作】

(1)两腿挺膝伸直,同时左掌上托(图 3-30A),经面前上穿,随之臂内旋上举至头的左上方,右掌同时随臂内旋下按至右髋旁,指尖向前,动作略停(图 3-30B)。

(2)两腿膝关节微屈,同时左臂屈肘外旋,左掌经面前下落于腹前,同时右臂外旋,右掌外旋向上捧于腹前,目视前方。

(3)右式与左式动作相同,但左右相反,该式一左一右为 1 次,共做 3 次。做到第 3 次最后移动时,两腿膝关节微屈,右掌下压至右髋旁,指尖向前,目视前方。

【动作要领】

舒胸展体,拔长腰脊,两肩松沉,上撑下按,力在掌根。

【应用】

脾胃是人体的后天之本,气血生化的源泉。中医学认为,脾主升发清气,胃主消降浊气。此式中,左右上肢松紧配合,上下对拉拔伸,能够牵拉腹腔,使脾、胃、肝、胆在肢体运动的带动下受到柔和刺激,并有助于调节气机,有利于消化吸收。

【口诀】

双手重叠掌朝天,右上左下臂捧圆,右掌旋臂托天去,左掌翻转至脾关,
双掌均沿胃经走,换臂托按一循环,呼尽吸足勿用力,收式双掌回丹田。

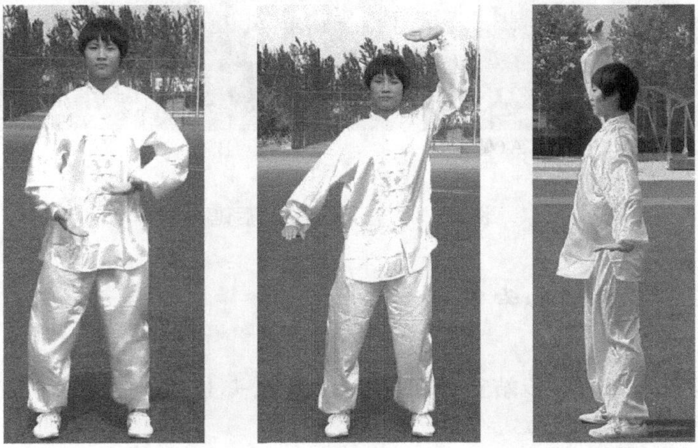

A　　B　　B(侧)

图 3-30 调理脾胃须单举

(五)第四式 五劳七伤往后瞧

【基本动作】

(1)两腿挺膝,重心升起,同时两臂伸直,指尖向下,目视前方(图 3-31A)。

(2)上动下停,两臂外旋,掌心向外,头向左后转,动作稍停,目视左斜后方(图 3-31B)。

(3)两腿膝关节微屈,同时两臂内旋按于髋旁,指尖向前,目视前方。

(4)右式与左式动作相同,方向相反。该式一左一右为 1 次,共做 3 次。做到第 3 次最后移动时,两腿膝关节微屈,同时两掌捧于腹前,目视前方。

【动作要领】

头向上顶，肩向下沉，转头不转体，悬臂，两肩后张。

【应用】

五劳是心、肝、脾、肺、肾五脏的劳损；七伤是喜、怒、忧、思、悲、恐、惊的七情伤害。精神紧张、失眠焦虑，缺乏锻炼导致脏腑功能失调而致五劳七伤。此式转头扭臂，调整大脑与脏腑联络的交通要道——颈椎（中医称为天柱）；同时挺胸，刺激胸腺，从而改善了大脑对脏腑的调节能力，增强体质。

【口诀】

双掌捧抱似托盘，翻掌封按臂内旋，头应随手向左转，引气向下至涌泉，

呼气尽时平松静，双臂收回掌朝天，继续运转成右式，收式提气回丹田。

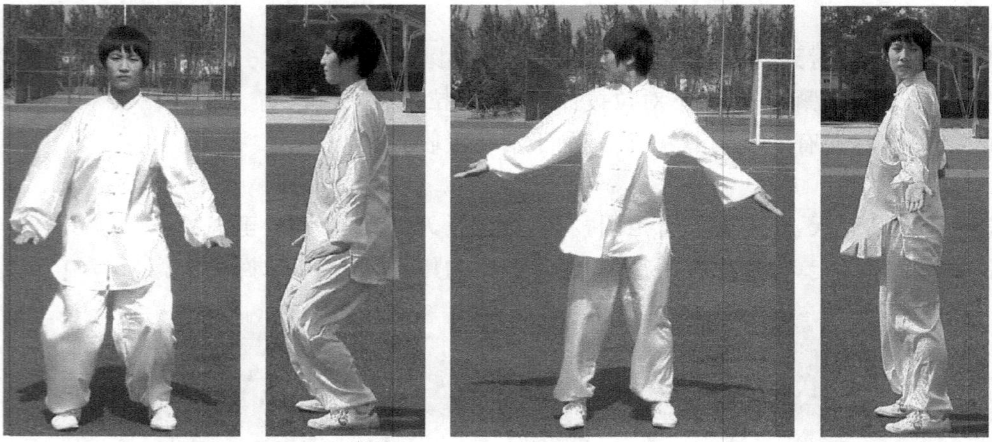

A　　A(侧)　　B　　B(侧)

图 3-31　五劳七伤往后瞧

(六)第五式　摇头摆尾去心火

【基本动作】

(1)重心左移，右脚向右开步站立，同时两掌上托至头上方，肘关节微屈，指尖相对，目视前方(图 3-32A)。

(2)两腿屈膝半蹲成马步，同时，两臂向两侧下落，两掌扶于膝关节上方(图 3-32B)。

(3)重心向上稍升起，随之重心右移，上体向右侧移，俯身，目视右脚面(图 3-32C)。

(4)重心左移，同时上体由右向前，向左旋转，目视右脚跟(图 3-32D)。

(5)重心右移成马步，同时，头向后摇，上体立起，随之，下颌微收，目视前方。

(6)右式与左式动作相同，方向相反。该式一左一右为 1 次，共做 3 次。做完 3 次后，重心左移，右脚回收成开步站立，同时，两臂经两侧上举，两掌心相对，两腿膝关节微屈，两掌下按至腹前，指尖相对，目视前方。

【动作要领】

马步下蹲要收髋敛臀，上体中正，摇转时，脖颈与尾闾对拉伸长，速度应柔和缓慢、圆活连贯。

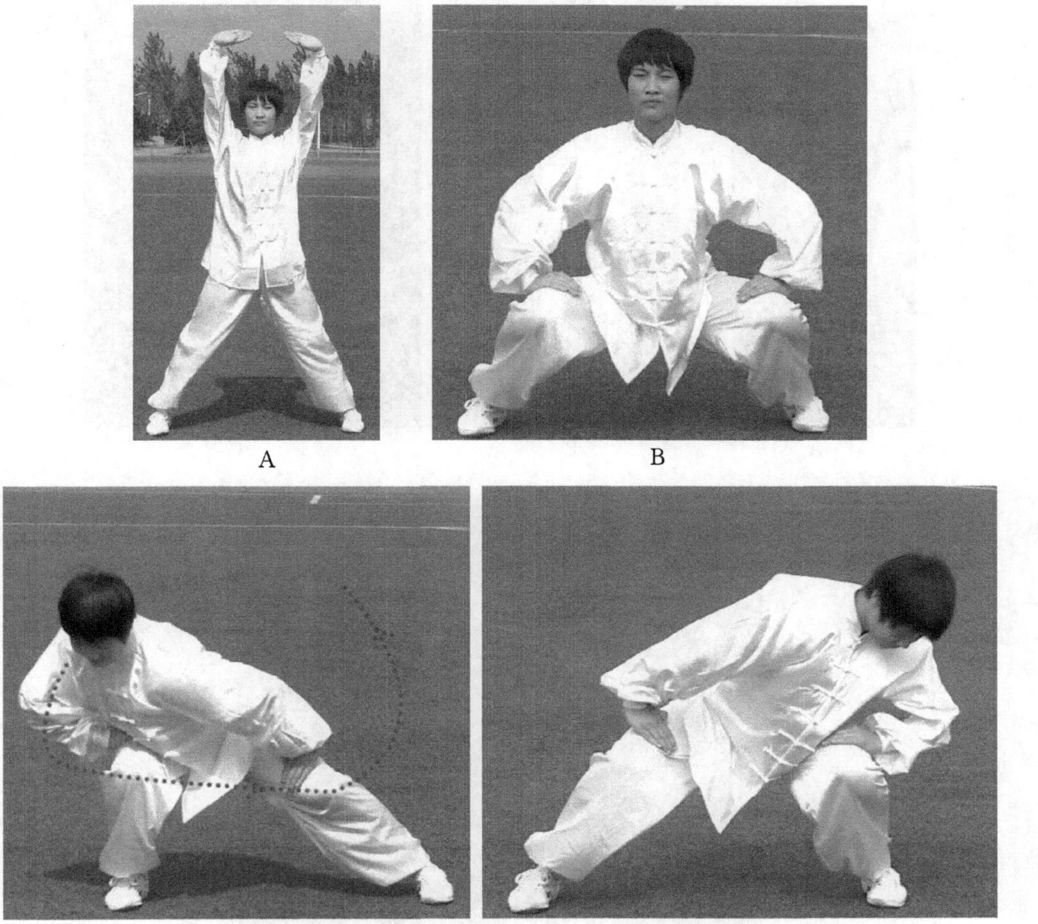

A B C D

图 3-32 摇头摆尾去心火

【应用】

心火者，思虑过度，内火旺盛。要降心火，须得肾水，心肾相交，水火既济。此式上身前俯，尾闾摆动，使心火下降，肾水上升，可以治疗心烦、口疮、口臭、失眠多梦、小便热赤、便秘等症候。

【口诀】

马步仆步可自选，双掌扶于膝上边，头随呼气宜向左，双目却看右足尖，

吸气还原接右式，摇头斜看左足尖，如此往返随气练，气不可浮意要专。

（七）第六式 两手攀足固肾腰

【基本动作】

（1）两腿挺膝，伸直站立，同时，两掌指尖向前，两臂向前、向上举起，肘关节伸直，掌心向前，目视前方（图 3-33A）。

（2）两臂屈肘，两掌下按于胸前，掌心向下，指尖相对。

（3）两臂外旋，两掌心向上，随之，两掌顺腋下后擦。

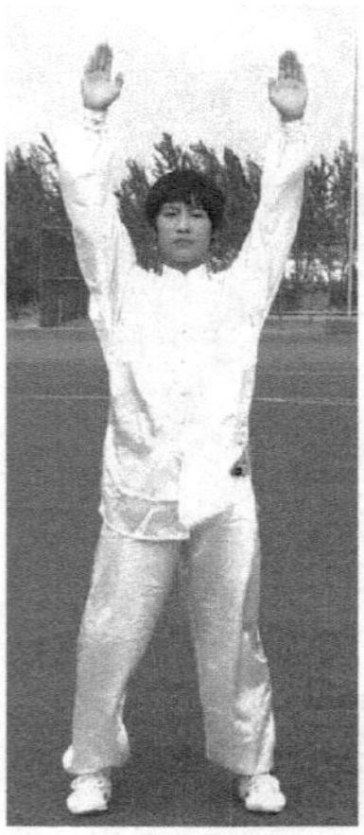
A
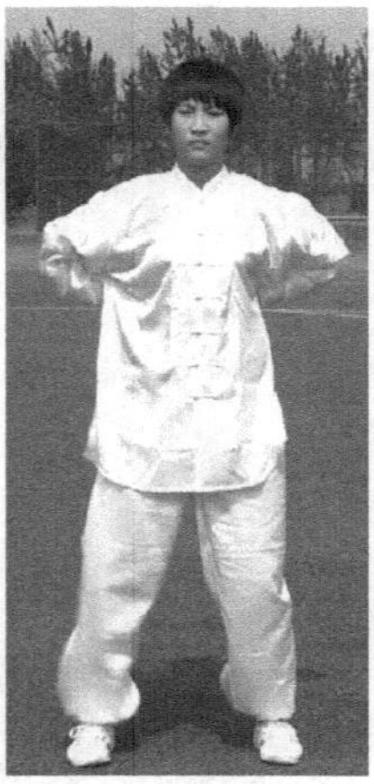
B
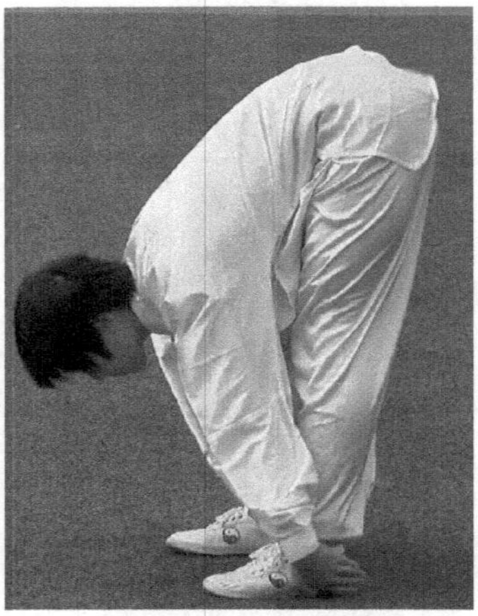
C

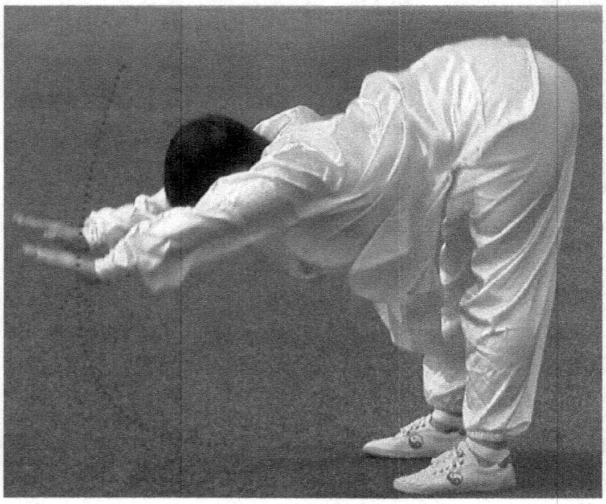
D

图 3-33　两手攀足固肾腰

（4）两掌心向内，沿脊柱两侧向下摩运至臀部。随之上体前俯，沿腿后向下摩运，经脚两侧至脚面，抬头，目视前下方，动作略停（图 3-33B、C）。

（5）两掌沿地面前伸，随之用手臂带动上体立起，两臂肘关节伸直上举，掌心向前（图 3-33D）。

该式一上一下为 1 次，共做 6 次。做完 6 次后，两腿膝关节微屈，同时两掌向前下按至腹前，掌心向下，指尖向前，目视前方。

【动作要领】

两掌向下摩运要适当用力，至足背时，松腰沉肩，两膝挺直，向上起身时，手臂要主动上举，带动上体立起。

【应用】

此式前屈后伸，双手按摩腰背、下肢后方，使人体的督脉和足太阳膀胱经得到拉伸，对生殖系统、泌尿系统以及腰背部的肌肉都有调理作用。

【口诀】

两足横开一步宽，两手平扶小腹前，平分左右向后转，吸气藏腰撑腰间，式随气走定深浅，呼气弯腰盘足圆，手势引导勿用力，松腰收腹守涌泉。

（八）第七式 攒拳怒目增气力

【基本动作】

（1）重心右移，左脚向左开步，两腿半蹲成马步，同时两掌握拳于腰侧，拇指在内，拳眼向上，目视前方（图 3－34A）。

（2）左拳向前冲出，与肩同高，拳眼向上，目视左拳（图 3－34B）。

（3）左臂内旋，左拳变掌，虎口向下，目视左掌（图 3－34C）。

（4）左臂外旋，肘关节微屈，同时左掌向左缠绕，变掌心向上后，握固，拇指在内，目视左拳（图 3－34D）。

（5）左拳屈肘回收至腰侧，拳眼向上，目视前方。

右式与左式动作相同，该式一左一右为 1 次，共做 3 次，做完 3 次后，重心右移，左脚回收成并步站立，同时两拳变掌，垂于体侧，目视前方。

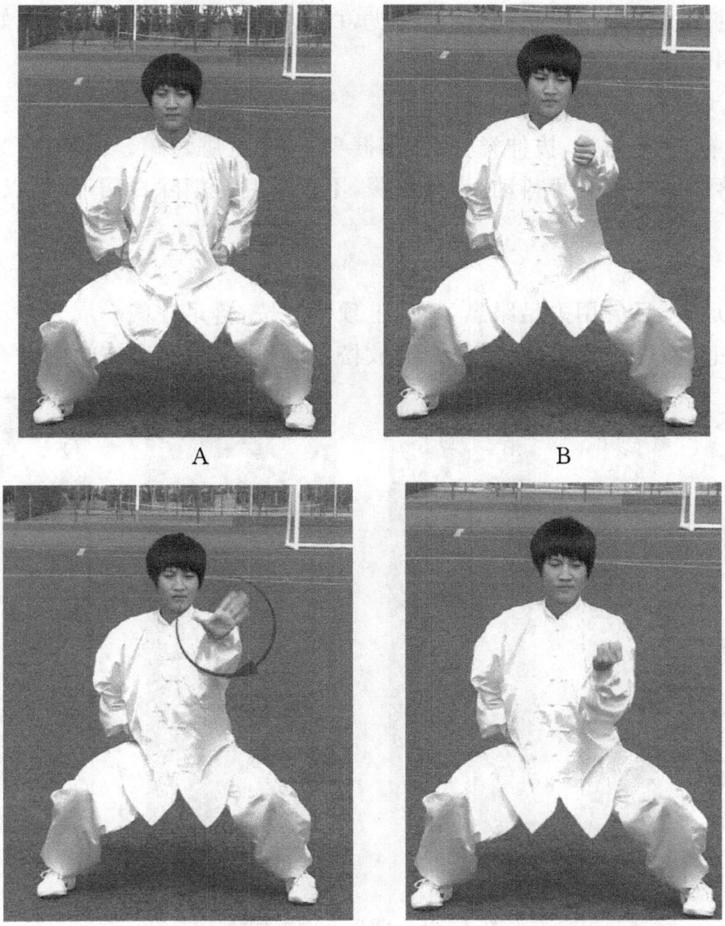

A B

C D

图 3－34 攒拳怒目增气力

【动作要领】

冲拳时怒目圆睁，脚趾抓地，拧腰瞬间，力达全面。马步的高低可根据自己腿部的力量灵活掌握，回收时要旋腕，五指用力抓握。

【应用】

中医认为肝主筋，开窍于目。此式马步冲拳，怒目瞪眼，均可刺激肝经，使肝血充盈，肝气疏泄，强健筋骨。对长期静坐、卧床、少动之人，尤为适宜。

【口诀】

马步下蹲眼睁圆，双拳束抱在胸前，拳引内气随腰转，前打后拉两臂旋，

吸气收回呼气放，左右轮换眼看拳，两拳收回胸前抱，收脚按掌式还原。

（九）第八式　背后七颠百病消

【基本动作】

（1）两脚跟提起，头上顶，动作稍停，目视前方（图 3－35A）。

（2）两脚根下落，轻振地面，该式一起一落为 1 次，共做 7 次（图 3－35B）。

【动作要领】

上提时脚趾抓地，脚跟尽力抬起，两腿并拢，百会穴上顶，略有停顿，掌握好平衡，脚跟下落时要轻轻下振，同时，松肩舒臂，周身放松。

【应用】

此式动作简单，颠足而立，拔伸脊柱，下落振身，按摩五脏六腑。俗话说："百步走不如抖一抖"。这一式下落振荡导致全身抖动，十分舒服，不仅有利于消除百病，还可以作为整套套路的收功。

【口诀】

两腿并立撇足尖，足尖用力足跟悬，呼气上顶手下按，落足呼气一周天，

如此反复共七遍，全身气走回丹田，全身放松做颠抖，自然呼吸态怡然。

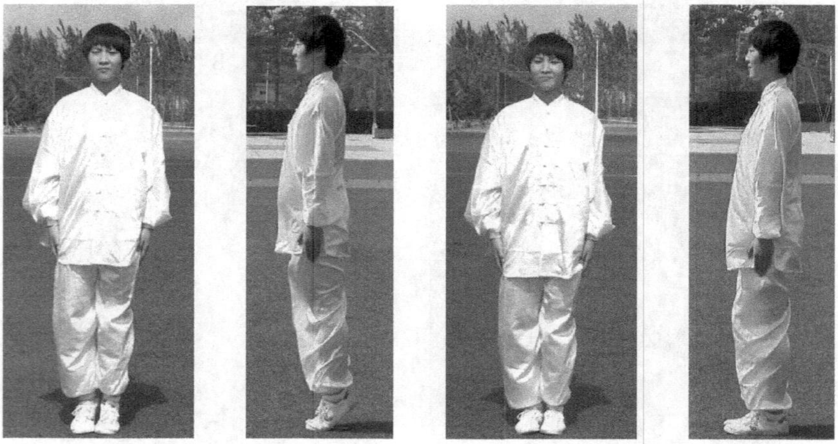

A　　A(侧)　　B　　B(侧)

图 3－35　背后七颠百病消

（十）收势

【基本动作】

（1）两臂内旋向两侧摆起，与髋同高，掌心向后，目视前方（图 3－36A）。

(2)上动下停，两臂屈肘外展内收，两掌重叠按于小腹部，男性左手在里，女性右手在里(图3-36B)。

(3)两臂垂于体侧(图3-36C)。

【动作要领】

两掌内外劳宫相结于丹田，周身放松，气沉丹田，收功时要注意体态安详，举止稳重，做一下整理活动，如搓手浴面和肢体放松动作。

【应用】

气息归元，整理肢体，放松肌肉，愉悦心情，进一步巩固练功的效果，逐渐恢复到练功前安静时的状态。

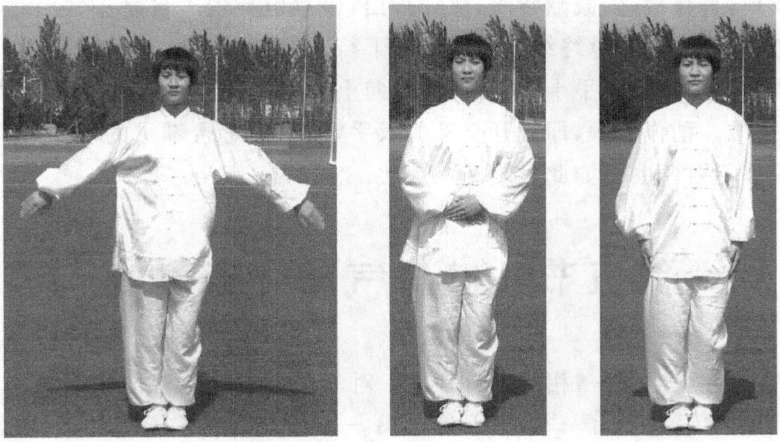

A　B　C

图3-36　收势

附：坐势八段锦

【口诀】

闭目冥心坐，握固静思神。叩齿三十六，两手抱昆仑。左右敲玉枕，二十四度闻。

微摆撼天柱，动舌搅水津。鼓漱三十六，津液满口生。一口分三咽，以意送脐轮。

闭气搓手热，背后摩精门。尽此一口气，意想体氤氲。左右辘轳转，两脚放舒伸。

翻掌向上托，弯腰攀足频。以候口水至，再漱再吞津。如此三度毕，口水九次吞。

咽下汩汩响，百脉自调匀。任督慢运毕，意想气氤氲。名为八段锦，子后午前行。

勤行无间断，祛病又强身。

【基本动作】

(1)叩齿集神：采用盘膝坐势，正头竖颈，两目平视，松肩虚腋，腰脊正直，两手轻握，置于小腹前的大腿根部。要求静坐3～5分钟。

(2)撼摇天柱：头部略低，使头部肌肉保持相对紧张，以左右"头角"的颈，将头向左右频频转动。如此一左一右地缓缓摆撼天柱穴20次左右。

(3)舌搅漱咽：牙齿轻叩二三十下，口水增多时即咽下，谓之“吞津”。随后将两手交叉，自身体前方缓缓上起，经头顶上方将两手掌心紧贴在枕骨处，手抱枕骨向前用力，同时枕骨向后对抗用力，使后项部肌肉产生一张一弛的运动。如此行十数次呼吸。

(4)手摩肾堂：做自然深呼吸数次后，闭息片刻，随后将两手搓热，以双手掌推摩两侧肾俞穴 20 次左右。

(5)单关辘轳：左或右手臂由下向前、向上、向后，如此轮流环转运动各 36 次，转动时，动作与呼吸相应，动静不离其根。

(6)双关辘轳：接上式，两手自腰部顺势移向前方，两脚平伸，手指分开，稍做屈曲，双手自胁部向上画弧如车轮状，像摇辘轳那样自后向前做数次，随后再按相反的方向做数次。

(7)托天换顶：直身端坐，鼓漱吞津，意守丹田，以意引导内气自膻中穴沿任脉下行至会阴穴，接督脉沿脊柱上行，至督脉终结处再循任脉下行。

(8)俯首钩攀：接上式，双手十指交叉，掌心向上，双手用力上托；稍停片刻，翻转掌心朝前，双手极力向前按推。稍作停顿，即松开交叉的双手，顺势做弯腰攀足的动作，用两手攀两足的涌泉穴，两膝关节不要弯曲。如此反复锻炼数次。

第五节　健身气功·五禽戏

五禽戏属古代导引术之一，相传出自华佗。对华佗编创五禽戏的记载最早见于西晋时陈寿的《三国志·华佗传》：“吾有一术，名五禽之戏，一曰虎，二曰鹿，三曰熊，四曰猿，五曰鸟。亦以除疾，兼利蹄足，以当导引。”随着时间的推移，辗转传授，逐渐发展形成了各种流派的五禽戏，流传至今。

一、功法特点

五禽戏要求意守、调息和动形协调配合。意守可以使精神宁静，神静则可以培育真气；调息可以行气，通调经脉；动形可以强筋骨，利关节。因为是模仿五种禽兽的动作，所以意守的部位有所不同，动作不同，所起的作用也有所不同。虎戏即模仿虎的形象，取其神气、善用爪力和摇首摆尾、鼓荡周身的动作。虎戏要求意守命门，命门乃元阳之所居，精血之海，元气之根、水火之宅，意守此处，有益肾强腰、壮骨生髓的作用，可以通督脉、祛风邪。鹿戏即模仿鹿的形象，取其长寿而性灵，善运尾闾，尾闾是任、督二脉交会之处。鹿戏意守尾闾，可以引气周营于身，通经络、行血脉、舒展筋骨。熊戏即模仿熊的形象，熊体笨力大，外静而内动。熊戏要求意守中宫(脐内)，以调和气血。练熊戏时，着重于内动而外静，这样可以使头脑虚静，意气相合，真气贯通，且有健脾益胃之功效。猿戏即模仿猿的形象，猿机警灵活，好动无定。练猿戏要外练肢体的灵活性，内在抑制思想活动，达到思想清静、体轻身健的目的。猿戏要求意守脐中，以求形动而神静。鹤戏又称鸟戏，即模仿鹤的形象，动作轻翔舒展。练鹤戏要意守气海，气海乃任脉之要穴，为生气之海。鹤戏可以调达气血，疏通经络，活动筋骨关节。

五禽戏的五种功法各有侧重，但又是一个整体。一套系统的功法，如果经常练习而不间断，则具有养精神、调气血、益脏腑、通经络、活筋骨、利关节的作用。神静而气足，气足而生精，精足而化气动形，达到三元(精、气、神)合一，则可以收到祛病、健身的效果。

二、功法讲解

(一)预备势 起势调息

(1)两脚并拢,自然伸直;两手自然垂于体侧;胸腹放松,头项正直,下颌微收,舌抵上腭;目视前方(图 3-37A)。

(2)左脚向左平开一步,稍宽于肩,两膝微屈,松静站立;调息数次,意守丹田(图 3-37B、C)。

(3)肘微屈,两臂在体前向上、向前平托,与胸同高(图 3-37D)。

(4)两肘下垂外展,两掌向内翻转,并缓慢向下按于腹前;目视前方。

重复(3)、(4)动作两遍后,两手自然垂于体侧。

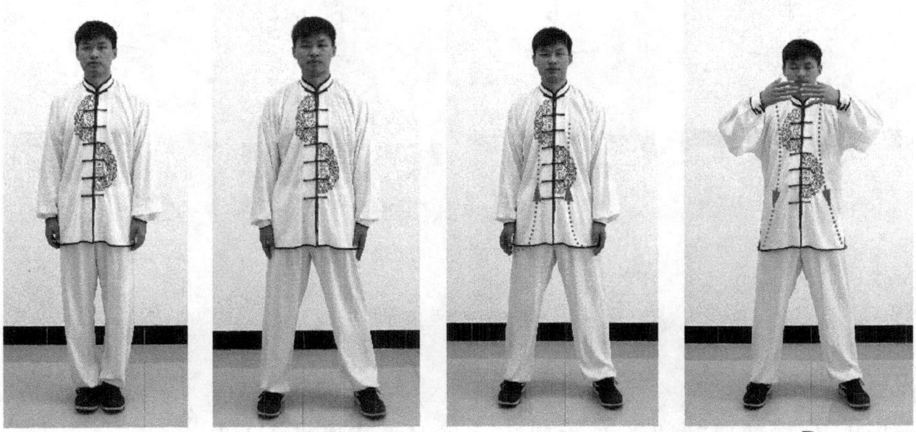

A B C D

图 3-37 预备势

【动作要领】

(1)两臂上提下按,意在两掌劳宫穴,动作柔和、均匀、连贯。

(2)动作配合呼吸,两臂上提时吸气,下按时呼气。

【应用】

(1)排除杂念,诱导入静,调和气息,宁心安神。

(2)吐故纳新,升清降浊,调理气机。

第一戏 虎 戏

"虎戏"要体现虎的威猛。神发于目,虎视眈眈;威生于爪,伸缩有力;神威并重,气势凌人。动作变化要做到刚中有柔、柔中生刚、外刚内柔、刚柔并济,具有动如雷霆无阻挡、静如泰山不可摇的气势。

(二)第一式 虎举

【基本动作】

(1)接上式。两手掌心向下,十指撑开,弯曲成虎爪状;目视两掌(图 3-38A)。

(2)随后,两手外旋,由小指先弯曲,其余四指依次弯曲握拳,两拳沿体前缓慢上提至肩前时，十指撑开，举至头上方再弯曲成虎爪状；目视两掌（图 3－38B、C）。

（3）两掌外旋握拳，拳心相对；目视两拳。

（4）两拳下拉至肩前时，变掌下按。沿体前下落至腹前，十指撑开，掌心向下；目视两掌（图 3－38D）。

重复（1）～（4）动作 3 遍后，两手自然垂于体侧；目视前方。

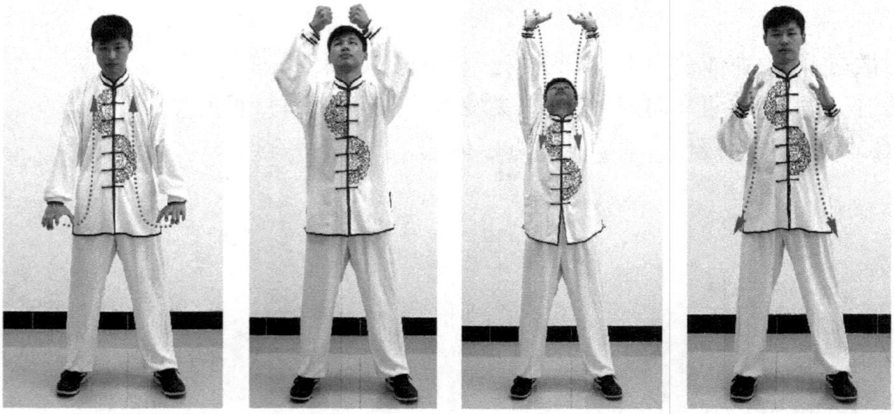

A　　B　　C　　D

图 3－38　虎举

【动作要领】

（1）十指撑开、弯曲成“虎爪”、外旋握拳，三个环节均要贯注于力。

（2）两掌上托如举重物，提胸收腹，充分伸拔躯干；两掌下落如拉双环，含胸松腹，气沉丹田。

（3）眼随手动，蓄力于指。

（4）动作配合呼吸，两掌上举时吸气，下落时呼气。

【应用】

（1）两掌上举，吸入清气；两掌下按，呼出浊气。一升一降，疏通三焦气机，调理三焦功能。

（2）手由“虎爪”变拳，可增强握力，改善上肢远端关节的血液循环。

（三）第二式　虎扑

【基本动作】

（1）接上式（图 3－39A）。两手握空拳，沿身体两侧上提至肩前上方（图 3－39B）。

（2）两手向上、向前画弧，十指弯曲成“虎爪”，掌心向下；同时上体前俯，挺胸塌腰；目视前方（图 3－39C）。

（3）两腿屈膝下蹲，收腹含胸；同时两手向下画弧至两膝侧，掌心向下；目视前下方。随后，两腿伸膝，送髋，挺腹，后仰；同时，手握空拳，沿身体两侧向上提至胸侧；目视前上方（图 3－39D）。

（4）左腿屈膝提起，两手上举。左脚向前迈出一步，脚跟着地，右腿屈膝下蹲，成虚步；同时上体前倾，两拳变“虎爪”向前、向下扑至膝前两侧，掌心向下；目视前方（图 3－39E）。随后上

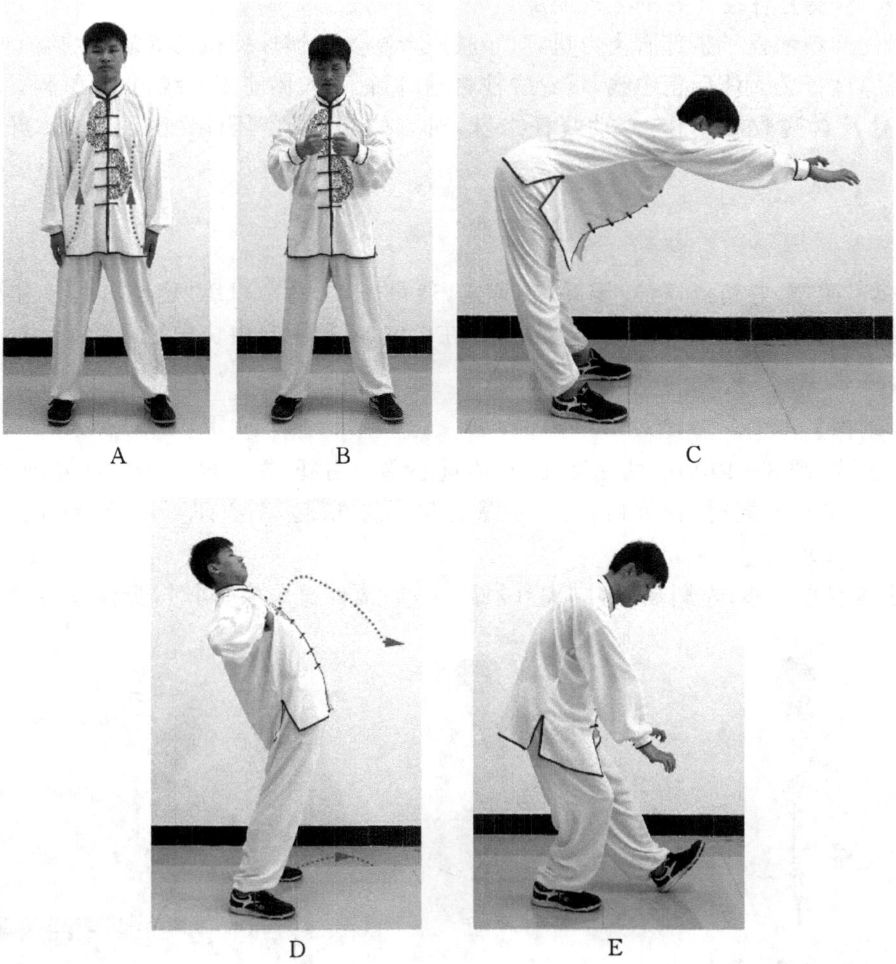

图 3-39 虎扑

体抬起，左脚收回，开步站立；两手自然下落于体侧；目视前方。

(5)～(8)同动作(1)～(4)，唯左右相反。

重复动作(1)～(8)一遍后，两掌向身体侧前方举起，与胸同高，掌心向上；目视前方。两臂屈肘，两掌内合下按，自然垂于体侧；目视前方。

【动作要领】

(1)上提前俯，两手尽量向前伸，而臀部向后引，充分伸展脊柱。

(2)屈膝下蹲、收腹含胸要与伸膝、送髋、挺腹、后仰动作连贯，使脊柱做由折叠到展开的蠕动，两掌下按上提要与之配合协调。

(3)虚步下扑时，速度可加快，先柔后刚，配合快速深呼气，气由丹田发出，以气催力，力达指尖，表现出虎的威猛。

(4)练习者应该根据自身体质状况，适当调整动作幅度，以达到最佳训练效果。

【应用】

(1)虎扑的动作形成了脊柱前后伸展折叠运动，尤其是前伸，增加了脊柱各个关节的柔韧性和伸展度，使脊柱保持正常的生理曲度。

(2)脊柱运动增强了腰部肌肉力量，对于腰肌劳损及习惯性腰扭伤等病症均有防治作用。

(3)督脉循行于人体后正中线，贯穿脊柱；任脉循行于人体前正中线，贯通胸腹。脊柱的前后伸展折叠及含胸收腹动作，牵动督任二脉，对人体起到调理阴阳、疏通经络、调和气血的作用。

第二戏　鹿　戏

鹿喜挺身眺望，好角抵，运转尾闾，善奔走，通督、任二脉。习练“鹿戏”时，动作要轻盈舒展，神态要安逸雅静，意想自己置身于鹿群中，在山坡、草原上自由快乐地活动。

(四)第三式　鹿抵

【基本动作】

(1)接上式(图 3－40A)。两腿微屈，身体重心移至右腿，左脚经右脚侧向左前方迈步，脚跟着地(图 3－40B)；同时，身体稍右转；手握空拳，向右摆起，掌心向下，与肩平高；目随手动，视右拳(图 3－40C)。

(2)身体重心前移；左腿屈膝，脚尖外展踏实；右腿伸直蹬实；同时，身体左转，两掌成“鹿

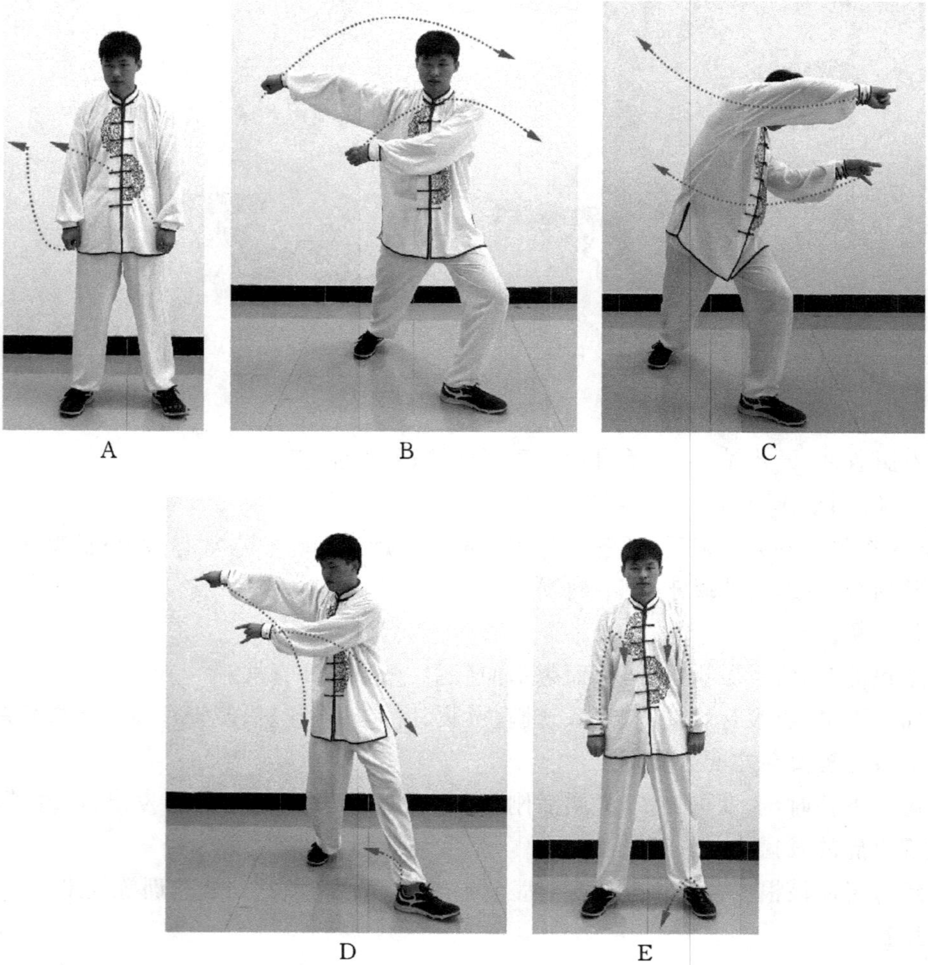

A　B　C

D　E

图 3－40　鹿抵

角”，向上、向左、向后画弧，掌心向外，指尖朝后，左臂弯曲外展平伸，肘抵靠左腰侧；右臂举至头前，向左后方伸抵，掌心向外，指尖朝后；目视右脚跟（图 3－40D）。随后，身体右转，左脚收回，开步站立；同时两手向上、向右、向下画弧，两手握空拳下落于体前；目视前方（图 3－40E）。

（3）同动作（1），唯左右相反。

（4）同动作（2），唯左右相反。

（5）～（8）同动作（1）～（4）。

重复（1）～（8）动作 1 遍。

【动作要领】

（1）腰部侧屈拧转，侧屈的一侧不要压紧，另一侧腰部则借助上举手臂后伸，得到充分牵拉。

（2）后脚跟要蹬实，固定下肢位置，加大腰、腹部的拧转幅度，运转尾闾。

（3）动作需配合呼吸，两掌向上画弧摆动时吸气，向后伸抵时呼气。

【应用】

（1）腰部的侧屈拧转使整个脊柱充分旋转，可增加腰部的肌肉力量，也可防止腰部脂肪堆积。

（2）目视后脚跟，加大腰部在拧转时的侧屈程度，可防治腰椎小关节紊乱等症。

（3）中医认为“腰为肾之府”，尾闾运转，可起到强腰补肾、强健筋骨的功效。

（五）第四式　鹿奔

【基本动作】

（1）接上式。左脚向前跨一步，屈膝，右腿伸直成左弓步；同时，两手握空拳，向上、向前画弧至体前，屈腕，与肩平高，与肩同宽，拳心向下；目视前方（图 3－41A）。

（2）身体重心后移；左膝伸直，全脚掌着地；右腿屈膝；低头，弓背，收腹；同时，两臂内旋，两掌前伸，掌背相对，拳变“鹿角”（图 3－41B）。

（3）身体重心前移，上体抬起；右腿伸直，左腿屈膝，成左弓步；松肩沉肘，两臂外旋，“鹿角”变空拳，与肩平高，拳心向下；目视前方（图 3－41C）。

（4）左脚收回，开步直立；两拳变掌，回落于体侧；目视前方（图 3－41D）。

（5）重复动作（1）至（4），唯方向相反。

【动作要领】

（1）提腿前跨要有弧度，落步轻灵，体现鹿的安舒神态。

（2）身体后坐时，两臂前伸，胸部内含，背部形成“横弓”状；头前伸，背后拱，腹收缩，臀内敛，形成“竖弓”状，使腰、背部得到充分伸展和拔长。

（3）动作需配合呼吸。身体后坐时吸气，重心前移时呼气。

【应用】

（1）两臂内旋前伸，肩背部肌肉得到牵拉，对颈肩综合征、肩关节周围炎等有防治作用；躯干弓背收腹，能矫正脊柱畸形，增强腰背部肌肉力量。

（2）向前落步时，气充丹田。身体重心后坐时，气运命门，加强了先天之气与后天之气的交流。尤其是重心后坐，整个脊柱后弯，内夹尾闾，后突命门，打开大椎，意在疏通督脉经气，具有振奋全身阳气的作用。

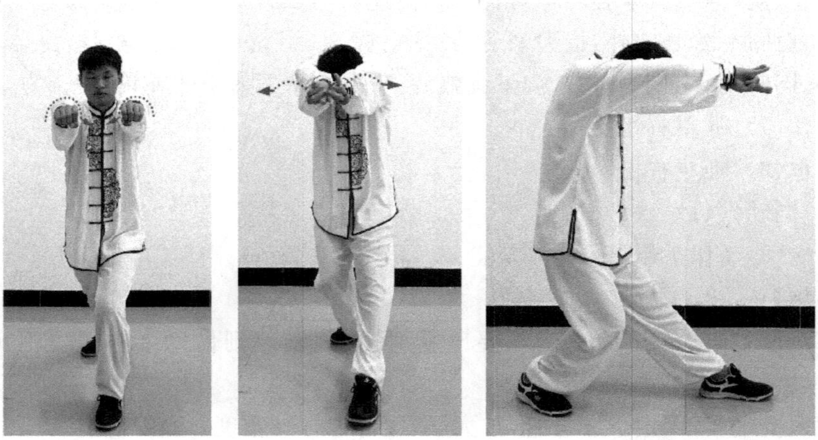

A　　B　　B(侧)

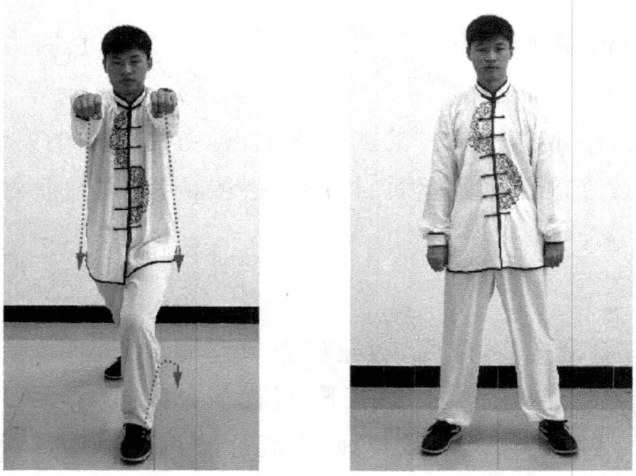

C　　D

图 3-41　鹿奔

第三戏　熊　戏

“熊戏”要表现出熊的憨厚沉稳、松静自然的神态。运势外阴内阳，外动内静，外刚内柔，以意领气，气沉丹田；行步外观笨重拖沓，其实笨中生灵，蕴含内劲，沉稳之中显灵敏。

(六)第五式　熊运

【基本动作】

(1)接上式。两手握空拳形成“熊掌”，拳眼相对，垂于下腹部；目视两拳(图 3-42A)。

(2)以腰腹为轴，上体做顺时针摇晃(图 3-42B)；同时，两拳随之沿右肋部、上腹部、左肋部、下腹部画圆(图 3-42C)；目随上体摇晃环视(图 3-42D)。

(3)、(4)同动作(1)、(2)。

(5)～(8)同动作(1)～(4)，唯左右相反，上体做逆时针摇晃，两拳随之画圆。做完最后一动作，两拳变掌下落，自然垂于体侧；目视前方。

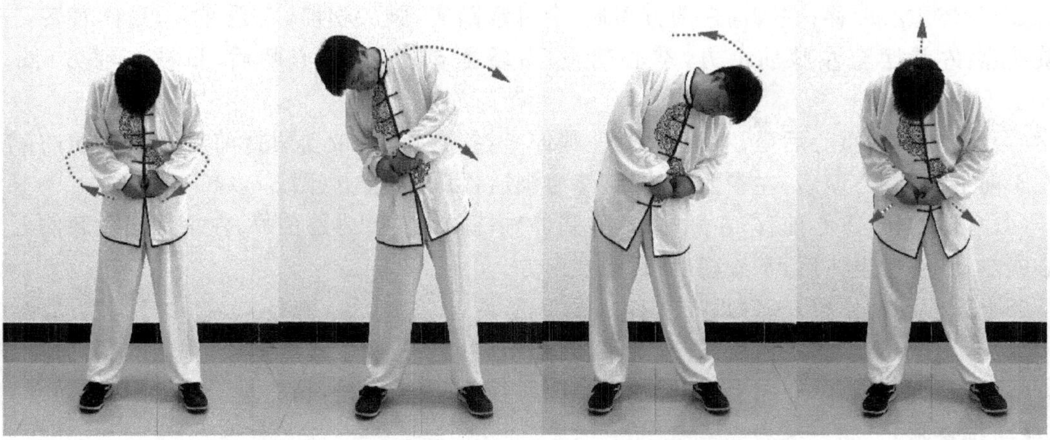

A B C D

图 3-42 熊运

【动作要领】

(1)两掌画圆应随腰腹部的摇晃而被动牵动,要协调自然。

(2)两掌画圆是外导,腰腹部摇晃是内引,意念内气在腹部丹田运行。

(3)动作需配合呼吸。身体上提时吸气,身体前俯时呼气。

【应用】

(1)活动腰部关节和肌肉,可防治腰肌劳损及软组织损伤。

(2)腰腹转运,两掌画圆,引导内气运行,可加强脾胃的运化功能。

(3)腰腹摇晃可防治消化不良、腹胀纳呆、便秘腹泻等症。

(七)第六式 熊晃

【基本动作】

(1)接上式。身体重心右移;左髋上提,牵动左脚离地,再微屈左膝;两手握空拳成“熊掌”;目视左前方(图 3-43A)。

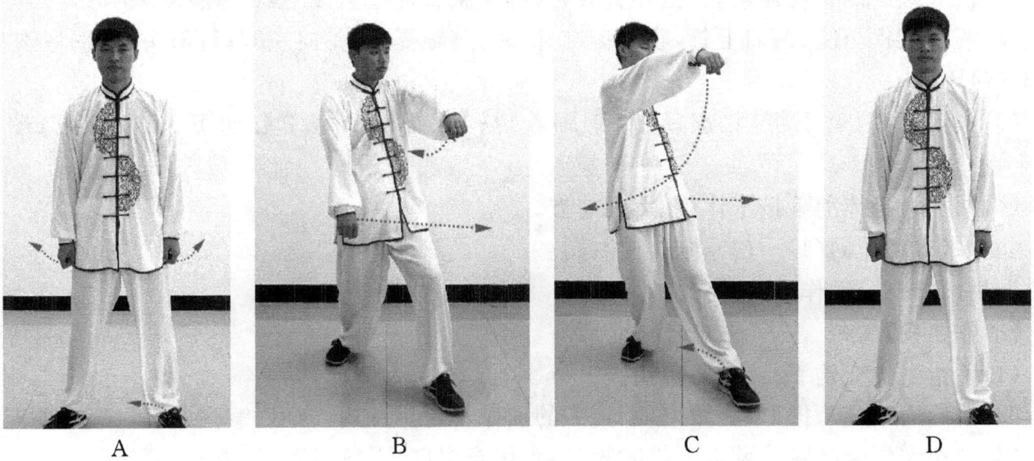

A B C D

图 3-43 熊晃

(2)身体重心前移；左脚向左前方落地，全脚掌踏实，脚尖朝前，右腿伸直；身体右转，左臂内旋前靠，左拳摆至左膝前上方，拳心朝左；右拳摆至体后，拳心朝后；目视左前方（图 3－43B）。

(3)身体左转，重心后坐；右腿屈膝，左腿伸直；拧腰晃肩，带动两臂前后弧形摆动；右拳摆至左膝前上方，拳心朝后；左拳摆至体后，拳心朝后；目视左前方（图 3－43C）。

(4)身体右转，重心前移；左腿屈膝，右腿伸直；同时，左臂内旋前靠，左拳摆至左膝前上方，拳心朝左；右拳摆至体后，拳心朝后；目视左前方。

(5)～(8)同动作(1)～(4)，唯左右相反。

重复(1)～(8)动作 1 遍后，左脚上步，开步站立；同时，两手自然垂于体侧。两掌向身体侧前方举起，与胸同高，掌心向上；目视前方。屈肘，两掌内合下按，自然垂于体侧；目视前方。

【动作要领】

(1)用腰侧肌群收缩来牵动大腿上提，按提髋、起腿、屈膝的先后顺序提腿。

(2)两脚前移，横向间距稍宽于肩，随身体重心前移，全脚掌踏实，使震动感传至髋关节处，体现熊步的沉稳厚实。

【应用】

(1)身体左右晃动，意在两肋，调理肝脾。

(2)提髋行走，加上落步的微震，可增强髋关节周围肌肉的力量，提高平衡能力，有助于防治下肢无力、髋关节损伤、膝痛等症。

第四戏　猿　戏

猿生性好动，机智灵敏，善于纵跳，折枝攀树，躲躲闪闪，永不疲倦。习练“猿戏”时，外练肢体的轻灵敏捷，欲动则如疾风闪电，迅敏机警；内练精神的宁静，欲静则似净月凌空，万籁无声，从而达到“外动内静”“动静结合”的境界。

(八)第七式　猿提

【基本动作】

(1)接上式。两掌在体前，手指伸直分开，再屈腕撮拢捏紧成“猿钩”（图 3－44A）。

(2)两掌上提至胸，两肩上耸，收腹提肛；同时，脚跟提起，头向左侧；目随头动，视身体左侧（图3－44B、C）。

(3)头转正，两肩下沉，松腹落肛，脚跟着地；“猿钩”变掌，掌心向下；目视前方（图 3－44D）。

(4)两掌沿身体前下按于体侧；目视前方。

(5)～(8)动作同(1)～(4)，唯头向右转。

重复(1)～(8)动作 1 遍。

【动作要领】

(1)手指撮拢变钩手，速度要稍快。

(2)按耸肩、收腹、提肛、脚跟离地、转头的顺序，上提重心。耸肩、缩胸、屈肘、提腕要充分。

(3)动作需配合呼吸。两掌上提时吸气，稍用意提肛；下按时呼气，放松会阴部。

【应用】

(1)“猿钩”的快速变化，意在加强神经-肌肉反应的灵敏性。

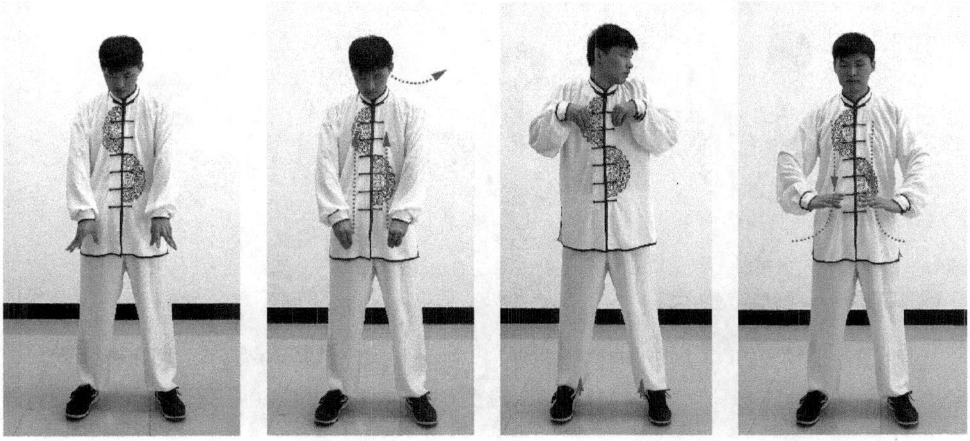

A　　B　　C　　D

图 3－44　猿提

(2)两掌上提时,缩项、耸肩、团胸并吸气,挤压胸腔和颈部血管;两掌下按时,伸颈、沉肩、松腹并呼气,扩大胸腔体积,可增强呼吸,按摩心脏,改善脑部供血。

(3)身体直立,体重压在脚前掌,可增强腿部力量,提高平衡能力。

(九)第八式　猿摘

【基本动作】

(1)接上式。左脚向左后方退步,脚尖点地,右腿屈膝,重心落于右腿;同时,左臂屈肘,左掌成“猿钩”收至左腰侧;右掌向右前方自然摆起,掌心向下(图 3－45A)。

(2)身体重心后移;左脚踏实,屈膝下蹲,右脚收至左脚内侧,脚尖点地,成右丁步;同时,右掌向下经腹前向左上方画弧至头左侧,掌心对太阳穴;目先随右掌动,再转头注视右前上方(图 3－45B)。

(3)右掌内旋,掌心向下,沿体侧下按至右髋侧;目视右掌。右脚向右前方迈出一大步,右腿蹬伸,身体重心前移;右腿伸直,左脚脚尖点地;同时,右掌经体前向右上方画弧,举至右上侧变“猿钩”,稍高于肩;左掌向前、向上伸举,屈腕撮钩,成采摘势;目视左掌(图 3－45C、D)。

(4)身体重心后移;左掌由“猿钩”变为“握固”;右手变掌,自然回落于体前,虎口朝前。随后,左腿屈膝下蹲,右脚收至左脚内侧,脚尖点地,成右丁步;同时,左臂屈肘收至左耳旁,掌指分开,掌心向上,成托桃状;右掌经体前向左画弧至左肘下捧托;目视左掌(图 3－45E、F)。

(5)～(8)同动作(1)～(4),唯左右相反。

重复(1)～(8)动作 1 遍后,左脚向左横开一步,两腿直立;同时,两手自然垂于体侧。两掌向身体侧前方举起,与胸同高,掌心向上;目视前方。屈肘,两掌内合下按,自然垂于体侧;目视前方。

【动作要领】

(1)眼要随上肢动作变化左顾右盼,表现出猿猴眼神的灵敏。

(2)屈膝下蹲时,全身呈收缩状。蹬腿迈步,向上采摘,肢体要充分展开。采摘时变“猿钩”,手指撮拢快而敏捷;变握固后,成托桃时,掌指要及时分开。

(3)动作以神似为主,重在体会其意境,不可太夸张。

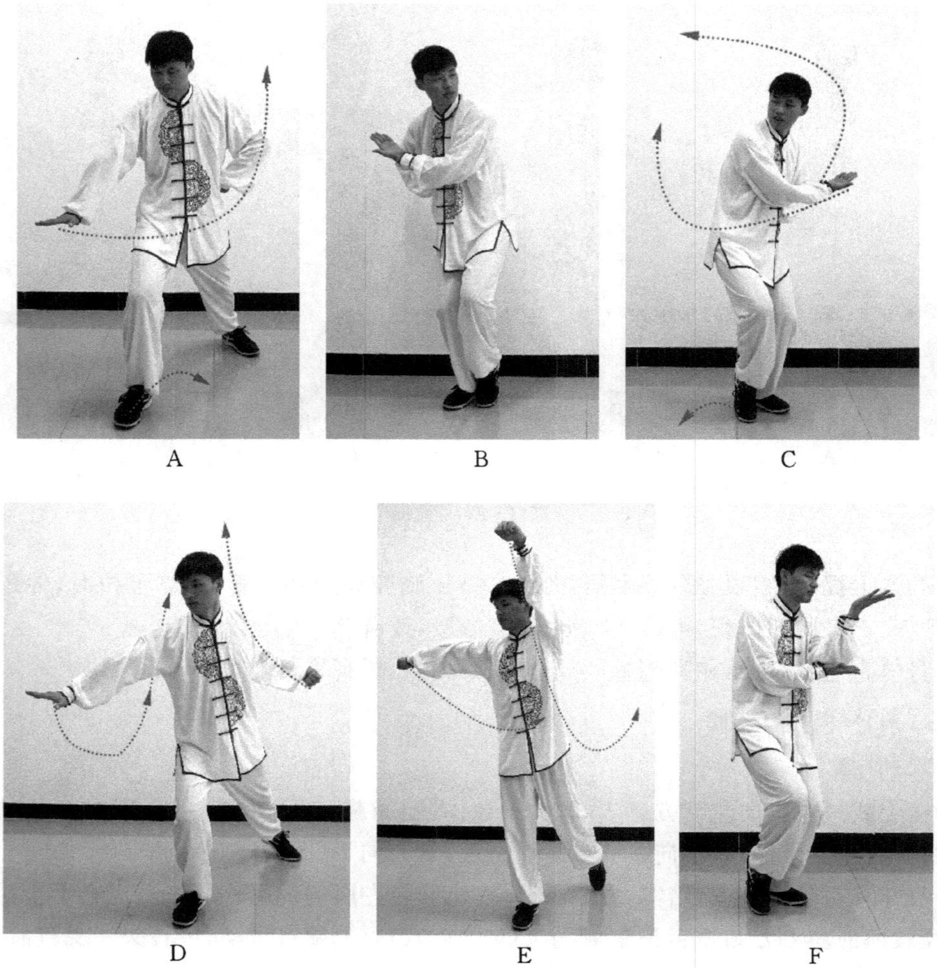

图 3-45　猿摘

【应用】

(1)眼神的左盼右顾,有利于颈项部肌肉及关节的运动,促进脑部血液循环。

(2)动作的多样性体现了神经系统和肢体运动的协调性,模拟猿猴在采摘桃果时愉悦的心情,可减轻神经系统的紧张度,对神经紧张、精神抑郁等有防治作用。

第五戏　鸟　戏

鸟戏取形于鹤,习练时,要表现出鹤的昂然挺拔、悠然自得的神韵。仿效鹤翅飞翔,抑扬开合。两臂上提,伸颈运腰,真气上引;两臂下合,含胸松腹,气沉丹田。活跃周身经络,灵活四肢关节。

(十)第九式　鸟伸

【基本动作】

(1)接上式。两腿微屈下蹲,两掌在腹前相叠(图 3-46A)。

(2)两掌向上举至头上方,掌心向下,指尖向前;身体微倾,提肩,缩项,挺胸,塌腰;目视前下方(图 3-46B、C)。

(3)两腿微屈下蹲;同时,两掌相叠下按至腹前;目视两掌(图3-46D、E、F)。

(4)身体重心右移;右腿蹬直,左腿伸直向后抬起;同时,两掌左右分开,掌成“鸟翅”,向体侧后方摆起,掌心向上;抬头,伸颈,挺胸,塌腰;目视前方(图3-46G)。

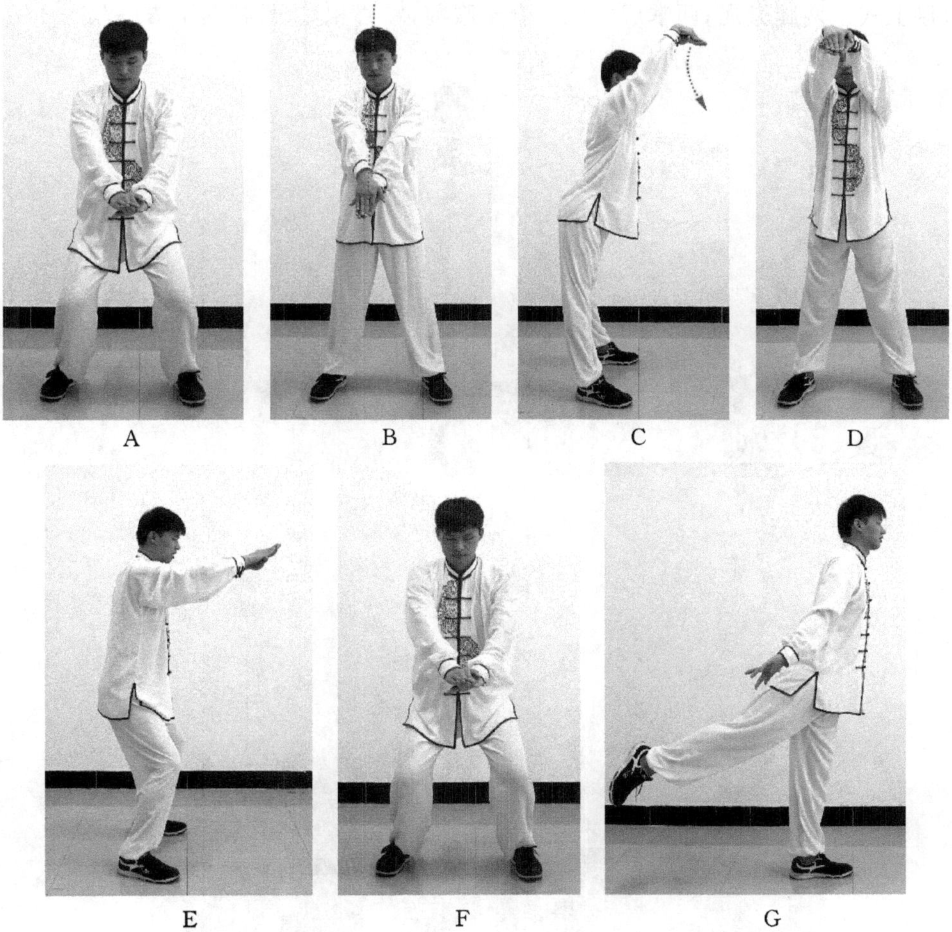

图3-46 鸟伸

(5)~(8)重复动作(1)~(4),唯左右相反。

重复(1)~(8)动作1遍后,左脚下落,两脚开步站立,两手自然垂于体侧;目视前方。

【动作要领】

(1)两掌在体前相叠,上下位置可任选,以舒适自然为宜。

(2)注意动作的松紧变化。掌上举时,颈、肩、臀部紧缩并吸气;下落时,两腿微屈,颈、肩、臀部松沉并呼气。

(3)两臂后摆时,身体向上拔伸,形成向后的反弓状。

【应用】

(1)两掌上举吸气,扩大胸腔;两手下按,气沉丹田,呼出浊气,可提高肺的吐故纳新功能,增加肺活量,改善慢性支气管炎、肺气肿等病的症状。

(2)两掌上举,作用于大椎和尾闾,督脉得到牵动;两掌后摆,身体成反弓状,任脉得到拉伸。这种松紧交替的练习方法，可增强疏通督、任二脉经气的作用。

（十一）第十式　鸟飞

【基本动作】

（1）接上式。两腿微屈；两掌成“鸟翅”合于腹前，掌心相对；目视前下方（图 3－47A）。

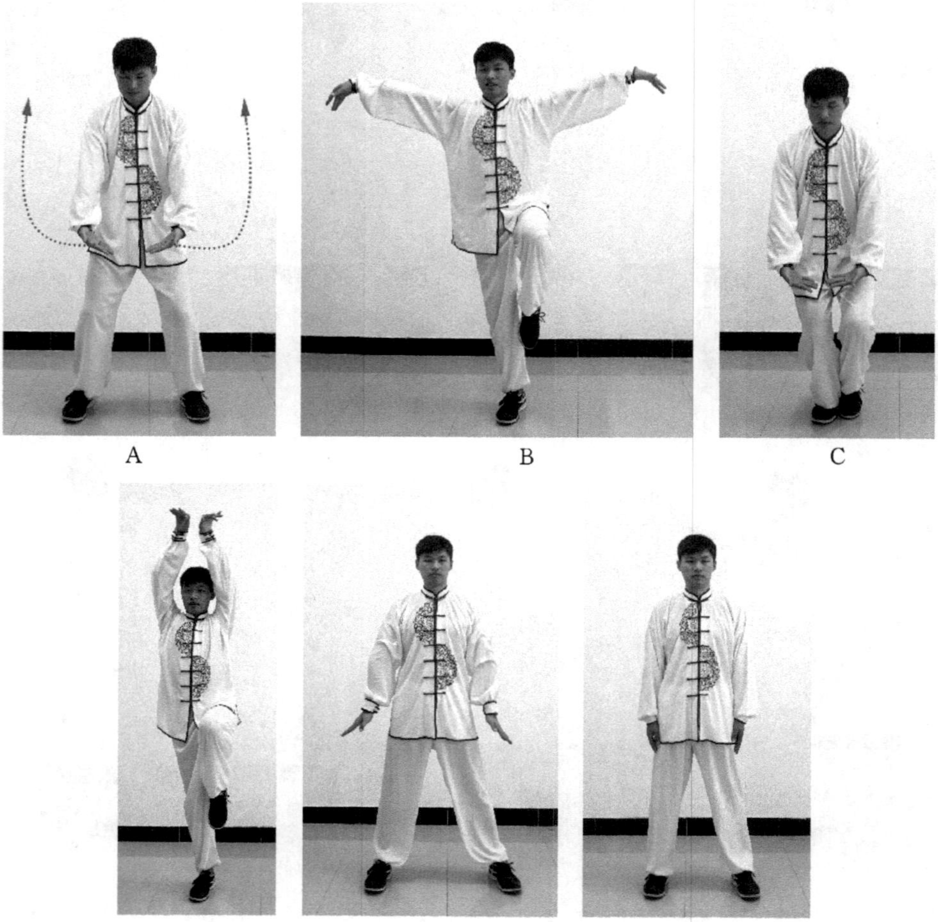

A　B　C　D　E　F

图 3－47　鸟飞

（2）右腿伸直独立，左腿屈膝提起，小腿自然下垂，脚尖朝下；同时，两掌成展翅状，在体侧平举向上，稍高于肩，掌心向下；目视前方（图 3－47B）。

（3）左脚下落在右脚旁，脚尖着地，两腿微屈；同时，两掌合于腹前，掌心相对；目视前下方（图 3－47C）。

（4）右脚伸直独立，左腿屈膝提起，小腿自然下垂，脚尖朝下；同时，两掌经体侧，向上举至头顶上方，掌背相对，指尖向上；目视前方（图 3－47D）。

（5）左脚下落在右脚旁，全脚掌着地，两腿微屈；同时，两掌合于腹前，掌心相对；目视前下方（图 3－47E、F）。

重复（1）～（4）动作，唯左右相反。

重复上述动作 1 遍后，两掌向身体两侧前方举起，与胸同高，掌心向上；目视前方。屈肘，两掌内合下按，自然垂于体侧；目视前方。

【动作要领】

(1)两臂侧举，动作舒展，幅度要大，尽量展开胸部两侧；两臂下落内合，尽量挤压胸部两侧。

(2)手脚变化要配合协调，同起同落，配合呼吸，起时吸，落时呼。

【应用】

(1)两臂的上下运动可改变胸腔容积，若配合呼吸运动可起到按摩心、肺的作用，增强血氧交换能力。

(2)拇、食指均上翘紧绷，意在刺激手太阴肺经，加强肺经经气的流通，提高心肺功能。

(3)提膝独立，可提高人体平衡能力。

(十二)收势　引气归元

【基本动作】

(1)两掌经体侧上举至头顶上方，掌心向下(图 3－48A)。

(2)两掌指尖相对，沿体前缓慢下按至腹前；目视前方(图 3－48B)。

重复(1)、(2)动作 2 次。

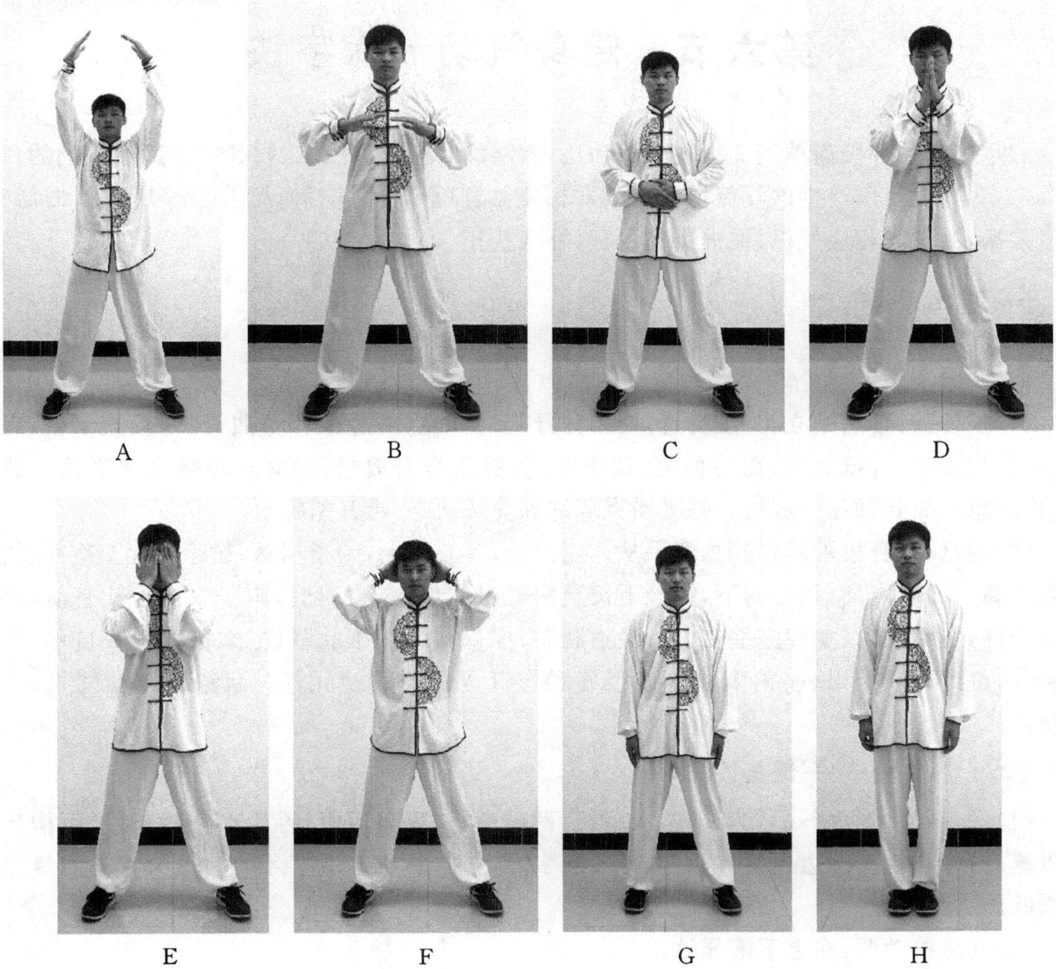

图 3－48　收势

(3)两手缓慢在体前画平弧,掌心相对,与脐平高;目视前方。

(4)两手合于腹前,虎口交叉,叠掌;眼微闭静养,调匀呼吸,意守丹田(图 3-48C)。

(5)数分钟后,两眼慢慢睁开,两手合掌,在胸前搓擦至热(图 3-48D)。

(6)掌贴面部,上下擦摩,浴面 3～5 遍(图 3-48E)。

(7)两掌向后沿头顶、耳后、胸前下落,自然垂于体侧;目视前方(图 3-48F、G)。

(8)左脚提起向右脚并拢,前脚掌先着地,随之全脚踏实,恢复成预备势;目视前方(图 3-48H)。

【动作要领】

(1)两掌由上而下按时,身体各部位要随之放松,直达脚底涌泉穴。

(2)掌抱腹前的画弧动作要自然、圆滑,有向前收拢之势,意将气息合抱引入丹田。

【应用】

(1)引气归元就是使气息逐渐平和,意将练功时所得体内、外之气,导引归入丹田,起到和气血、通经脉、理脏腑的功效。

(2)通过搓掌、浴面,恢复常态,收功。

第六节 健身气功·六字诀

六字诀是一种极简单而又很古老的功法,六字即"嘘、呵、呼、呬、吹、嘻"。通过正确的口型呼此六字,其发音所产生的气流振动能激发相应器官(肝、心、脾、肺、肾及三焦所包括的器官)产生共振,激发其相应气机,促进经络运行,补气扶正。

一、基本动作

(一)起势

(1)预备势:自然站立,头正身直,两脚分开与肩同宽,两膝微微弯曲,两臂自然下垂,提肛收腹,含胸拔背,舌抵上腭,面带微笑,两眼微闭,默想全身放松,站立至呼吸自然平稳。放松时,可意想从头到脚逐一放松。呼吸微微绵绵如安睡状态,再开始练功。

(2)调息:全身放松后,屈肘,两手从体侧内收,手心向上,十指相对,徐徐托起至胸部(约与两乳同高);两掌内翻,掌心向下,缓缓下按至两臂自然伸直,再屈肘,两手收拢至肚脐前,虎口交叉相握,右手在内(女性左手在内),轻捂肚脐,虎口交叉按于肚脐(抱太极),呼吸自然,静养一会儿,也可意守丹田(脐内 3 寸),或吸气意想气入丹田以补元气。起势可调动气机,进入功态。

(二)嘘字功——调治肝胆

(1)发音:嘘,音虚(xū),为牙音。口型为两唇微合,嘴角后引,舌后部稍抬起,上下槽牙间有微缝,槽牙与舌头两边也留有微缝,呼气吐字时,气主要从上下槽牙的两边与舌头的缝隙间缓缓吐出。

(2)气流振动源:在上下槽牙处。

气流振动源是指呼气发音(吐字)时气流遇到阻击而产生振动的部位。气流在此产生的振动会向外及向内传导，向内传导时某些口型的发音会使某一脏器产生共振。如按照上述口型发音时气流在上下槽牙两边产生的振动会引起肝脏产生共振，并激发足厥阴肝经的循行，促进肝脏及肝经气血运行，排出病气、吸纳真气，从而起到扶正祛邪的作用。

气流振动源在吐字不出声(声带不振动)时所产生的振动为单纯振动，这种发音称为清音；但在吐字出声时，由于声带首先产生振动，然后才是气流振动源产生的振动，所以振动实际为混合振动，古人将出声时的发音称为浊音。对于浊音的效果，古人有两种观点：一种认为浊音的作用重在泻，清音的作用重在补，吐字发声时会需要更强的气流来带动声带，更强的气流会加大排泻作用；另一种观点认为浊音的效果不如清音，因而主张练习六字诀宜用清音，即吐字不发声。

气流振动源在吐字不发声时更容易体会到，因为这时没有声带振动的干扰。练习发音时细心体会气流振动源有助于矫正口型和发音准确。

(3)动作及意念：接上式，吸气，微屈膝下蹲，两臂自然下垂，两手手背相对置于大腿前，手指自然伸直。然后两脚足大趾抓地，吐气发嘘字，两眼圆睁，两手上提至胸部，同时稍加意念，意想真气从足大趾趾甲后内侧进入肝经，随两手上提之势进入肝脏。继续呼气吐字，两臂向上及左右展开，两手伸直，肝及肝经中的病气随两手展开之势向外排出；呼气尽，闭眼，缓缓吸气，两臂内收，两手向下捋胸部至小腹部，两臂自然下垂，微屈膝下蹲，两手手背相对置于大腿前。重复上述动作，做六次。收势自两臂自然下垂后，两手收回脐部，抱太极按于肚脐，稍事休息。呼吸自然，也可意守丹田，或吸气意想气入丹田以补元气。可做六次呼吸后，再练下一字。

(4)动作特点：肝属木，喜升发、条达，故嘘字功动作向上、舒展。

(5)作用：嘘字功可以疏通肝气，治疗肝病、目疾、胸胁胀闷、食欲不振、头目眩晕等，并可治疗生殖系统及妇科疾患。

(三)呵字功——养心降火

(1)发音：呵，音喝(hē)，为舌音。口型为两唇张开，舌尖抵两齿，舌体抬起，呼气吐字时气从上腭和舌面间缓缓吐出。

(2)气流振动源：在舌根部。

(3)动作及意念：接上式，呼气，屈膝下蹲，两掌外分，再靠拢(两掌小指、无名指相靠)，掌心向上成捧掌(如捧物状)，两掌高约与肚脐相平。再吸气，两膝缓缓伸直，同时屈肘，两掌捧至胸前。接着两掌转成掌心向内，指尖向上，两中指尖约与下颌同高，两肘外展至约与肩同高，两掌内翻，掌指朝下，指背相靠。然后两掌缓缓下插，同时吐气发呵字。两掌下插至约与肚脐平时微屈膝下蹲，吸气，旋掌使掌心向上，同时两掌外分，再收回腰间。重复上述动作，做六次。收势自两手下按、外分后收至脐前抱太极，稍事休息。

(4)动作特点：心属火，因心火宜降不宜升，且手少阴心经出于心中而下行，故呵字功的特点是两手捧掌上提至胸后即翻掌下按，使心肾相交，心火下降温补肾水。

(5)作用：呵字功降心火，治心悸、心绞痛、失眠、健忘、盗汗、口舌糜烂等心经疾患。

(四)呼字功——调整脾胃

(1)发音：呼，音乎(hū)，为喉音。口型为撮口如管状，舌体放在中央稍微下沉，呼气吐字时气流从喉部经撮圆的唇部呼出。

(2)气流振动源：在喉部。

(3)动作及意念:接上式,吸气,两臂自然下垂,两手下落置于两腿前,手心向内。然后两足大趾抓地,起身呼气发呼音,两手上提至腹上部(脾),同时稍加意念,意想真气从足大趾端进入脾经,随两手上提之势进入脾脏。然后左手缓缓上举至头顶,用力上举,右手下按(注意力始终在左手),脾中病气随两手上举下按而排出;而后舌抵上腭吸气,左手下落、右手上提至腹部,同时翻掌心向上。两臂自然下垂,两手置于腿前,手心向内。然后吐字起身,两手上提,再右手上举、左手下按附应,要领与前相同,只是两手上举下按方向相反。如此左右交替练习,共做六次。做完后抱太极稍事休息。

(4)动作特点:因脾气宜升不宜降,胃气宜降不宜升,而脾气升为主导,脾气升则胃气降,故呼字功的特点是一手用力上举,一手下按附应。

(5)作用:呼字功治腹胀腹泻、四肢疲乏、食欲缺乏、肌肉萎缩、水肿等脾经疾患。

(五)呬字功——润肺化痰

(1)发音:呬,普通话读音为戏,俗音读丝,六字诀标准读音为戏,本六字诀读为戏(xì),为齿音。口型为两唇和牙齿稍微张开,舌抵下腭,呼气吐字时气从门牙缝隙间吐出。呬为六字诀中唯一一个降调发音的字,因练六字诀呼气发音要拉长,故呬实际发出的音介于戏和谢之间,所以有的六字诀认为呬发谢音。谢音、丝音也为齿音,发谢音、丝音对肺也有保健治疗作用。

(2)气流振动源:在上下门牙。

(3)动作及意念:接上式,吸气,两腿伸直,两臂上提外展至两臂侧平举,再用力扩胸展臂,两手自然伸直,深吸气;而后呼气发呬音,两臂前摆内收至前平举,两手自然弯曲。肺及肺经中病气随呼气吐字、摆臂而排出。再吸气,两臂外展至侧平举。重复上述动作,做六次。收势自两臂内收至前平举后收回腹前,两手抱太极,稍事休息。

(4)动作特点:肺吸入清气而主全身之气,肺气纳入及肺内浊气排出由呼吸完成。故呬字功的特点是两臂外展扩胸、深吸气以吸入尽可能多的清气,再呼气使肺内浊气从口排出、吐字摆臂使病气沿手太阴肺经从大指末端排出。

(5)作用:呬字功可以清肺,治疗呼吸系统疾病。

(六)吹字功——补肾益脑

(1)发音:吹,音炊(chuī),为唇音。呼气吐字时两唇先稍撮口,舌尖轻抵上齿内侧,再变至轻抵下齿内侧,两唇稍后缩,舌微上翘并微后收。

(2)气流振动源:在两唇。

(3)动作及意念:接上式,吸气,两臂自然伸直移至股后,手心向外,同时屈膝。然后起身,足五趾抓地,呼气发吹音,两手经身后上提内收,沿脊柱上提至肾部,同时稍加意念,意想真气从足小趾下进入肾经,穿过脚底从腿内侧进入股后沿脊柱上行入肾。两手再沿肋部前移上提至胸前,掌心向下,接着两手下按至下腹部;而后吸气,两手沿腰部后移,手背向内按于两肾,再屈膝,两臂在股后自然伸直,手背向内。重复上述动作,做六次。收势自呼气发吹音后,两手收于脐部抱太极,稍事休息。

(4)动作特点:肾属水,宜补不宜泄。故吹字功的特点是导引动作由身后而至身前,由下而至胸部,使肾水上升而滋补心阴,涵养心阳;导引动作再由胸部下按,使心火下降而温补肾水,滋阴扶阳。

(5)作用:吹字功可治腰膝酸软、盗汗遗精、阳痿、早泄、子宫虚寒等肾经疾患。

(七)嘻字功——理气通络

(1)发音:嘻,音西(xī),为半舌音。口型为两唇及两齿先张开,舌体抬起使舌居中,发音时两唇及两齿闭合呈微张,两唇后缩,气流经舌尖到门牙后排出。

(2)气流振动源:在舌尖和门牙之间。

(3)动作及意念:接上式,吸气,同时微屈膝下蹲,两手自然下落于体前,掌背相对,掌心向外,指尖向下。接着两膝缓缓伸直,同时提肘带手,经体前上提至胸,两手继续上提至面前,分掌、外开,上举,两臂成弧形,掌心斜向上。然后呼气吐嘻字,屈肘,两手经面前收至胸前,两手与肩同高,指尖相对,掌心向下。接着屈膝下蹲,同时两掌缓缓下按至肚脐前。两掌继续向下,向左右外分至左右胯旁,掌心向外,指尖向下。呼嘻字的同时稍加意念,意想真气从手无名指端进入三焦经,随两手内收、下按之势经过臂、肩部进入胸部,再向下到达下腹部。如此重复上述动作,做六次。收势自两手下落、向左右外分至左右胯旁后,两手收至胸部,相叠按于脐部抱太极,稍事休息。

(4)动作特点:嘻字功的特点是动作幅度大,双手上举、下按,全身舒展。

(5)作用:嘻字功通手少阳三焦经,而手少阳三焦经又交于足少阳胆经,因此嘻字功不仅可以调理三焦,而且还可以调治胆经及胆囊疾病。此外,中医认为"少阳为枢",通少阳即可调理全身气机,三焦的作用正是通行全身诸气,因而嘻字功还可调理全身之气。嘻字功可治口苦胸闷、恶心呕吐、腹满膨胀、气短声微、腹痛肠鸣、腹泻不利或泄不止、小便清长或遗尿等少阳经疾病。

(八)观照丹田——固本扶元

接上式,两腿微屈,两眼微闭,舌抵上腭,两手抱太极按于肚脐,意守丹田。吸气,稍用意提肛收阴(如憋大小便状),意想气入丹田,吸气后稍停再呼气,呼气不用意念,全身放松即可,也可自然呼吸。静练最好 5 分钟以上,但不宜超过 30 分钟;也可意守丹田,数息(默数呼吸次数,也可只数息不加意念),数息 36 至 180 次。采用何种方式,以自己感觉适合为宜。若口有津液,将津液吮至舌根,咽入丹田。

观照丹田可养气培元,调治全身疾病,益寿延年。

(九)收功

默念收功后,轻揉肚脐,顺时针转六圈;两手里外位置交换,再逆时针转六圈。然后两臂外展、上举,再内收、下按,同时慢慢睁开双眼。再两脚尖分别点地,脚以脚尖为中心顺时针转六圈、逆时针转六圈,收功。

收功可进一步调理气机,从功态恢复到自然状态。

二、动作要领

全套功法可整套练习,也可根据自己的具体情况单练其中一部分。不练观照丹田、收功时可直接两臂外展、上举,再内收、下按,慢慢睁开双眼。动作要始终保持缓慢、舒展圆滑,呼吸均匀细长而不憋气。练六字诀意念不要太强,稍加用意即可。

第四章　医疗练功

医疗练功具有一定的针对性，可以针对某个关节或局部进行一组或多组的运动锻炼。医疗练功是在关节的生理活动范围内向各个方向进行最大限度的放松和肌肉收缩对抗，动作宜慢不宜快，幅度应由小到大，以自身耐受为度，同时配合呼吸和意念，以达到意、气、力三者合一。医疗练功应根据患者的疾病种类、病情程度及身体素质等选择练功方法。这里以常见的颈椎、腰椎、肩关节为例，列出一些常见的练习方法，医师及患者可根据自身情况选择练习。

第一节　颈椎康复练功

一、颈部肌肉力量训练

1. 颈肌对抗练习

(1)颈肌左右对抗练习：患者取站位或坐位，一手叉腰，一手掌置于同侧头部，相向用力(图4-1)，做8～10次。一侧做完后同法操作另一侧。

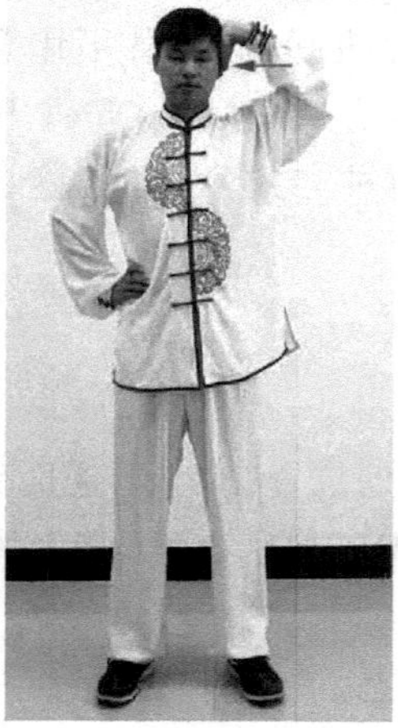

A

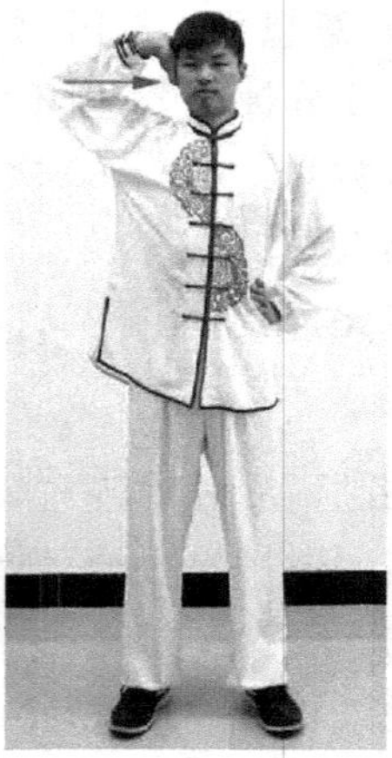

B

图4-1　颈肌左右对抗练习

(2)颈肌仰俯对抗练习：患者取站位或坐位，双手交叉紧贴后颈部，用力顶头颈，头颈向后用力互相抵抗，做5次(图4-2)。

2. 颈肩增力练习

预备姿势：先做立正姿势，两脚稍分开，两手撑腰。

(1)头颈向右转，双目向右后方看，同时身体保持与颈部的反方向转动趋势，自体感觉左侧

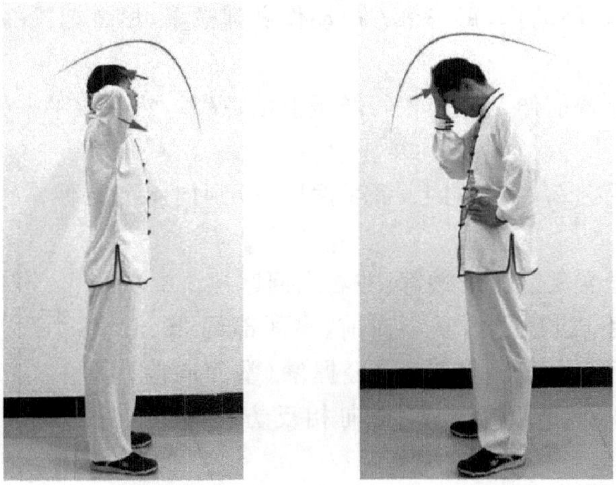

A B

图 4-2 颈肌仰俯对抗练习

颈部肌肉得到充分牵拉,左式与右式相同(图 4-3A、B)。

(2)还原至预备姿势。

(3)低头看地(下颌能触及胸骨柄为佳),低头过程中缓慢而有力地牵拉颈项部肌肉与肩部肌肉对抗,而后缓慢后仰至最大活动范围(图 4-3C、D)。

(4)还原。

练习时动作宜缓慢进行,以呼吸一次做一个动作为宜。

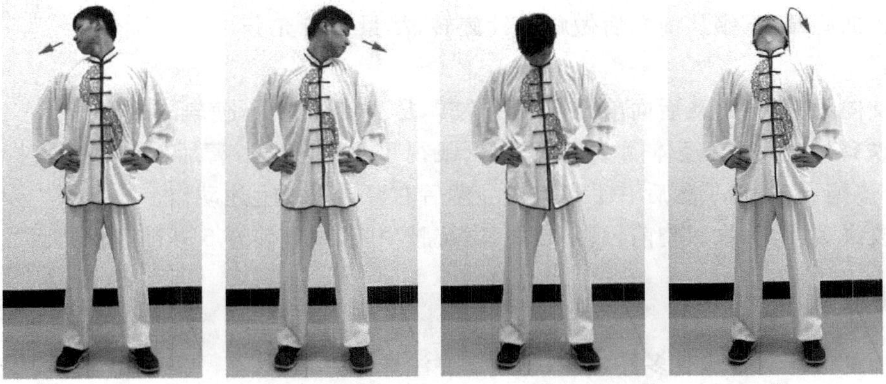

A B C D

图 4-3 颈肩增力练习

二、颈部功能训练

预备姿势:两脚分开与肩同宽,两臂自然下垂,全身放松,两目平视,均匀呼吸,站、坐均可。

(1)望天看地:望天时头后仰到极限,看地时下颌尽力贴近胸部,重复 10 次。

(2)左右旋转:头向左或向右缓慢旋转,看肩背到最大限度(用力不要过猛)。连续 10 次。

(3)左右侧屈:由左到右缓慢侧屈,耳朵靠近肩膀,身体保持不动,左右各重复 10 次。

(4)头部做顺时针画圈动作，每一个方向动作做到极限，尽量把颈部肌肉拉直，左右各重复10次。

(5)双手伸展：双手臂前伸，手心向下，舒缓上抬、高举，然后双手平伸向两侧，手心向下，眼睛随手转动，左右交替。

(6)交替出拳：双手握拳，手心向上，置于两肋，分别向斜前方伸拳。先出右拳，再出左拳，眼睛看拳。

(7)双掌擦颈：十指交叉贴于后颈部，左右来回摩擦100次。

(8)左右开弓：两手虎口相对，掌心向前，离面部约30cm，眼视前方。两手左右分开至体侧，同时两手轻握拳（拳面向前），肘自然下垂，头向左转，眼视左方，还原，再向相反方向重复上述动作。

(9)开阔胸怀：分腿直立，两手交叉于腹前，手背在前。两手臂交叉上举，眼视手背，两臂经体侧画弧下落（3点、9点），翻掌，手心向下，头随手向左侧转动，再向相反方向转动。

(10)旋肩舒颈：双手置两侧肩部，掌心向下，两臂先由后向前旋转20～30次，再由前向后旋转20～30次。

(11)单臂大回环：手臂由前向后旋转，眼随手动，左右手交替进行（图4-4）。

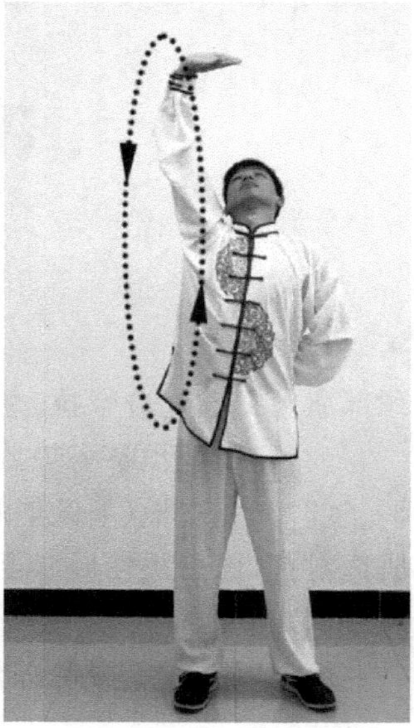

图4-4　单臂大回环

(12)米字操：分腿直立，两手叉腰。头向左旋转至最大限度，眼视左方，还原；头向右旋转至最大限度，眼视右方，还原；抬头望天，还原；低头看地，还原；如此循环进行。

(13)正向画圈：下颌从前向后做顺时针旋转，尽量旋转充分，使轨迹成圆。

(14)反向画圈：下颌从后向前做逆时针旋转，尽量旋转充分，使轨迹成圆。

(15)铁臂单提：左臂经体侧上举成托掌（眼视手背），同时右臂后伸、内收屈肘，手背紧贴腰，左手经体侧下落，置于腰后右手腕上边。然后右臂再重复上述动作。

(16)放眼观景：手收回胸前，双手相叠，虚按膻中穴，眼看前方5秒钟，收操。

三、注意事项

颈椎康复的练功方法有多种，锻炼时一定要注意以下几点。

(1)慢。锻炼速度要根据自身的身体状况把握，刚开始锻炼时动作尽可能慢，如有头晕感觉，可放慢速度，适应后再适当放快速度。

(2)松。锻炼时，颈部肌肉一定要放松，尽量不用力，使各关节得到舒展，促进血液流动，加快康复。

(3)静。排除杂念，专心练习，怡然自得，对身心健康起到良好调节作用。

(4)恒。锻炼要持之以恒，每天3次，每次应量力而行，锻炼后自我保健按摩，如点按风池、大椎、肩井穴，必有满意效果。

四、颈部日常养护

(1)保暖:注意保暖,避免风寒侵袭。

(2)饮食:多食豆类制品、山药等。

(3)枕头的选择:选透气性好,能调节高低的枕头,一般仰卧位枕头以本人一拳高度为宜,侧卧位枕头以一侧肩宽高度为宜。

第二节 肩关节康复练功

一、肩关节肌力训练

1. 扩胸夹脊

屈肘握拳,用力将两侧肩胛骨向后背的中线夹紧(图 4-5)。

2. 耸肩运动

上肢紧贴躯体两侧,握拳夹紧,用力耸肩(图 4-6)。

3. 肘顶对抗运动

(1)面墙拳顶:面对墙站立,双上肢置于身体两侧,肘关节屈曲 90°,握拳并用力顶面前的墙壁。其力度应在保持身体、肩关节、肘关节不被顶动的情况下使出最大力量(图 4-7)。

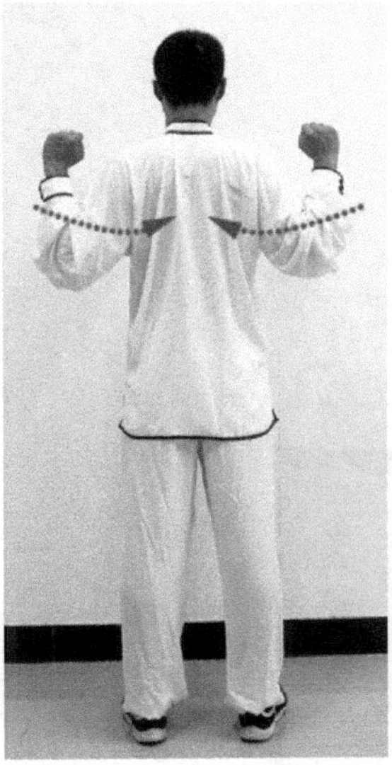
图 4-5 扩胸夹脊

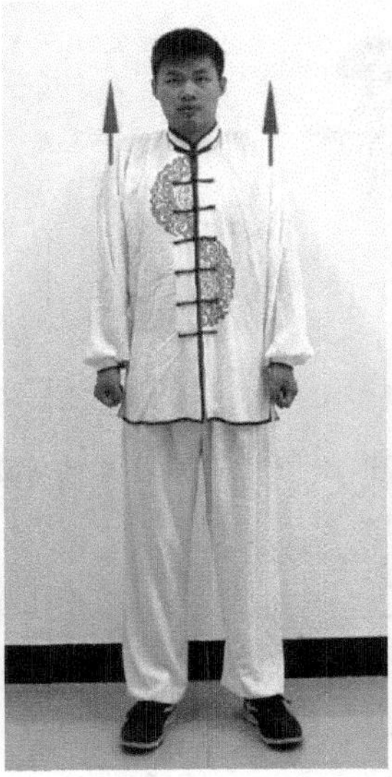
图 4-6 耸肩运动

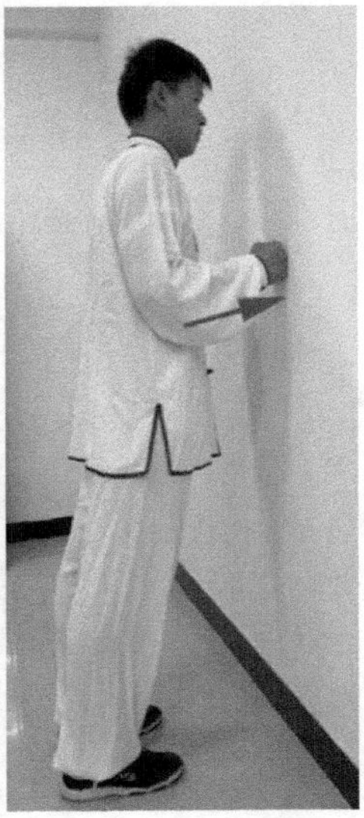
图 4-7 面墙拳顶

(2)侧立肘顶:侧面靠墙站立,上肢垂于体侧,肘关节屈曲 90°,用前臂的外侧顶住墙同时做使上肢向上、向外抬起的动作。在保持身体、肩关节、上肢位置不动的前提下,以最大的力量向外顶墙(图 4-8)。

(3)背靠肘顶:背靠墙站立,上肢垂于体侧,肘关节屈曲 90°,双上肢肘关节背侧顶住墙壁,肘部用力向后顶墙。在保持身体、肩关节、上肢位置不动的前提下，以最大的力量顶墙（图 4－9）。

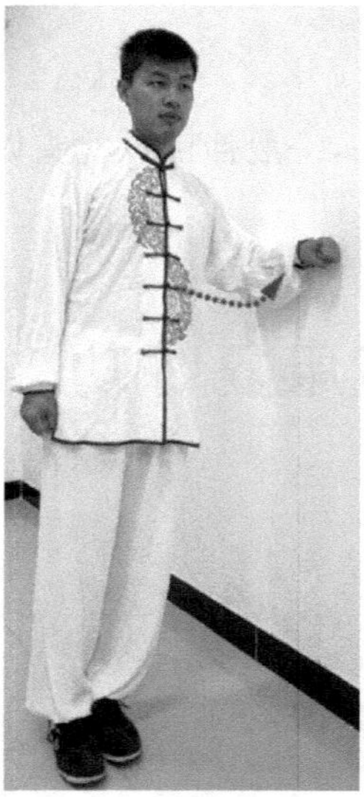

图 4－8　侧立肘顶

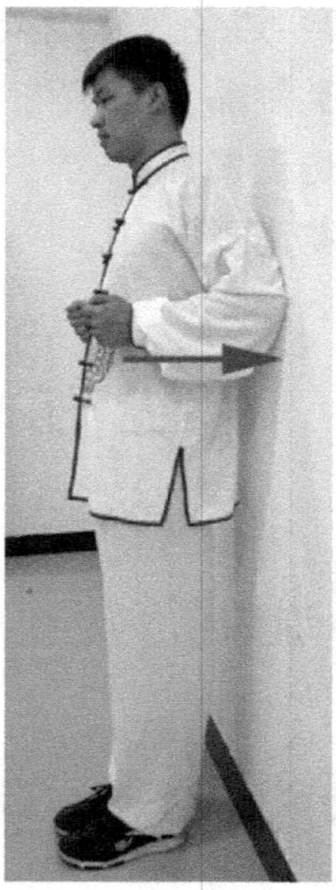

图 4－9　背靠肘顶

4. 拉力运动

手握单杠或拉力器，单手或双手同时紧握，以身体体重为发力点，力量由小到大，有节律地向各个方向牵拉肩关节（图 4－10）。

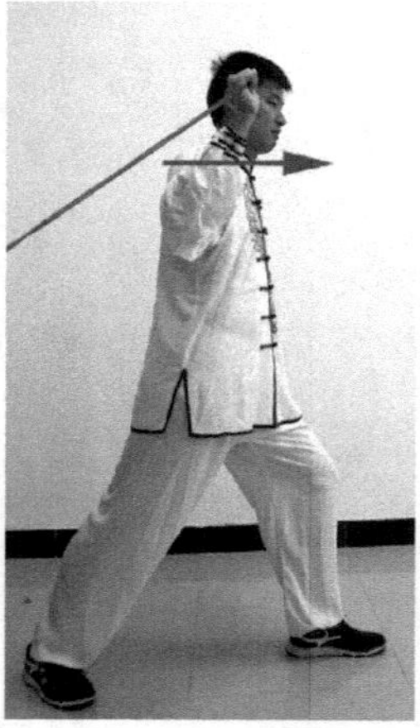

A

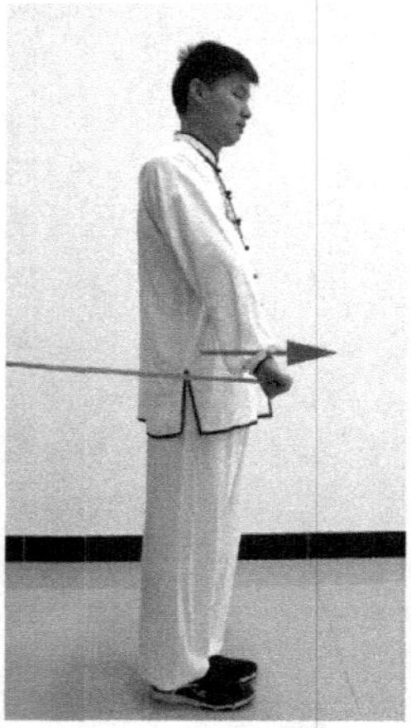

B

图 4－10　拉力运动

二、肩关节功能锻炼

1. 前后摆动

患者前屈（即弯腰），上肢下垂，尽量放松肩关节周围的肌肉和韧带，然后做前后摆动练习，幅度可逐渐加大，做 30～50 次后，稍作休息。也可持重物（0.5～2kg）练习 30～50 次，以不产生疼痛或不诱发肌肉痉挛为宜。持重物可以先从 0.5kg 起，逐步增加到 1kg、2kg（图 4－11）。

2. 弯腰晃肩

患者弯腰垂臂，甩动患臂，以肩为中心，做由里向外，或由外向里的画圈运动，用臂带动肩关节活动。幅度由小到大，做 30～50 次(图 4-12)。

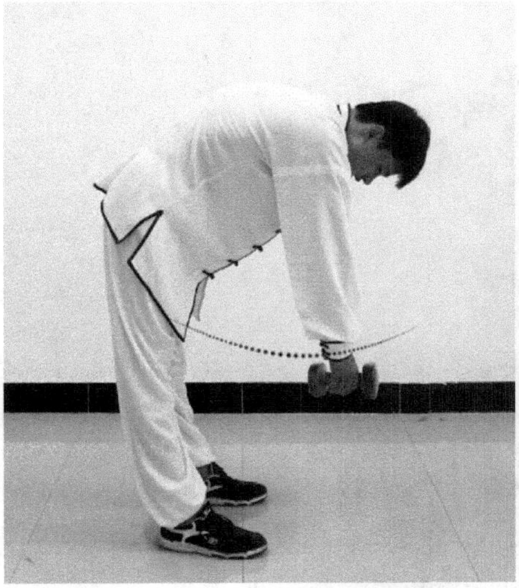

图 4-11 前后摆动

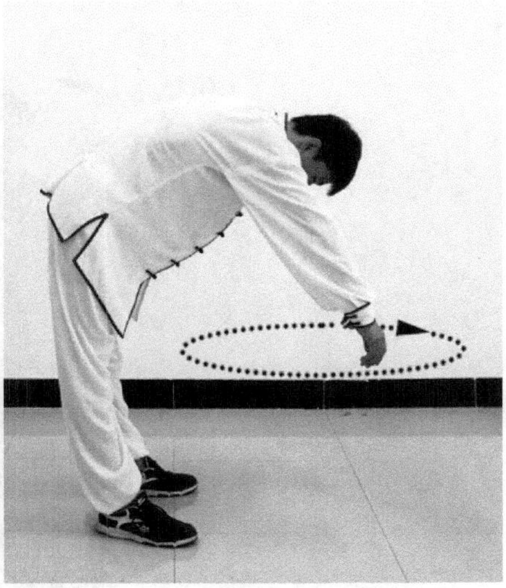

图 4-12 弯腰晃肩

3. 手指爬墙

面对墙壁站立，双手上抬，扶于墙上，用单侧或双侧的手指沿墙缓缓向上爬动，上肢尽量高举，达到最大限度时，在墙上做一记号，然后再徐徐向下返回原处；反复进行，逐渐增加高度(图 4-13)。

4. 伸臂外展

两臂伸直尽量外展至 120°～140°，然后在此区间上下晃动，反复 30～50 次。也可负重 0.5～1kg哑铃辅助训练，此动作可加强颈肩部肌肉及背阔肌的力量，对颈肩综合征引起的肩关节酸痛有很好的治疗效果(图 4-14)。

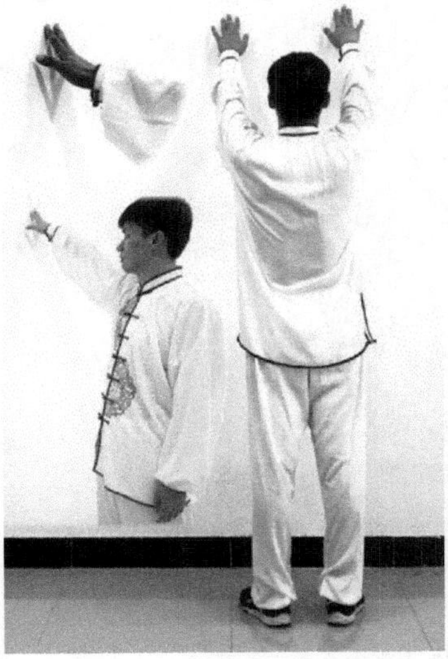

图 4-13 手指爬墙

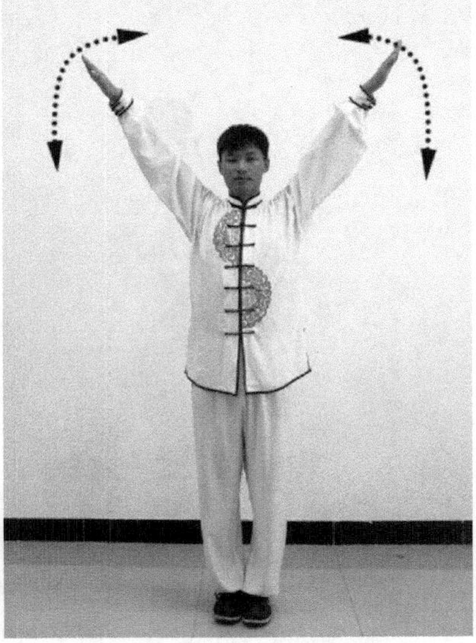

图 4-14 伸臂外展

5. 肩内收及外展

取站立位或仰卧位，两手十指交叉，掌心向上，放在头后部（枕部），先使两肘尽量内收，然后再尽量外展（图 4－15）。

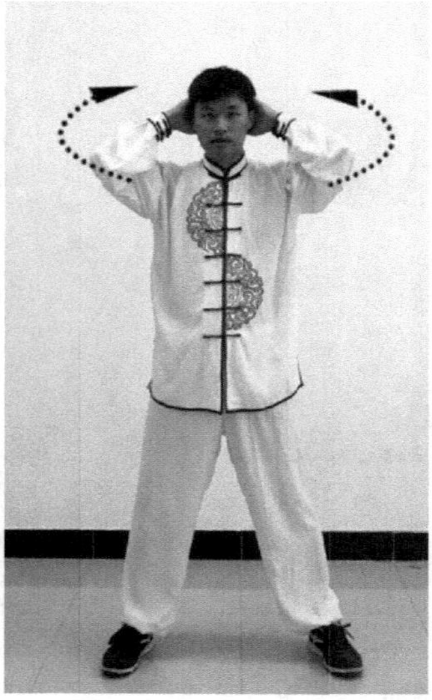

图 4－15　肩内收及外展

6. 拉滑车

患者先用患侧手拉住滑车一头，然后用健侧手从高处拉住滑车另一头，用力缓缓下拉，使患侧手臂在健侧手臂带领下充分外展，期间肌肉可以反复对抗往复练习，幅度逐渐加大。

7. 屈肘甩手

背部靠墙站立，或仰卧在床上，上臂贴身、屈肘，以肘点作为支点，进行外旋活动。

8. 体后拉手

自然站立，在患侧上肢内旋并向后伸的姿势下，健侧手拉患侧手或腕部，逐步拉向健侧并向上牵拉（图 4－16）。

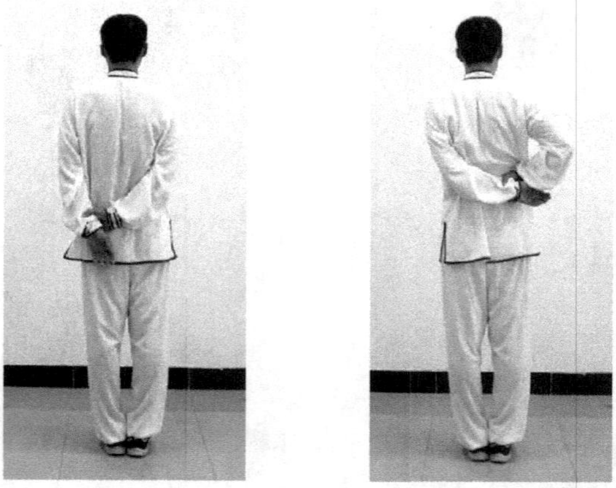

A　　　B

图 4－16　体后拉手

9.展臂站立

上肢自然下垂，双臂伸直，手心向下缓缓外展，向上用力抬起到最大限度后停 10 分钟，然后返回原处，反复进行。

10.后伸摸棘

自然站立，一侧上肢内旋并向后伸，屈肘、屈腕，中指指腹触摸脊柱棘突，由下逐渐向上至最大限度后停住不动，2 分钟后再缓缓向下返回原处，反复进行，逐渐增加高度(图 4-17)。

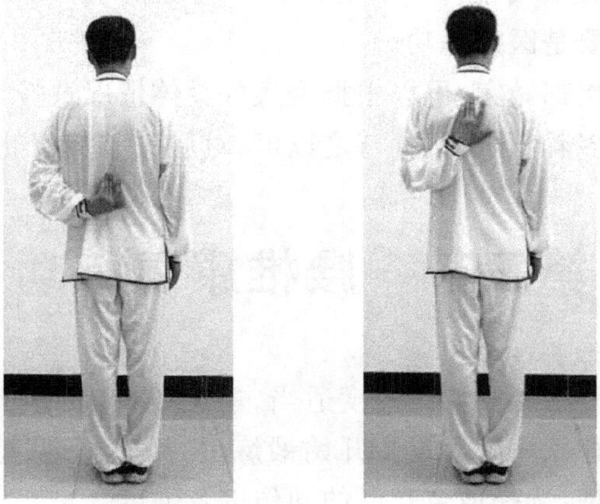

A　　B

图 4-17　后伸摸棘

11.梳头

站立或仰卧均可，一侧肘屈曲，前臂向前、向上并旋前(掌心向上)，尽量使肘部外旋外展，即做梳头动作。此动作可以有效增加肩关节活动范围，预防肩关节疾病(图 4-18)。

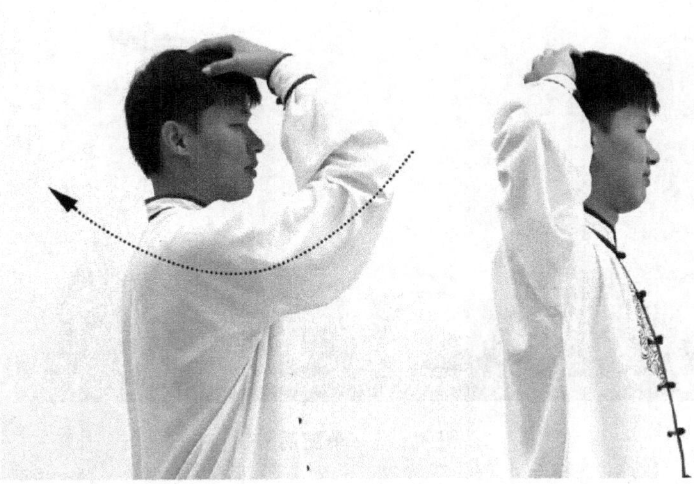

图 4-18　梳头

三、器械体操练习

器械体操练习是指利用体操棒、哑铃、吊环、滑轮、爬肩梯、拉力器、肩关节综合练习器等进行锻炼。注意应在无痛范围内活动，因为疼痛可反射性地引起或加重肌肉痉挛，影响功能恢复。

四、注意事项

急性期或早期最好对患肩采取一些固定和镇痛的措施，以解除患者疼痛，如用三角巾悬吊，并对患肩行热敷、针灸、理疗或封闭等治疗。

慢性期主要表现为肩关节功能障碍。这时以功能锻炼和按摩为主，配合理疗进行治疗。肩周炎康复治疗的方法主要是医疗练功。

以上几种动作不必每次都做完，可以根据个人的具体情况选择交替锻炼，每天3～5次，一般每个动作做30次左右，多者不限，只要持之以恒，对肩关节疾病的防治会大有益处。

第三节　腰椎康复练功

腰椎康复练功应遵循一些原则，如：强度适当、避免劳累；动作不宜剧烈，不能有过多的弯腰、扭转和跳跃动作；应从症状缓解后逐步开始锻炼，要循序渐进、持之以恒。最重要的是，应该在医生的指导下进行锻炼，选择适合自己的动作以及强度。

一、俯卧位

俯卧位，全身放松，双手放在身体两侧，双下肢伸直。

(1)单腿后伸：一侧下肢伸直，慢慢向上抬起，以大腿前侧离开床面为度，然后慢慢放下，放松后，再做第二次抬腿。抬腿不要过高，速度不宜太快。一侧下肢抬5～10次后，再抬另一侧下肢(图4-19)。此动作锻炼强度小。

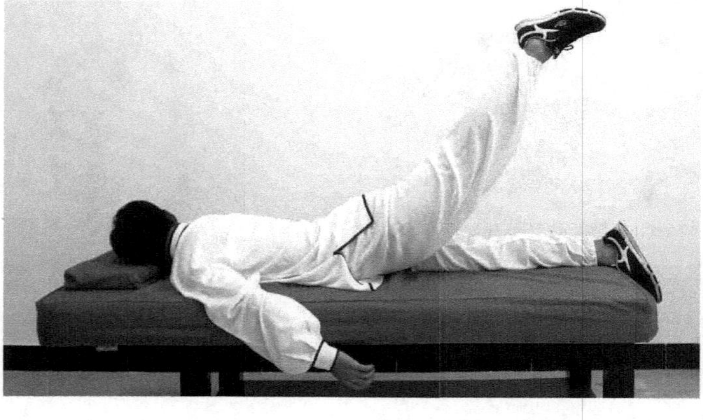

图4-19　单腿后伸

(2)双腿后伸：双手放于腰部，双下肢伸直慢慢向上抬起，以大腿前侧离开床面为度，然后慢慢放下，放松后，再做第二次抬腿(图4-20)。抬腿不要过高，速度不宜太快。5～10次后，休息4～5分钟，再做1～2组。这组动作锻炼强度中等。

(3)燕子双飞：双手向后伸直，两下肢和上胸部同时上抬离开床面，维持数秒后放下，重复

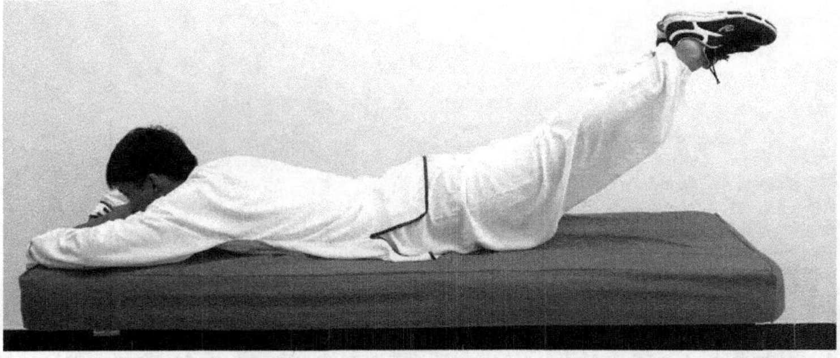

图 4-20 双腿后伸

数次，这一动作锻炼强度较大(图 4-21)。这一动作类似飞舞的燕子，故称为飞燕势或燕子双飞。

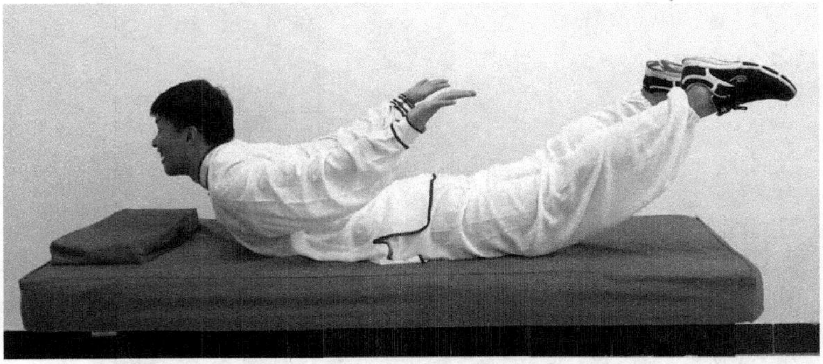

图 4-21 燕子双飞

二、仰卧位

(1)五点支撑：以头、双肘和双足跟着力，用力将身体抬离床面，维持数秒后放下(图 4-22)。此动作强度较小，适合急性期疼痛严重的患者。

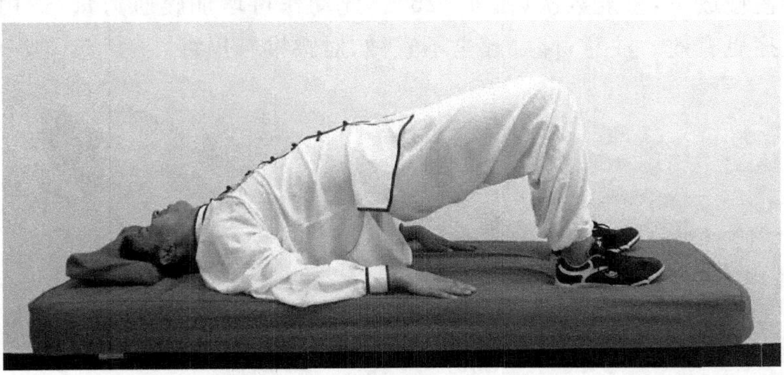

图 4-22 五点支撑

(2)三点支撑：以头和双足跟着力，双手放在胸前，用力将身体抬离床面，维持数秒后放下(图 4-23)。有颈椎病的患者不宜采用。

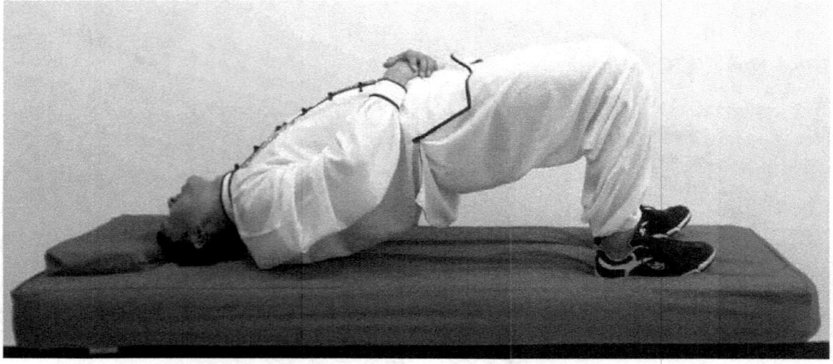

图 4-23　三点支撑

(3)桥势或弓势锻炼:以双手掌和双足跟着力,用力将身体抬离床面,呈一弓形或桥形,维持数秒后放下(图 4-24)。这一动作强度大、难度高,要量力而行。

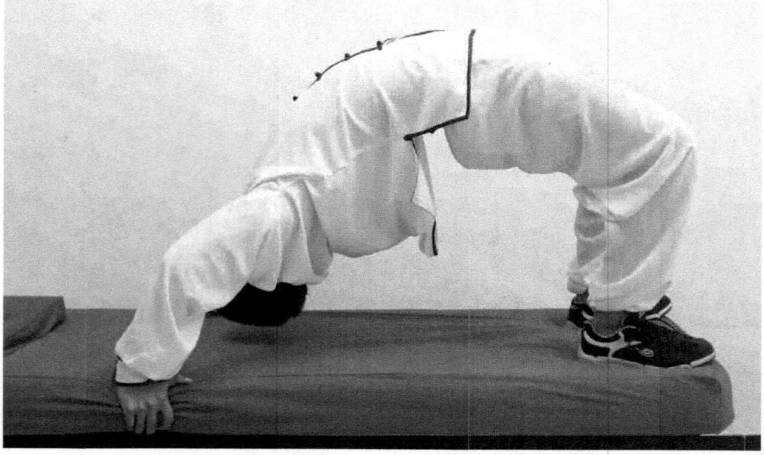

图 4-24　桥弓锻炼

(4)举腿慢放(腰腹肌训练):双下肢伸直缓慢上抬,抬到下肢与床面的夹角为 30°～45°即可,维持数秒后慢慢放下,重复数次(图 4-25)。此动作可增加腹肌力量,适用于多数腰痛患者,对腰椎滑脱症更有效。注意,仰卧起坐不宜做,对腰椎有损害。

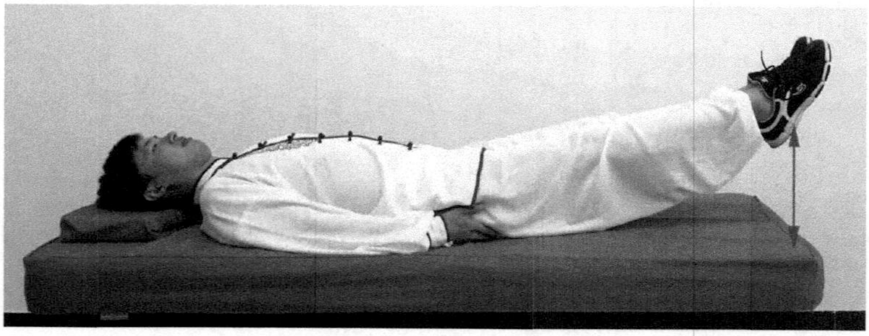

图 4-25　举腿慢放

(5)空蹬增力:双下肢屈膝屈髋,小腿悬空,做交替蹬踏动作(图 4-26)。此动作可锻炼腹肌和髂腰肌。

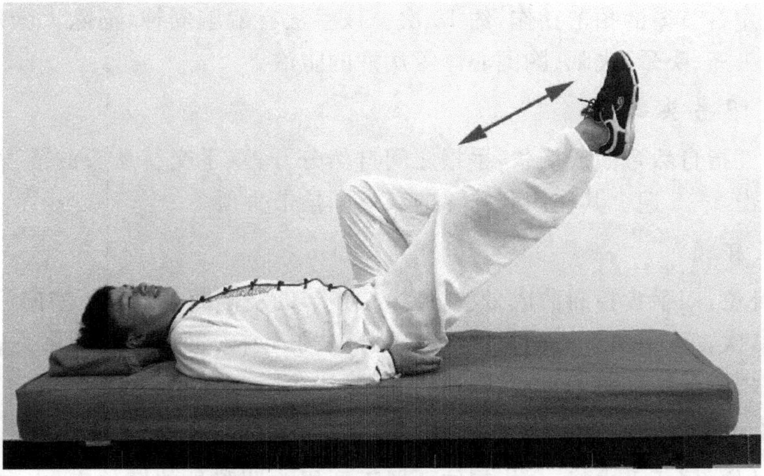

图 4-26 空蹬增力

三、倒走

双腿交替向后跨步，以均匀的速度向后行走，能锻炼腰背部和臀部的肌肉。此动作强度较小，一般适用于中老年人，可做 30 分钟左右。但要注意安全，避免意外发生。

第四节 自我全身保健推拿

一、头面部

（一）掌按头部

坐位，用双手掌心分别置于头两侧的颞部，用力对按 1 分钟左右，缓缓放开，反复 3～5 次。该手法有健脑、宁神、止痛的作用，常用于治疗神经衰弱、血虚性头痛、低血压、头晕等症。

（二）按揉脑空穴

坐位，用双手拇指螺纹面或中指指腹分别按揉两侧脑空穴 20 次左右，以酸胀为宜，其他手指置于旁边以助力，也可沿枕骨粗隆外侧缘从脑空穴向下按揉至风池穴，反复 10 次。该手法可防治头痛、目眩、颈项强痛等病症。脑空穴归属足少阳胆经，位置在枕骨粗隆的外侧缘凹陷处。

（三）按揉风池穴

坐位，用双手拇指螺纹面分别按揉两侧风池穴 20 次左右，以酸胀为宜，其他手指在旁助力。该手法有醒脑开窍的作用，可防治头痛、目眩、目赤肿痛、耳鸣、中风、颈项强痛等病症。风池穴归属足少阳胆经，位置在项后发际上 1 寸，斜方肌与胸锁乳突肌之间的凹陷处。

（四）拍击头顶

坐位，眼睛平视前方，牙齿咬紧，用一手的手掌心在囟门（又名囟会穴，属督脉，位置在前发际上2寸)处做左右节律的拍击动作,约10次。该手法有醒脑安神、消除大脑疲劳、宽胸理气的作用,常用于头痛、头晕、失眠、胸闷心悸等病症的防治。

(五)指尖叩击头部

坐位,双手五指自然弯曲成钩状,手指之间自然分开,双手交替从头的前发际处叩击至后发际处,反复叩击3～5遍。其作用和防治的疾病同拍击头顶。

(六)分推前额

坐位或仰卧位,双手食指屈曲成弓状,用第二指节的桡侧面从前额正中向两侧分推至鬓角发际处,共做20次。该手法有醒脑安神、润泽额部皮肤、增强额部皮肤的张力、防止额前出现皱纹的作用,常用于美容和防治头痛、头晕、失眠等病症。

(七)分推双柳

坐位或仰卧位,用两手中指、食指螺纹面置于两眉头凹陷处的攒竹穴,由内向外沿眉弓经鱼腰至眉梢处,反复推抹8～10次,两手的拇指分置于两侧面颊部以助力。该手法有醒脑明目的作用,可防治头痛和各种眼病。

(八)按揉印堂

坐位或仰卧位,用一手的拇指或中指按揉印堂穴30次,也可选用拇指与食、中指提捏印堂穴。该手法可防治头痛、头晕、失眠健忘、鼻出血、鼻渊等病症。印堂穴位于两眉头连线的中点处。

(九)点按攒竹

坐位或仰卧位,用两手的拇指指尖分别按压于两眉头凹陷处的攒竹穴,稍用力向下点按30次,以酸胀为度。该手法有醒脑明目、疏风清热的作用,常用于防治头痛、头晕和各种眼病。

(十)点按鱼腰

坐位或仰卧位,用两手的拇指指尖分别按压于两眉中点的鱼腰穴处,稍用力向下点按20次,以酸胀为度。该手法可以防治眉棱骨痛、眼睑下垂、眼睑瞤动、目赤肿痛、目翳等病症。

(十一)指掐睛明

坐位或仰卧位,用一手的拇指和食指指甲掐两侧的睛明穴30次,以酸胀为度。该手法有醒脑明目、疏风清热的作用,常用于防治头痛、头晕和各种眼病。睛明穴属足太阳膀胱经起穴,位置在目内眦与眶上缘的凹陷处。

(十二)按揉四白

坐位或仰卧位,以两手食指螺纹面分别按揉两侧的四白穴20次,以酸胀为度。该手法可用于防治目赤痛痒、眼睑瞤动、目翳等病症。四白穴属足阳明胃经穴,位置在瞳孔直下、眶下孔凹陷处。

(十三)按揉太阳

坐位或仰卧位,用两手的中指分别按揉两侧的太阳穴共30次,以酸胀为度。该手法常用于防治各种头痛、头晕、眼病、感冒等病症。另外,该手法还可增强眼外角皮肤的张力,防止和减缓眼外角出现皱纹。太阳穴属经外奇穴,位置在眉梢与眼外角连线中点向后约1寸的凹陷处,骨性标志为颞窝。

(十四)指摩眼睑

坐位或仰卧位,双眼轻闭,用两手的食、中二指分别置于两眼的上、下眼睑位置,由内向外沿眼眶的上、下缘摩动10次。该手法常用于防治各种眼病,还有防止眼睑下垂的作用。

(十五)掌压眼球

坐位或仰卧位,双眼轻闭,两手掌心搓热后,趁热分别置于两眼球上,慢慢向下按压,待眼球有微胀感时将手抬起,反复操作3～5次。该手法常用于防治各种眼病。

(十六)拿捏鼻根

坐位或仰卧位,用一手的拇指和食指分别置于鼻根的两侧,然后拿捏鼻根部肌肉10～15次。该手法具有疏通鼻窍、活络止痛的作用,可用于防治各种鼻病和前额痛。

(十七)揉推鼻部

坐位或仰卧位,两手食指同时按揉两侧迎香穴30次,然后两手食指和中指伸直并拢,分别从两侧迎香穴向上推抹两侧鼻旁至鼻根部30次,使推拿的局部产生轻微的温热感。该手法有疏通鼻窍、增加面部肌肉张力的作用,常用于防治各种鼻病和面神经麻痹。迎香穴属手阳明大肠经穴,位置在鼻唇沟上,平鼻翼的中点。

(十八)按揉颊车

坐位或仰卧位,两手食指和中指并拢,分别按揉两侧颊车穴30次,以酸胀为度。该手法常用于防治牙痛、口眼歪斜、颊肿、口噤不语等病症。

(十九)舌摩口腔

坐位或仰卧位,口唇轻闭,以舌在上、下齿及齿龈处依次进行揉摩3～5次。该法具有促进血运、清洁牙齿、消炎镇痛的作用,常用于防治牙龈炎、老年性牙龈萎缩及其他牙病。

(二十)叩齿吞津

坐位或仰卧位,口唇轻闭,上下齿轻轻叩击30次,口中津液增多时,随气息慢慢吞下。该法能改善牙床部的血液循环、预防牙疾,常用于防治老年性牙齿松动和脱落。该法亦能改善阴液损伤之口渴等症状。

(二十一)鸣天鼓

坐位,双手掌心紧按两侧耳孔,食指、中指、无名指三指同时轻轻弹击头后枕骨部30次,然后,手指紧按头后枕骨部,掌心用力按耳孔处,再突然两手放开,连续开闭10次。该手法具有疏通耳络、开窍益聪的作用,常用于防治耳聋、耳鸣等病症。

(二十二)揉捏耳郭

坐位,以拇指、食指分别置于耳郭前后,由内向外依次揉捏耳甲、对耳轮体、对耳轮上下脚、三角窝、耳舟及最外侧耳郭,最后由上而下揉捏至耳垂止,反复揉捏3～5遍。该手法有开窍益聪、清醒头脑、强身健体的作用,常用于防治耳聋、耳鸣、头晕等病症。

(二十三)按揉耳穴

坐位,两手中指和食指分开,中指置于听宫穴,食指置于翳风穴,同时按揉两穴,也可依次按揉耳屏前方的耳门、听宫、听会三穴,配合翳风穴,共30次。该手法有清醒头脑、加强听觉的作用,常用于防治头脑闷胀、耳聋、耳鸣等病症。耳屏前三穴,由上而下依次为耳门、听宫、听会穴,张口耳屏与下颌髁状突之间的凹陷处;翳风穴位于下颌角与耳后乳突连线上,平耳垂下缘交点处。

(二十四)揉拉耳垂

坐位,两手拇指和食指分别捏住两耳的耳垂,先揉捏 10 次后,再稍用力向下牵拉 10 次。该手法有开窍益聪、泻肝明目、滋肾降火的作用,常用于防治目赤肿痛、耳鸣耳聋、耳痒等病症。本法常与揉捏耳郭并用,用于预防耳病及高血压。

(二十五)搓掌浴面

坐位或仰卧位,先将两手搓热,然后两手掌心紧贴前额,用力由上向下擦到下颌为止,反复操作 10 次。该手法有清醒头目、润泽皮肤的作用,可使面色红润、面部皮肤柔嫩,常用来防治面神经麻痹,延缓面部容颜衰老。

二、颈项部

(一)按揉颈部

坐位,一手的食指、中指、无名指并拢,用三指的螺纹面按揉同侧的颈项部,从后发际的风池穴起按揉至大椎穴(属督脉,位于在第七颈椎棘突下凹陷处)水平面为止,反复操作 5 遍,然后换手按揉另一侧的颈项部。最后按揉颈项部后正中线,从风池穴高度至大椎穴高度。该手法可防治颈肌劳损、落枕、颈椎病。

(二)搓摩颈项

坐位,以一手的手掌掌心置于颈部一侧的风池穴处,着力摩向对侧颈部风池穴处,反复搓摩数次。然后,逐渐向下移动,边向下移动边左右反复摩动,至大椎穴高度为止。该手法有温经祛寒、活络止痛的作用,对外感引起的颈项强痛、落枕、颈椎病及颈肌劳损有较好的疗效。

(三)拿捏颈肩

坐位,以一手的拇指和食指、中指相对,分别置于两侧的风池穴处,然后用拿法沿颈肌自上拿提至颈根部,经肩井穴拿捏至肩峰周围止,反复操作 3~5 遍。该手法有发散风寒、解痉止痛的作用,常用于防治风寒头痛、落枕、颈肌劳损、颈椎病、头晕等病症。

(四)推摩桥弓

坐位,头偏向一侧,以一手的拇指桡侧面沿胸锁乳突肌从上至下推抹 30 次,做完一侧再做另一侧。该手法可降低血压、减慢心率,常用于高血压和心动过速等病症的防治。值得注意的是,该手法绝对不能两侧同时操作,也不能用于低血压者和心动过缓者。手法操作时要求缓慢、轻柔。

三、胸腹部

(一)点揉天突

坐位或仰卧位,一手的食指屈曲成钩状,以食指的指端置于天突穴处,沿胸骨柄后缘的方向向下点揉 10 次,点按时局部有酸胀感,并沿气管向下放散。该手法可通调气道、清热平喘,常用于防治咳嗽、喘促、胸痛、咽喉肿痛、梅核气等病症。天突穴属任脉,位于胸骨上窝中央凹陷处。

(二)指按胸骨

坐位或仰卧位,一手的食指、中指、无名指三指并拢,从璇玑穴开始逐步向下点按到中庭穴处止,反复操作3～5遍。该手法有宽胸利膈、和胃止呕的作用,常用于胸闷、胸痛、打嗝、嗳气、恶心、呕吐等病症的防治。璇玑至中庭穴均属任脉穴,位于胸骨柄中线,平第一至第四肋间隙。

(三)按揉膻中

坐位或仰卧位,用右手或左手的大鱼际按揉膻中穴20次。该手法有宽胸解郁、行气活血的作用,常用于治疗胸闷、胸痛、咳嗽、气喘、心悸等病症。膻中穴为任脉穴,位于人体正中线,平第四肋间隙,为八会穴之气会穴,常揉此穴可用于预防感冒,增强体质。

(四)摩按中府、云门

坐位或仰卧位,以一手的四指并置于一侧胸大肌的胸骨缘,沿肋间隙向外梳摩至中府穴、云门穴,反复数次。然后,以四指置于中府、云门穴处着力指按1分钟。做完一侧再做另一侧。梳摩时要注意用力均匀、和缓,以皮肤微红为度,按压时用力要由轻到重,忌蛮力。该手法可理气降逆、通络宣肺,常用于防治咳嗽、气喘、肺胀满、胸痛等病症。中府、云门穴均属手太阴肺经穴,中府穴位于云门穴直下1寸处,云门穴位于锁骨下窝凹陷处,距人体正中线旁开6寸。

(五)掌擦胁肋

坐位,以两手掌掌根紧贴两侧胁肋部,做前后往返的快速擦动,擦热为止。该手法有疏肝解郁的作用,对肝气郁结症有较好的防治效果。

(六)分摩腹部

坐位或仰卧位,以两手四指分别置于剑突下,沿季肋下缘向外向下分摩20次。该手法有疏肝解郁、健脾和胃的作用,常用于防治胸闷、胁胀、嗳气、善太息、腹胀、食欲缺乏、消化不良等病症。

(七)掌推腹部

坐位或仰卧位,以一手掌根置于剑突下,由上向下经胃脘部推动至脐下关元穴止,反复操作20次。该手法常用于防治腹胀、消化不良、食欲不振等症,亦可用于腹部减肥。

(八)按揉中脘

坐位或仰卧位,用一手的食指、中指、无名指的螺纹面按揉中脘穴,用力要柔和,顺时针方向揉动1分钟。该手法有健脾和胃的作用,常用于防治腹胀、腹泻、胃痛、呕吐、吞酸等病症。中脘穴属任脉穴,位于脐上4寸,为胃之募穴、六腑之会穴。

(九)按揉脐部

坐位或仰卧位,一手掌掌心置于脐部,顺时针方向旋转揉动1分钟,用力要柔和。该手法常用于防治腹泻、腹痛、消化不良、脱肛等病症。

(十)摩揉腹部

坐位或仰卧位,一手掌或叠掌置于中脘穴,先顺时针摩揉36次,再逆时针摩揉36次,摩中有揉,刚柔并济。依次经过大横穴、关元穴等,配合腹式呼吸效果更佳。该手法有调理胃肠、健脾助运之功,常用于防治腹胀、胃胀、便秘、腹泻等。

（十一）指按天枢

坐位或仰卧位，以一手的拇指和食指的螺纹面分别置于腹部脐两旁的天枢穴，着力指按1分钟。指按用力要由轻到重，以能忍受为度，两指用力要均匀一致。该手法有理气健脾、涩肠止痛的作用，常用于防治腹胀、肠鸣、腹泻、月经不调等病症。天枢穴属足阳明胃经，为大肠募穴，位于肚脐旁开2寸。

（十二）按揉关元

坐位或仰卧位，用一手的手掌掌根部按揉关元1分钟，以局部有温热感为度。该手法有培肾固本、补益元气的作用，常用于防治遗尿、小便频数、遗精、阳痿、月经不调、带下、虚劳羸瘦等病症。关元穴属任脉，为小肠募穴，位于脐下3寸，为强壮保健要穴。

（十三）掌拍腹部

坐位或仰卧位，两手掌心空虚，用虚掌交替拍击腹部30次。该手法常用于防治腹胀、消化不良、食欲缺乏等病症，亦可用于腹部减肥。

四、腰部

（一）按揉肾俞

坐位，两手握拳，上肢后伸，两手拇指掌指关节紧按腰部肾俞穴，做旋转按揉1分钟，以酸胀为度。该手法常用于防治遗尿、遗精、阳痿、月经不调、带下、腰痛、耳鸣、耳聋等病症。肾俞穴为足太阳膀胱经穴，位于第二腰椎棘突下，旁开1.5寸处。

（二）掌擦腰部

坐位，两上肢后伸，以两手手掌的掌面分别置于腰部，用力上下擦动，动作要快速有力，发热为止。该手法可壮腰健肾、聪耳明目，常用于防治腰肌劳损、腰椎骨质增生、腰膝酸软、耳鸣、耳聋、视力减退、脱发、遗精、阳痿、早泄、遗尿、前列腺肥大等病症。

（三）横擦腰骶

坐位，以一手手掌掌面置于同侧髂后上棘上方，然后横行擦动至对侧，反复操作10次。该手法有引火归元、壮腰安神的作用，对腰骶部疼痛、腰骶关节炎、遗尿、阳痿、早泄、遗精、月经不调、白带增多、前列腺炎、头晕、失眠、痔疮有防治效果。

（四）叩击腰骶

坐位，一侧上肢后伸，手握空拳。以拳背轻轻叩击腰骶部10次。该手法的作用与横摩腰骶法相似。

五、上肢部

（一）按揉肩井

坐位或仰卧位，用一手的食指、中指、无名指的螺纹面用力按揉对侧的肩井穴30次，用力要柔和，以酸胀为度，然后做对侧。该手法常用于防治头项强痛、肩背疼痛、上肢不遂、乳痈、乳汁不下等病症。肩井穴属足少阳胆经，位于第七颈椎棘突与肩峰连线的中点，为人体行气通经之要穴。

(二)按揉肩髃

坐位或仰卧位,用一手中指的螺纹面紧贴另一侧肩端的肩髃穴,用力持续按揉30次,以酸胀为度,然后做对侧。该手法常用于防治肩臂挛痛不遂。肩髃穴属手阳明大肠经,位于肩峰前下方的凹陷处,屈肘平举肩关节时,体表有凹陷。

(三)提拿肩周

坐位,用一手的五指提拿对侧肩部的三角肌、肱二头肌、肱三头肌等20次,然后做对侧。该手法具有温通经络、剥离粘连的作用,常用来防治肩关节粘连、肩关节活动障碍、肩部肌肉萎缩等病症。

(四)掌擦肩部

坐位,用一手掌心紧贴肩部体表,反复擦动,以透热为度,也可配合红花油、正骨水等介质,以加强疗效。然后做对侧。该手法具有温通经络、解痉止痛的作用,对防治肩关节疾病有一定的效果。

(五)拿提臂肘

坐位或仰卧位,以一手拇指与其余四指分开置于另一侧上臂上方内外两侧,由上到下提拿到肘部止,反复操作4～6次,然后做另一侧。该手法具有疏通经络、理筋止痛的作用,常用于防治肘关节疾病、上肢肌肉萎缩、肩臂疼痛等病症。

(六)掌摩上臂

坐位,以一手掌置于另一侧上肢肩峰下方,沿上臂外侧由上向下摩动至肘尖12次,再沿上臂内侧由上至下摩动至肘窝12次。该手法的作用和防治的病症同拿提肘臂。

(七)掌擦肘部

坐位,以一手的掌心擦另一侧上肢的肘关节,由上到下反复操作,以透热为度,然后做另一侧。该手法具有温通气血、活血散瘀、消肿止痛的作用,常用于防治肘关节疾病。

(八)点按内、外关

坐位或仰卧位,以拇、食指指端分别置于另一侧前臂的内、外关穴,对合点按20次,以酸胀为度,然后做对侧。该手法具有温通经络、镇静安神的作用,常用于防治腕关节劳损、胸闷、胸痛、胃痛、心悸、腹痛、失眠、多梦等病症。内关穴属手厥阴心包经,通阴维脉,位于腕横纹上2寸,掌长肌肌腱与桡侧腕屈肌肌腱之间,善调心率;外关穴属手少阳三焦经,通阳维脉,位于腕背横纹上2寸,尺骨与桡骨之间的凹陷处。

(九)按揉神门

坐位或仰卧位,以一手拇指的螺纹面按揉另一手的神门穴20次,以酸胀为度,然后做对侧。该手法对心烦、心悸、失眠、健忘、胸胁痛等病症有一定的防治效果。神门穴属手少阴心经,为心经原穴,位于腕横纹上,尺侧腕屈肌桡侧缘,善于治疗失眠。

(十)按揉劳宫

坐位或仰卧位,以一手拇指的螺纹面按揉另一手掌心的劳宫穴20次,以酸胀为度,然后做对侧。该手法具有温通经络、镇静安神的作用,常用于防治心痛、呕吐、口疮、口臭等病症。劳宫穴属手厥阴心包经,位于第二、三掌骨之间,平第三掌骨中点。简便取穴方法为:握拳时中指指尖所指位置即是，善清心火。

（十一）捻动手指

坐位或仰卧位，用一手的拇、食二指螺纹面捏住另一手的手指近端，由近端向远端捻动，从拇指到小指，依次进行，反复操作6遍。然后做对侧。该手法具有疏通经络、滑利关节的作用，常用于防治类风湿性关节炎、指间关节扭挫伤、屈指肌腱腱鞘炎等。

（十二）摇动手指

坐位或仰卧位，用一手的拇、食二指螺纹面握住另一手的手指远端，在轻度拔伸下进行旋转摇动，从拇指到小指，依次进行，反复操作6遍。然后做对侧。该手法具有疏通经络、滑利关节的作用，常用于防治指部腱鞘炎、掌指关节酸痛、活动不利等。

（十三）拔伸手指

坐位或仰卧位，用一手的拇、食二指螺纹面握捏住另一手的手指远端，进行相反方向的拔伸，从拇指到小指，依次进行，反复操作6遍。然后做对侧。该手法具有疏通经络、滑利关节、整复移位的作用，常用于防治指间关节半脱位、指间关节扭挫伤、屈指肌腱腱鞘炎等病症。

六、下肢部

（一）按揉股前

坐位，用一手的掌根紧贴大腿，从髀关穴高度自上而下用力按揉至膝关节上方，反复操作4次，然后做对侧。该手法具有松解肌筋、疏经通络、健脾和胃的作用，常用于防治股四头肌损伤、偏瘫、风湿性关节炎、腹胀、消化不良等。此外还可用于减肥等。髀关穴属足阳明胃经，位置在髂前上棘与髌底外侧连线，与臀横纹水平交点处。

（二）拿捏股前后

坐位，一手以五指拿法拿捏大腿前后侧的肌肉，从髀关穴高度自上而下用力按揉至膝关节上方，反复操作5次，然后做对侧。该手法具有温经活血、益肾壮腰的作用，常用于防治下肢痿痹、股四头肌损伤、偏瘫、腰腿痛等病症。

（三）按揉委中

坐位，屈膝屈髋，以一手的食指、中指、无名指指腹按揉一侧膝部的委中穴20次，以局部酸胀为度，然后做对侧。该手法可舒筋活络、强健腰膝，对下肢痿痹、腰痛、腹痛、吐泻、小便不利、遗尿等病症有一定的防治效果。委中穴为足太阳膀胱经穴，位置在腘横纹中点。

（四）按揉足三里

坐位，用一手的拇指螺纹面按揉一侧下肢的足三里穴30次，以酸胀为度，做完一侧再做另一侧。该手法可补脾和胃、调和气血，对下肢痹痛、虚劳羸瘦、胃痛、呕吐、泄泻、腹胀、便秘等病症有一定的防治效果。足三里穴为足阳明胃经穴，位置在外膝眼下3寸，胫骨粗隆外一横指，为养生保健要穴，善调脾胃。

（五）搓揉髌骨

坐位，先用一手拇指指腹按揉髌骨外侧缘，反复3次，而后以单手掌掌心或叠掌按揉髌骨周围，配合上下掌擦膝关节，10分钟。该手法具有温通关节的作用，对膝关节疾病有防治作用。

(六)点按三阴交

坐位,用一手的拇指端点法或屈拇指点法点按一侧下肢的三阴交穴 20 次,以酸胀为度,做完一侧再做另一侧。该手法有活血化瘀、通经止痛的作用,常用于防治下肢痿痹、月经不调、带下、不孕、子宫下垂、遗精、阳痿、遗尿等病症。三阴交属足太阴脾经穴,位置在内踝上 3 寸,胫骨后缘凹陷处。本穴善于养血调经、活血止痛,为妇科要穴。

(七)点按悬钟

坐位,用一手的拇指端点法或屈拇指点法点按一侧下肢的悬钟穴 30 次,以酸胀为度,做完一侧再做另一侧。该手法有调和经脉、疏肝理气的作用,常用于防治下肢痿痹、胸胁胀满、项强、咽喉肿痛等病症。悬钟又名绝骨穴,属足少阳胆经,为八会穴之髓会穴,位置在外踝尖上 3 寸、腓骨前缘。

(八)拿小腿肌肉

坐位,用一手的拇指和食指、中指、无名指、小指相对,提拿腓肠肌,自上而下,共做 5 遍,以酸胀为度。做完一侧再做另一侧。该手法有舒筋活络、解痉止痛、通利三焦、调和气血的作用,常用于防治小腿腓肠肌痉挛、偏瘫、坐骨神经痛、胸胁胀满、脘腹胀痛、痛经、月经不调、头昏头重等。

(九)摇踝关节

正坐位,将一侧下肢的小腿放在另一侧下肢的膝关节之上,一手握住足踝部,另一手抓住足前部,做旋转摇动 20 次。做完一侧再做另一侧。该手法有疏通经脉、滑利关节的作用,可增加踝关节的灵活性,防治踝关节扭伤、踝关节活动障碍。

(十)拔伸足趾

正坐,将一侧下肢的小腿放在另一侧下肢的膝关节之上,一手握住足掌,另一手用拇、食二指捏住足趾的远端逐渐向外拔伸,从大趾开始,依次进行,至小趾为止,反复操作 5 遍。做完一侧再做另一侧。该手法有舒通经脉、滑利关节的作用,常用于防治指间关节屈伸不利。

(十一)擦涌泉

正坐,将一侧下肢的小腿放在另一侧的膝关节之上,一手握住踝部,另一手用小鱼际紧贴足心,快速用力擦,以发热为度。两足交替进行。该手法有滋阴降火、镇静安神的作用,常用于防治心悸、失眠多梦、五心烦热、头痛、头昏、咽喉肿痛、便秘等病症。涌泉穴属足少阴肾经穴,位置在第二、三跖趾关节之间,脚趾与足跟连线上 1/3 处,善引火归元。

(十二)拍击下肢

坐位,用双手掌根或虚掌,相对用力,从上到下交替拍击下肢,在每侧下肢操作 5 遍,做完一侧再做另一侧。该手法有舒筋通络、消除疲劳的作用,常用于防治风湿酸痛、皮肤感觉障碍、肌肉紧张或痉挛、肢体疲劳等症。

自我全身保健推拿的操作方法简便易行,可以以身体的某一局部为重点,也可以选取其中的某一个或几个动作来练习,亦可以以全身为重点,做广泛性的全身自我推拿。每次操作时间为 20～30 分钟,每日 1 次,唯调理失眠时适宜在睡前半小时做,并配合浴足、调息等以加强调理效果。

第五章　太极拳

太极拳是我国传统的健身拳术之一，其集养生保健、强身健体于一体，全国中医院校已普遍开展太极拳的教学。近年来全国职业教育针灸推拿技能大赛也将24式简化太极拳作为推拿功法的比赛项目之一。太极拳动作舒展轻柔，动中有静，圆活连贯，形气和随，外可活动筋骨，内可流通气血，协调脏腑。太极拳不仅用于技击、防身，而且更广泛地用于健身防病，是一种行之有效的传统养生法。

第一节　概　述

太极拳中的“太极”一词，源于《周易·系辞》中的“易有太极，是生两仪”，“太极”指万物的原始“浑元之气”。其动而生阳，静而生阴，阴阳二气互为其根，此消彼长，相互转化，不断运动且变化万千。太极拳正是以此为基础，形体动作以圆为本，一招一式均由各种圆弧动作组成，故观其形，连绵起伏，动静相随，圆活自然，变化无穷；在体内，则以意领气，运于周身，如环无端，周而复始。意领气，气动形，内外合一，形神兼备，浑然一体。拳形为“太极”，拳意亦在“太极”，以太极之动而生阳，静而生阴，激发人体自身的阴阳气血达到“阴平阳秘”的状态，使机体保持旺盛的活力，这就是太极拳命名的含义所在。

二十四式太极拳是中华人民共和国成立后推行的简易太极拳套路。为了便于在广大群众中推广太极拳，1956年在杨式太极拳的基础上，删去繁难和重复的动作，选取24式，编成“简化太极拳”。2006年5月20日，太极拳经国务院批准列入第一批国家级非物质文化遗产名录。太极拳作为中国特有的民族体育项目，在国外也受到普遍欢迎。

一、养生机理

太极拳主张虚中有实、实中有虚、刚柔相济、动静相兼，每个姿势和每个动作都体现相反相成、阴阳平衡的特点。太极拳是一种意识、呼吸、动作密切结合的运动，“以意领气、以气运身”，用意念指挥身体的活动，用呼吸协调动作，融武术、气功、导引于一体，是“内外合一”的内功拳。

(1)重意念，使神气内敛。练太极拳要精神专注，排除杂念，将神收敛于内，而不被他事分神。神内敛则“内无思想之患”而精神得养、身心欢快；精神宁静、乐观，则百脉通畅，机体自然健旺。《素问·上古天真论》云：“恬淡虚无，真气从之。精神内守，病安从来。”

(2)调气机，以养周身。太极拳以呼吸协同动作，气沉丹田，以激发内气营运于身。肺主气，司呼吸；肾主纳气，为元气之根。张景岳云：“上气海在膻中，下气海在丹田，而肺肾两脏所以为阴阳生息之根本”。肺、肾协同，则呼吸细、匀、长、缓。这种腹式呼吸不仅可增强和改善肺的通气功能，而且可益肾而固护元气。丹田气充，则鼓动内气周流全身，脏腑、皮肉皆得其养。

(3)动形体,以行气血。太极拳以意领气,以气运身,内气发于丹田,通过旋腰转脊的动作带动全身,即所谓"以腰为轴""一动无有不动"。气经任、督、带、冲诸经脉上行于肩、臂、肘、腕,下行于髋、膝、踝,以至于手足四末,周流全身之后,气复归于丹田,故周身肌肉、筋骨、关节、四肢均得到锻炼,具有活动筋骨、疏通脉络、行气活血的功效。

二、练功要领

(一)以意导形,形神合一

练习太极拳要排除杂念,使头脑静下来,全神贯注,用意识引导动作。经常练习,可以意动身随,手到劲发,自然地"用意"与肢体活动配合。

(二)上下相随,周身协调

太极拳是一种全身运动项目,应"由脚而腿而腰,总须完整一气",打拳时全身"一动无有不动"。初学太极拳的人,最好先通过单式练习如单练"云手"或步法等,以求躯干与四肢动作的协调,然后再通过全部动作的连贯练习,逐渐达到全身协调,又使身体各个部位得到均衡的锻炼。

(三)圆活连贯,自然灵巧

练习太极拳时,要求动作圆活不僵硬,身体宜放松,不得紧张。其他部位肌肉要尽量放松,如肩松下垂,肘松下坠,腰胯要松,不宜僵直板滞。体松则经脉畅达,气血周流。太极拳要"迈步如猫行,运劲如抽丝",是指太极拳的步法轻灵、动作均匀。

(四)分清虚实,重心稳定

太极拳动作的虚实和重心问题,贯穿于每个动作与动作之间位置的改变之中,在练习太极拳时要注意身法和手法的运用,由虚到实或由实到虚,既要分明又要连贯,一气呵成。如果虚实变化不清,进退不灵活就容易发生动作迟滞、重心不稳及左右摇晃。

(五)起伏有序,呼吸自然

太极拳的动作幅度大小应根据个体量力而行,不要勉强,呼吸配合动作起伏要自然,如"起势"两臂上提要吸气,而身体下蹲、两臂下落则要呼气,复合动作要求与生理功能变化相符合,否则违反了生理自然规律,不仅不能达到锻炼的目的,反而可能造成呼吸的不顺畅和动作的不协调。

第二节 二十四式太极拳

"二十四式太极拳"按照由简到繁、由易到难的原则改编、整理而成。它改变了过去那种先难后易的锻炼顺序,去掉了原有套路中过多的重复姿势动作,集中了原套路的主要结构和技术内容。二十四式太极拳便于掌握,易学易懂。这套拳共分八组,包括"起势""收势"共二十四个姿势动作。练习者可连贯演练,也可以选择单式或分组练习。

一、起势(图 5－1)

【动作分解】

(1)两脚并拢,身体自然直立,头颈正直;两臂自然下垂,两手指尖轻贴大腿侧;眼平视前方。

(2)左脚向左慢慢开步,与肩同宽,脚尖向前或略内扣。

(3)两臂慢慢向前平举,两手与肩平高,与肩同宽,手心向下。

(4)上体保持正直,两腿屈膝下蹲;同时两掌轻轻下按至腹前,两肘下垂与膝相对;眼平视前方。

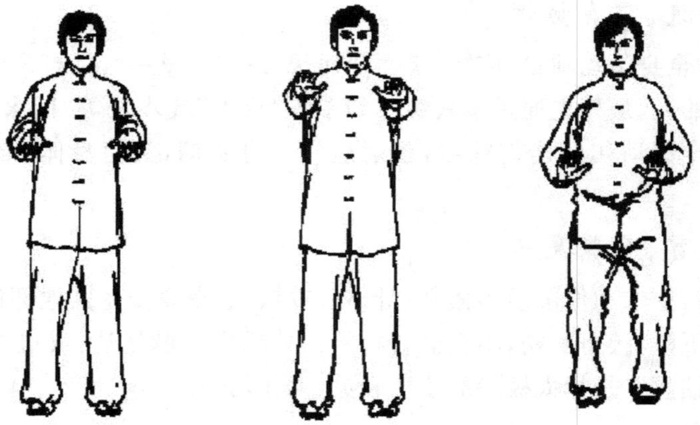

图 5－1　起势

【动作要点】

头颈端正,下颌要微向后收,头顶用意向上,虚虚领颈。颈部不要松弛,不可仰头或低头。身体直立或下蹲时,要敛臀收腹,躯干正直,不可前俯后仰;左脚开步时,重心先移向右腿,左脚跟先离地,随之前脚掌再离地,轻轻提起全脚,高不过右踝;向左开步落脚时,前脚掌先着地,随之全脚掌逐渐踏实。这种重心转换的做法,体现了太极拳"轻起轻落,点起点落"这一步法规律。两手臂前平举时,手起肘随将臂举起,肘关节微屈,沉肩垂肘;屈蹲下按掌时,两掌要随屈膝动作主动下按,协调一致,掌心下按到终点(腹前)定势时,须舒指展掌,不要坐腕向上翘指。

二、左右野马分鬃(图 5－2、图 5－3)

【动作分解】

(1)上体微向右转,身体重心移至右腿上;同时右臂收在胸前平屈,手心向下,左手经体前向右下画弧放在右手下,手心向上,两手心相对成抱球状;左脚随即收到右脚内侧,脚尖点地;眼视右手。

(2)上体微向左转,左脚向左前方迈出,同时左右手随转体慢慢分别向左上、右下错开;眼视左手。

(3)上体继续左转,右脚跟后蹬,右腿自然伸直成左弓步;左右手随转体继续向左上、右下分开,左手高与眼平,手心斜向上,肘微屈;右手落在右胯旁,肘微屈,手心向下,指尖向前;眼视

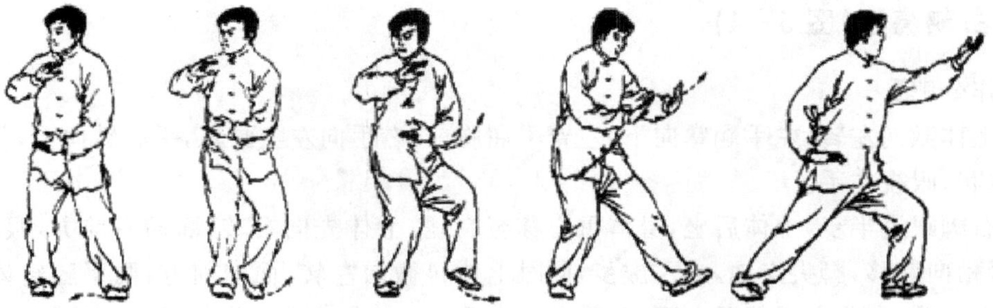

图 5-2 左野马分鬃

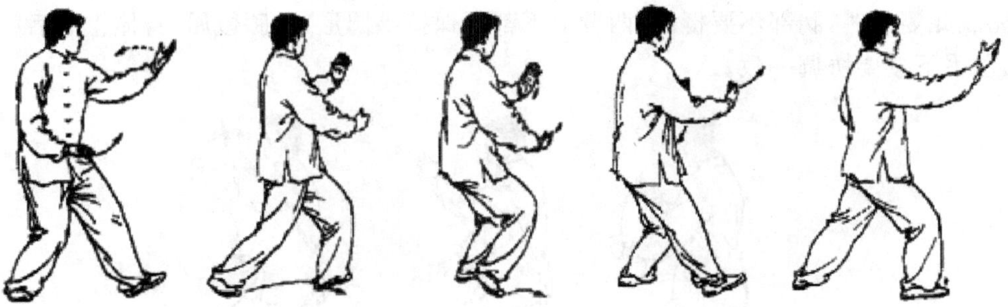

图 5-3 右野马分鬃

左手。

(4)上体慢慢后坐,身体重心移至右腿,左脚尖翘起,微向外撇(为 45°～60°),同时两手准备抱球。

(5)左脚掌慢慢踏实,左腿慢慢前弓,身体左转,身体重心再移至左腿;同时左手翻转向下,左臂收在胸前平屈,右手向左上画弧放在左手下,两手心相对成抱球状;右脚随即收到左脚内侧,脚尖点地;眼视左手。

(6)上体微右转,右腿向右前方迈出,同时左右手随转体慢慢分别向左下、右上错开;眼视右手。

(7)左腿自然伸直成右弓步,同时上体继续右转,左右手继续随转体分别慢慢向左下、右上分开,右手高与眼平,手心斜向上,肘微屈;左手落在左胯旁,肘微屈,手心向下,指尖向前;眼视右手。

(8)～(11)与(4)～(7)动作相同,唯左右相反。

【动作要点】

上体不可前俯后仰,脚部必须宽松舒展。两臂分开时要保持弧形。身体转动时要以腰为轴。弓步动作与分手的速度要均匀一致。做弓步时,迈出的脚先是脚跟着地,然后脚掌慢慢踏实,脚尖向前,膝盖不要超过脚尖;后腿自然伸直;前后脚夹角成 45°～60°(需要时前后脚角度可以通过后脚脚跟后蹬来调整);前后脚的脚跟位于中轴线的两侧,它们之间的横向距离(即以动作行进的中线为纵轴,其两侧的垂直距离为横向距离)应保持在 10～30cm。

三、白鹤亮翅(图5－4)

【动作分解】

(1)上体微向左转,左手翻掌向下,左臂平屈胸前,右手向左上画弧,手心转向上,与左手相对成抱球状;眼视左手。

(2)右脚跟进半步,上体后坐,身体重心移至右腿;上体先向右转,面向右前方,眼视右手;然后左脚稍向前移,脚尖点地,成左虚步,同时上体再微向左转,面向前方,两手随转体慢慢向左下、右上分开,右手上提停于右额前,手心向左后方,左手落于左胯前,手心向下,指尖向前;眼平视前方。

【动作要点】

完成此姿势时,胸部不要挺出,两臂上下都要保持半圆形,左膝微屈;身体重心后移和右手上提、左手下按要协调一致。

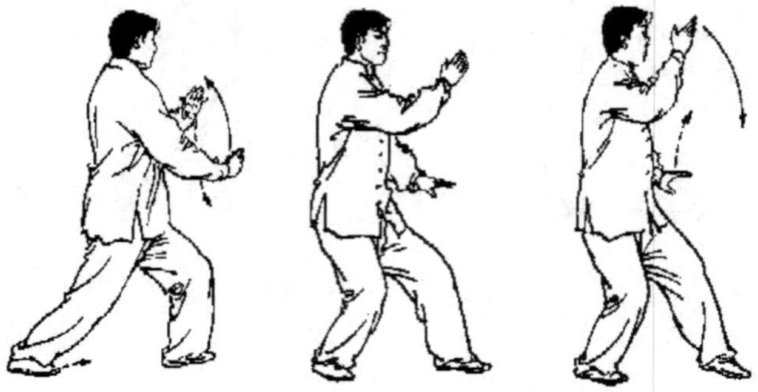

图5－4　白鹤亮翅

四、左右搂膝拗步(图5－5、图5－6)

【动作分解】

(1)右手从体前下落,由下向后上方画弧举至右肩外侧,肘微屈,手与耳同高,手心斜向上;左手由左下向上、向右画弧至右胸前,手心斜向下;同时上体先微向左转再向右转,左脚收至右脚内侧,脚尖点地;眼视右手。

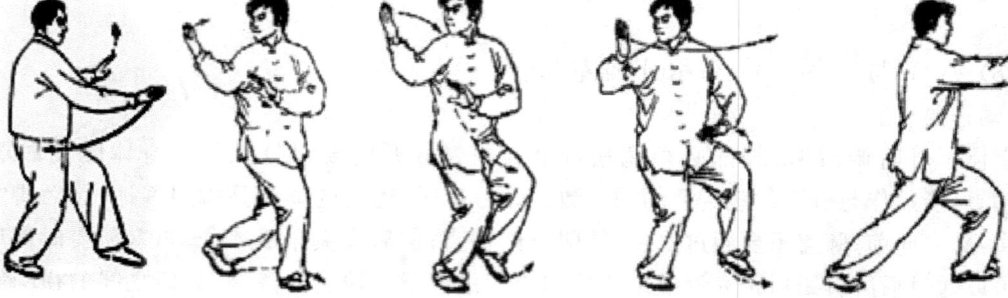

图5－5　左搂膝拗步

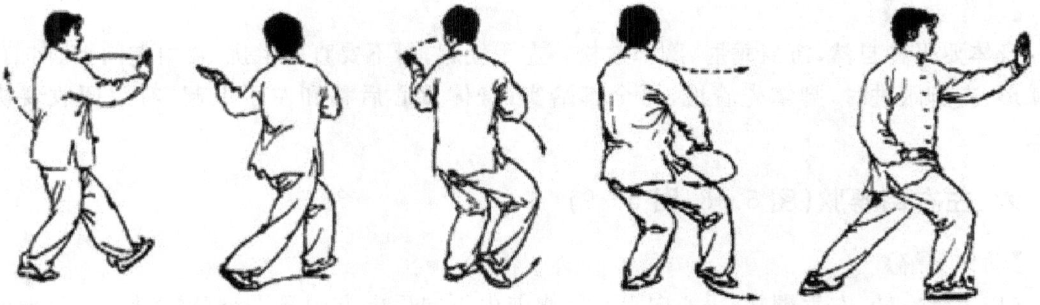

图 5-6 右搂膝拗步

(2)上体左转,左脚向前(偏左)迈出成左弓步;同时右手屈回由耳侧向前推出,高与鼻尖平,左手向下由左膝前搂过,落于左胯旁,指尖向前;眼视右手。

(3)右腿慢慢屈膝,上体后坐,重心移至右腿,左脚尖翘起微向外撇,随后脚掌慢慢踏实,左腿前弓,身体左转,重心移至左腿,右脚收到左脚内侧,脚尖点地;同时左手向外翻掌由左后向上画弧至左肩外侧,肘微屈,手与耳同高,手心斜向上;右手随转体向上、向左下画弧落于左脚前,手心斜向下,眼视左手。

(4)动作与(2)同,唯左右相反。

(5)动作与(3)同,唯左右相反。

(6)动作与(1)同。

【动作要点】

前手推出时,身体不可前俯后仰,要松腰松胯,推掌时要沉肩垂肘,坐腕舒掌,同时须与松腰、弓腿上下协调一致;搂膝拗步成弓步时,两脚跟的横向距离约 30cm。

五、手挥琵琶(图 5-7)

【动作分解】

(1)右脚跟进半步,上体后坐,重心移至右腿上,上体半面向右转。

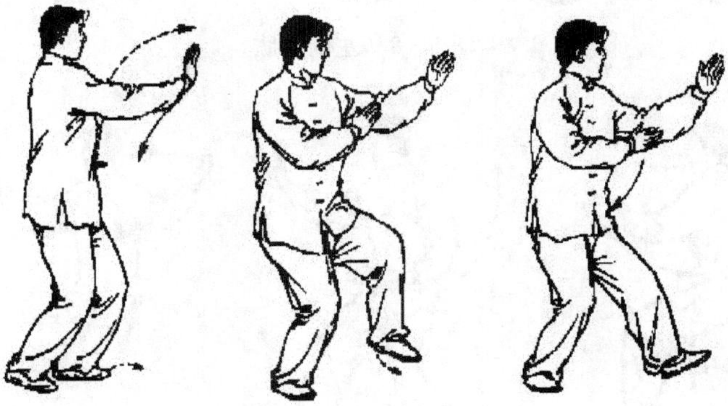

图 5-7 手挥琵琶

(2)左脚略提起稍向前移,变成左虚步,脚跟着地,脚尖翘起,膝部微屈;同时左手由左下向上挑,高与鼻尖平,掌心向右,臂微屈;右手收回放在左臂肘部里侧,掌心向左;两手成侧立掌合于体前;眼视左手食指。

【动作要点】

身体要平稳自然，沉肩垂肘，胸部放松。左手上起；肘不要直向上挑，要由左向上、向前，微带弧形；右脚跟进时，脚掌先着地，再全脚踏实；身体重心后移和左手上起、右手回收要协调一致。

六、左右倒卷肱(图 5－8、图 5－9)

【动作分解】

(1)上体右转，右手翻掌(手心向上)，经腹前由下向后上方画弧平举，臂微屈，左手随即翻掌向上；眼的视线随着向右转体先右视，再转向前方视左手。

(2)右臂屈肘折向前，右手由耳侧向前推出，手心向前，左臂屈肘后撤，手心向上，撤至左肋外侧；同时左腿轻轻提起向后(偏左)退一步，脚掌先着地，然后全脚慢慢踏实，身体重心移到左腿上，成右虚步，右脚随转体以脚掌为轴扭正；眼视右手。

(3)上体微向左转，同时左手随转体向后上方画弧平举，手心向上，右手随即翻掌，掌心向上；眼随转体先左视，再转向前方视右手。

(4)与(2)同，唯左右相反。

(5)与(3)同，唯左右相反。

(6)与(1)同。

(7)与(3)同。

(8)与(2)同，唯左右相反。

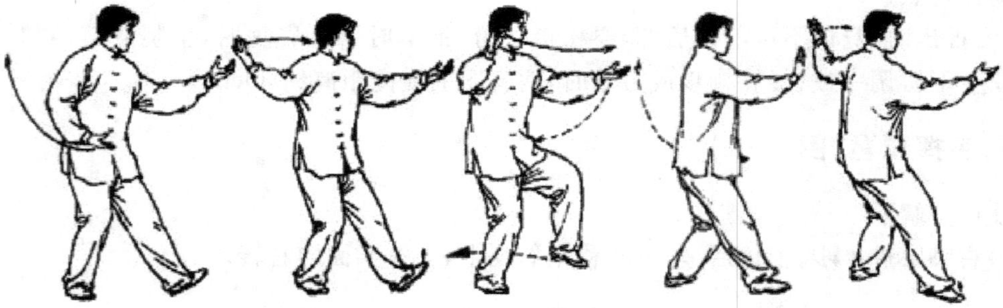

图 5－8　左倒卷肱

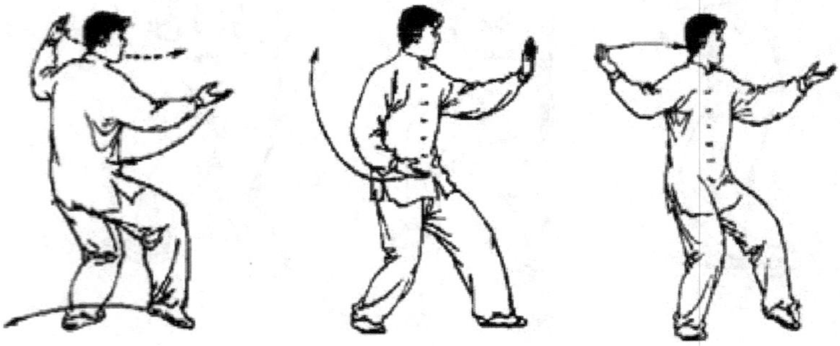

图 5－9　右倒卷肱

【动作要点】

前推的手不要伸直，后撤手也不可直向回抽，要随转体走弧线。前推时要转腰松胯，两手的速度要一致，避免僵硬；退步时，脚掌先着地，再慢慢全脚踏实，同时前脚随转体以脚掌为轴扭正，退左脚略向左后斜，退右脚略向右后斜，避免使两脚落在一条直线上。后退时，眼神随转体动作先向左(右)视，然后再转视前手；最后退右脚时，脚尖外撇的角度略大些，便于接着做“左揽雀尾”的动作。

七、左揽雀尾(图 5-10、图 5-11)

【动作分解】

(1)上体微向右转，同时右手随转体向后上方画弧平举，手心向上，左手放松，手心向下；眼视左手。

(2)身体继续向右转，左手自然下落，逐渐翻掌经腹前画弧至右肋前，手心向上；右臂屈肘，手心转向下，收至右胸前，两手相对成抱球状；同时身体重心落在右腿上，左脚收至右脚内侧，脚尖点地；眼视右手。

(3)上体微向左转，左脚向左前方迈出，上体继续向左转，右腿自然蹬直，左腿屈膝成左弓步；同时左臂向左前方掤出(即左臂平屈成弓形，用前臂外侧和手背向前方推出)，高与肩平，手心向后；右手向右下落放于右胯旁，手心向下，指尖向前；眼视左前臂。

(4)身体微向左转，左手随即前伸翻掌向下，右手翻掌向上，经腹前向上、向前伸至左前臂下方；然后两手下捋，即上体向右转，两手经腹前向右后上方画弧，直至右手心向上，高与肩平，左臂平屈于胸前，手心向后；同时身体重心移至右腿；眼视右手。

(5)上体微向左转，右臂屈肘折回，右手附于左手腕里侧(相距约 1cm)，上体继续向左转，双手同时向前慢慢挤出，左手心向后，右手心向前，左前臂要保持半圆；同时身体重心逐渐前移变成左弓步；眼视左手腕部。

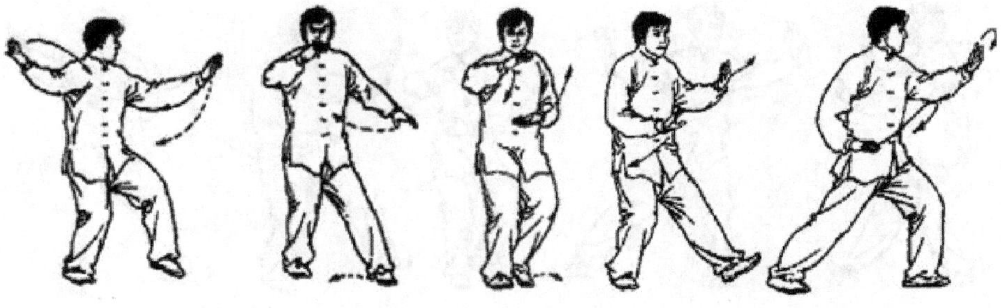

图 5-10 左揽雀尾 1

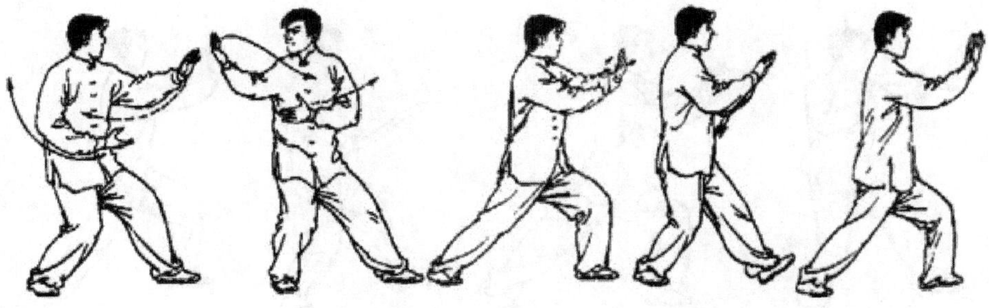

图 5-11 左揽雀尾 2

(6)左手翻掌，手心向下，右手经左腕上方向前、向右伸出，高与左手齐，手心向下，两手左右分开，宽与肩同；然后右腿屈膝，上体慢慢后坐，身体重心移至右腿上，左脚尖翘起；同时两手屈肘回收至腹前，手心均向前下方；眼向前平视。

(7)上式不停，身体重心慢慢前移，同时两手向前、向上按出，掌心向前；左腿前弓成左弓步；眼平视前方。

【动作要点】

掤出时，两臂前后均保持弧形。分手、松腰、弓腿三者必须协调一致。揽雀尾弓步时，两脚跟横向距离不超过10cm。下捋时，上体不可前倾，臀部不要凸出，两臂下捋须随腰旋转，仍走弧线。左脚全脚掌着地。向前挤时，上体要正直，挤的动作要与松腰、弓腿一致。向前按时，两手须走曲线，手腕部高与肩平，两肘微屈。

八、右揽雀尾(图5－12、图5－13)

【动作分解】

(1)上体后坐并向右转，身体重心移至右腿，左脚尖里扣；右手向右平行画弧至右侧，然后由右下经腹前向左上画弧至左肋前，手心向上；左臂平屈胸前，左手掌向下与右手成抱球状；同时身体重心再移到左腿上，右脚收到左脚内侧，脚尖点地；眼视左手。

(2)同“左揽雀尾”(3)解，唯左右相反。

(3)同“左揽雀尾”(4)解，唯左右相反。

(4)同“左揽雀尾”(5)解，唯左右相反。

(5)同“左揽雀尾”(6)解，唯左右相反。

(6)同“左揽雀尾”(7)解，唯左右相反。

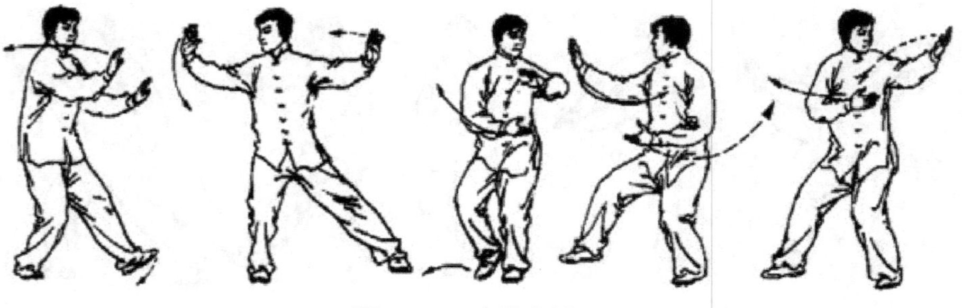

图5－12　右揽雀尾1

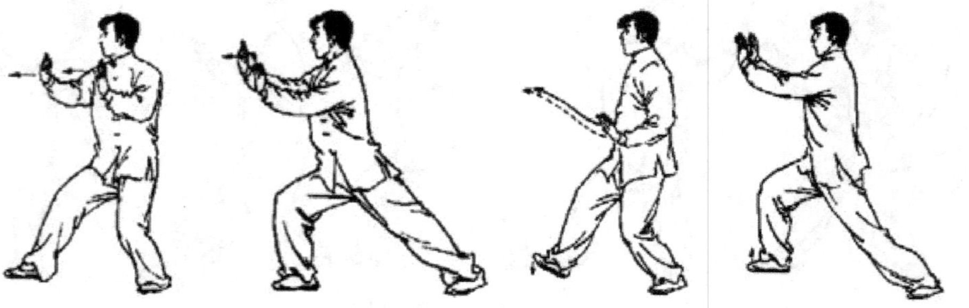

图5－13　右揽雀尾2

【动作要点】

与“左揽雀尾”相同，唯左右相反。

九、单鞭(图5-14)

【动作分解】

(1)上体后坐，重心逐渐移至左腿，右脚尖里扣；同时上体左转，两手(左高右低)向左弧形运转，直至右臂平举，伸于身体左侧，手心向左，右手经腹前运至左肋前，手心向后上方；眼视左手。

(2)重心再渐渐移至右腿上，上体右转，左脚向右脚靠拢，脚尖点地；同时右手向右上方画弧(手心由里转向外)，至右侧时变勾手，臂与肩平；左手向下经腹前向右上画弧停于右肩前，手心向里；眼视左手。

(3)上体微向左转，左脚向左前方迈出，右脚跟后蹬，成左弓步；在身体重心移向左腿的同时，左掌随上体继续左转慢慢翻转向前推出，手心向前，手指与眼齐平，臂微屈；眼视右手。

【动作要点】

上体保持正直，松腰，完成动作时，右臂肘部稍下垂，左肘与左膝上下相对，两肩下垂；左手向外翻转掌前推时，要随转体边翻边推出，不要翻转太快或最后突然翻掌。全套动作要协调一致，如面向南起势，单鞭的方向(左脚尖)动作，应向东偏北(大约为15°)。

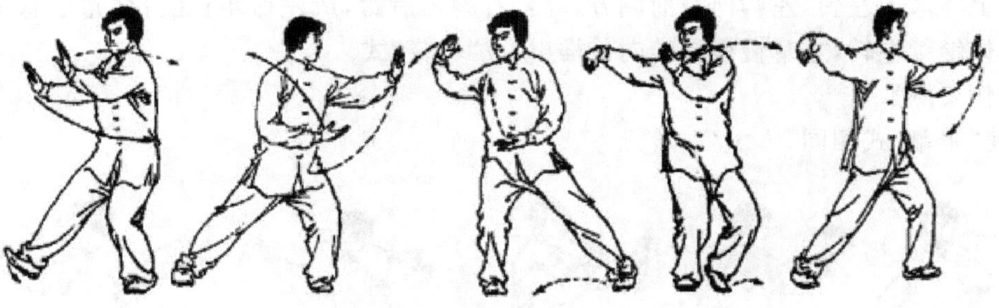

图5-14 单鞭

十、云手(图5-15)

【动作分解】

(1)重心移至右腿上，身体渐向右转，左脚尖里扣；左手经腹前向右上画弧至右肩前，手心斜向后。同时右手松勾变掌，手心向右前；眼视左手。

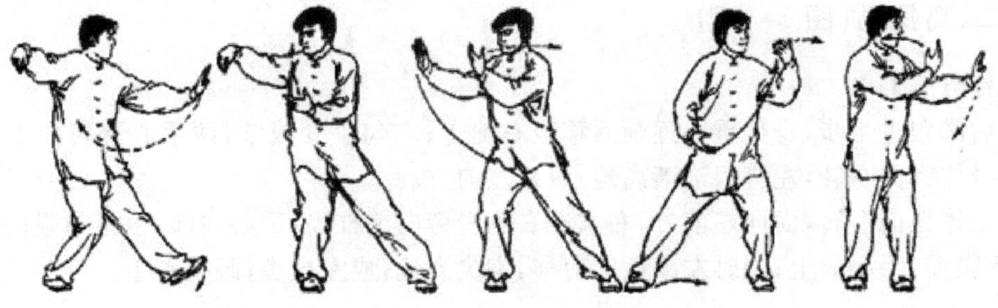

图5-15 云手

(2)上体慢慢左转,重心随之逐渐左移;左手由面前向左侧运转,手心渐渐转向左方;右手由右下经腹前向左上画弧至左肩前,手心斜向后;同时右脚靠近左脚,成小开立步(两脚距离10～20cm);眼视右手。

(3)上体再向右转,同时左手经腹前向右上画弧至右肩前,手心斜向后;右手向右侧运转,手心翻转向右;随之左腿向左横跨一步;眼视左手。

(4)同(2)解。

(5)同(3)解。

(6)同(2)解。

【动作要点】

身体转动要以腰脊为轴,松腰,松胯,不可忽高忽低。两臂随腰转动而运转,要自然圆活,速度要缓慢均匀;下肢移动时,身体重心稳定,两脚掌先着地再踏实,脚尖向前。眼的视线随左右手而移动。第三个"云手",右脚最后跟步时,脚尖微向里扣,便于接"单鞭"动作。

十一、单鞭(图 5-16)

【动作分解】

(1)上体向右转,右手随之向右运转,至右侧方时变成勾手;左手经腹前向右画弧至右肩前,手心向内;重心落在右腿上,左脚尖点地;眼视左手。

(2)上体微向左转,左脚向左前侧方迈出,右脚跟后蹬,成左弓步;在身体重心移向左腿的同时,上体继续左转,左掌慢慢翻转向前推出,成"单鞭"式。

【动作要点】

与前"单鞭"式相同。

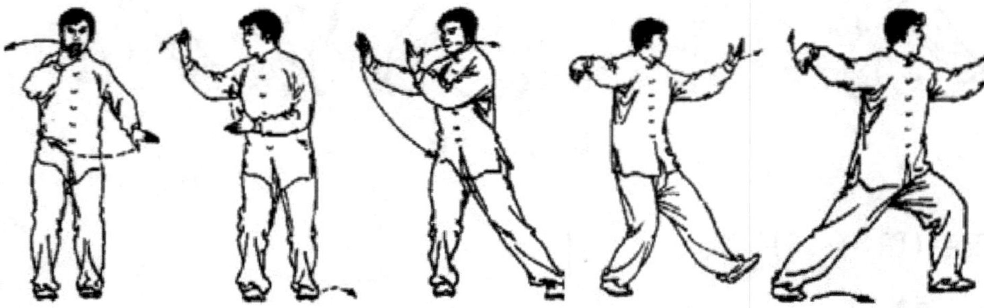

图 5-16 单鞭

十二、高探马(图 5-17)

【动作分解】

(1)右脚跟进半步,身体重心逐渐后移至右腿上;右勾手变成掌,两手心翻转向上,两肘微屈;同时身体微向右转,左脚跟渐渐离地;眼视左前方。

(2)上体微向左转,面向左前方,右掌经右侧身旁向前推出,手心向前,手指与眼同高;左手收至左侧腰前,手心向上;同时左脚微向前移,脚尖点地,成左虚步;眼视右手。

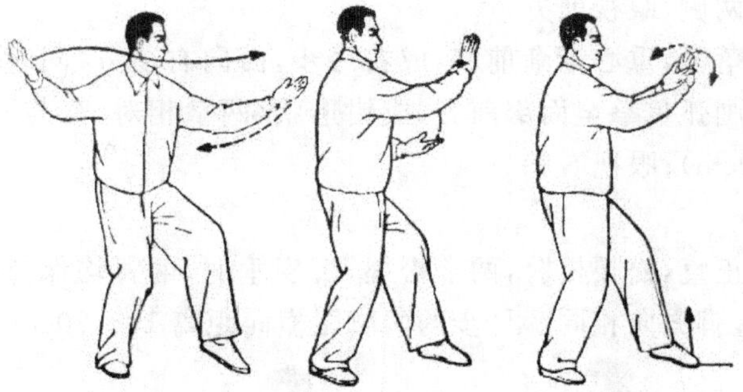

图 5-17 高探马

【动作要点】

上体自然正直，双肩下沉，右肘微下垂。跟步移换重心时，身体不要有起伏。

十三、右蹬脚(图 5-18)

【动作分解】

(1)左手手心向上，前伸至右手腕背面，两手相互交叉，随即向两侧分开并向下画弧，手心斜向下，同时左脚提起向左前侧方进步(脚尖稍外撇)；身体重心前移；右腿自然蹬直，成左弓步；眼视前方。

(2)两手由外圈向里圈画弧，两手交叉合抱于胸前，右手在外，手心均向后；同时右脚向左脚靠拢，脚尖点地；眼平视右前方。

(3)两手臂左右画弧分开平举，肘部微屈，手心均向外；同时右腿屈膝提起，右脚向右前方慢慢蹬出；眼视右手。

【动作要点】

身体要稳定，不可前俯后仰。两手分开时，腕部与肩齐平；蹬脚时，左腿微屈，右脚尖回勾，力点在脚跟，分手与蹬脚须协调一致，手臂和腿上下相对。如面向南起势，蹬脚方向应为正东偏南约 30°。

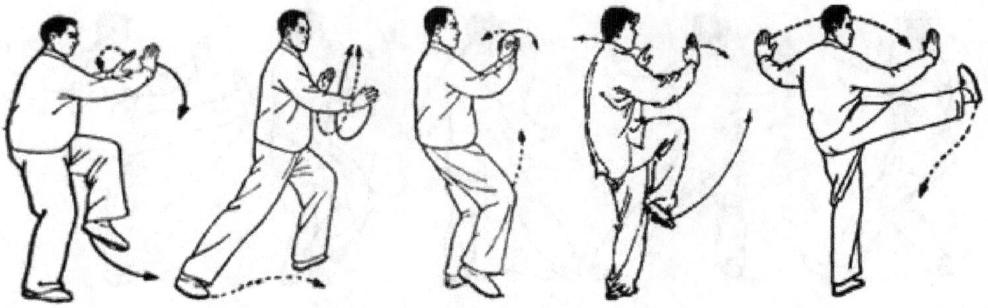

图 5-18 右蹬脚

十四、双峰贯耳(图 5-19)

【动作分解】

(1)右腿收回，屈膝平举；左手由后向上、向前下落至体前，两手心均翻转向上，两手同时向下画弧，分落于右膝盖两侧，眼视前方。

(2)右脚向右前方落下，重心渐渐前移，成右弓步，面向右前方，同时两手下落，慢慢变拳，分别从两侧向上、向前画弧贯拳至面部前方，成钳形状，两拳相对，高与耳齐，拳眼都斜向内下（两拳中间距离 10～20cm)；眼视右拳。

【动作要点】

完成动作时，头顶正直，松腰松胯，两拳松握，沉肩垂肘，两臂均保持弧形。双峰贯耳式的弓步和身体方向与右蹬脚方向相同。弓步的两脚跟横向距离 10～20cm。

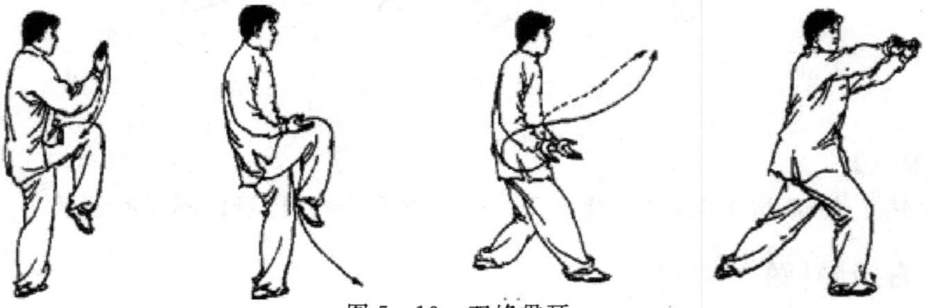

图 5－19　双峰贯耳

十五、转身左蹬脚(图 5－20)

【动作分解】

(1)左腿屈膝后坐，身体重心移至左腿，上体左转，右脚尖里扣；同时两拳变掌，由上向左右画弧分开平举，手心向前；眼视左手。

(2)身体重心再移至右腿，左脚收到右脚内侧，脚尖点地；同时两手由外圈向里圈画弧合抱于胸前，左手在外，手心均向后，眼平视左方。

(3)两手臂左右画弧分开平举，肘部微屈，手心均向外；同时左腿屈膝提起，左脚向左前方慢慢蹬出；眼视左手。

【动作要点】

与“右蹬脚”相同，唯左右相反。左蹬脚方向与右蹬脚方向成 180°(即正西偏北约 30°)。

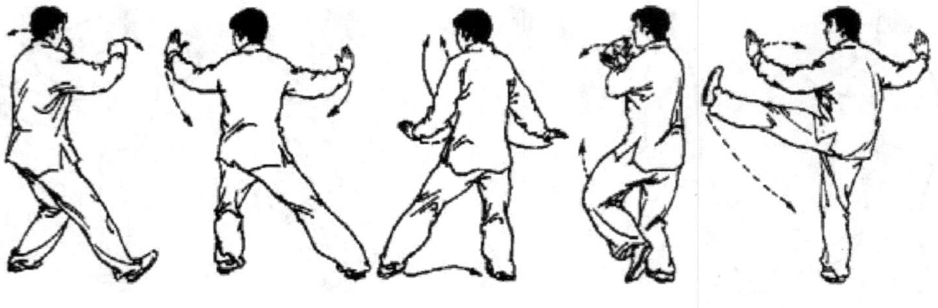

图 5－20　转身左蹬脚

十六、左下势独立(图 5－21)

【动作分解】

(1)左腿收回平屈，上体右转；右掌变成勾手，左掌向上、向右画弧下落，立于右肩前，掌心斜向后；眼视右手。

(2)右腿慢慢屈膝下蹲，左髋由内向左侧(偏后)伸出，成左仆步；左手下落(掌心向外)向左下顺左腿内侧向前穿出；眼视左手。

(3)身体重心前移，以左脚跟为轴，脚尖尽量向外撇，左腿前弓，右腿后蹬，右脚尖里扣，上体微向左转并向前起身；同时左臂继续向前伸出(立掌)，掌心向右，右勾手下落，勾尖向后；眼视左手。

(4)右腿慢慢提起平屈，成左独立势；同时右勾手变掌，并由后下方顺右腿外侧向前弧形上挑，屈臂立于右腿上方，肘与膝相对，手心向左；左手落于左胯旁，手心向下，指尖向前；眼视右手。

【动作要点】

右腿全蹲时，上体不要过于前倾；左腿伸直，左脚尖须向里扣，两脚脚掌全部着地；左脚尖与右脚跟踏在中轴线上，上体要立直，独立的腿要微屈，右腿提起时脚尖自然下垂。

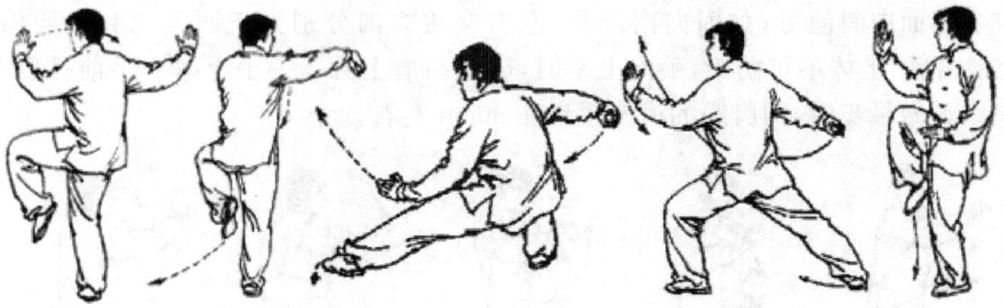

图 5－21 左下势独立

十七、右下势独立(图 5－22)

【动作分解】

(1)右脚下落左脚前，脚尖着地，然后以左脚前掌为轴脚跟转动，身体随之左转，同时左手向后平举变成勾手，右掌随着转体向左侧画弧，立于左肩前，掌心斜向后；眼视左手。

(2)同“左下势独立”(2)解，唯左右相反。

(3)同“左下势独立”(3)解，唯左右相反。

(4)同“左下势独立”(4)解，唯左右相反。

【动作要点】

右脚触地后必须稍微提起，然后再向下仆腿。其他均与“左下势独立”相同，唯左右相反。

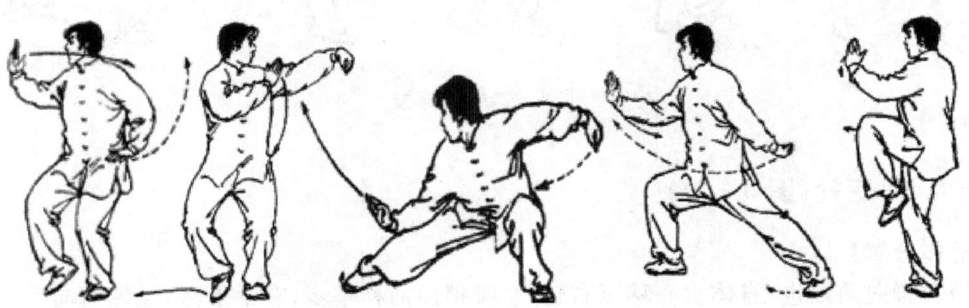

图 5－22 右下势独立

十八、左右穿梭(图 5－23、图 5－24)

【动作分解】

(1)身体微向左转,左腿向前落地,脚尖外撇,右脚跟离地,两腿屈膝半坐成半坐盘式;同时两手在左胸前成抱球状(左上右下);然后右脚收到左脚内侧,脚尖点地;眼视左前臂。

(2)身体右转,右脚向右前方迈出,屈膝弓腿成右弓步;同时右手由面前向上举并翻掌停并架在右额前,手心斜向下;左手先向左下,再经体前向前推出,高与鼻尖平;手心向前;眼视左手。

(3)身体重心略向后移,右脚尖稍向外撇,随即身体重心再移到右腿,左脚跟进,停于右脚内侧,脚尖点地;同时两手在胸前成抱球状(右上左下);眼视右前臂。

(4)同(2)解,唯左右相反。

【动作要点】

完成姿势面向斜前方(如面向南起势,左右穿梭方向分别为正西偏北和正西偏南,均约30°)。手推出后,上体不可前俯,手向上举时,防止引肩上耸。一手上举一手前推要与弓腿松腰协调一致。做弓步时,两脚跟的横向距离在 30cm 左右。

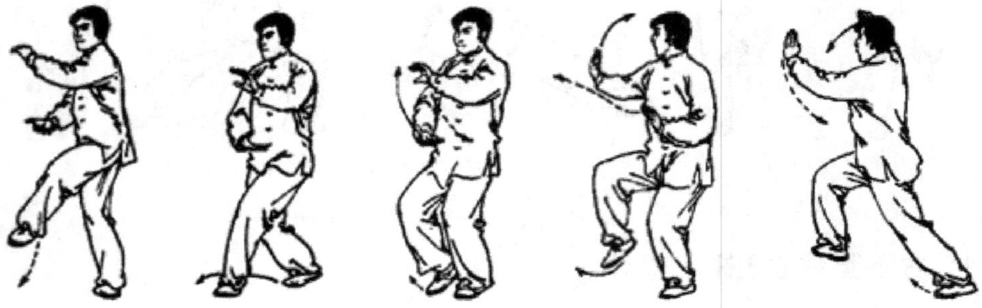

图 5－23　左穿梭

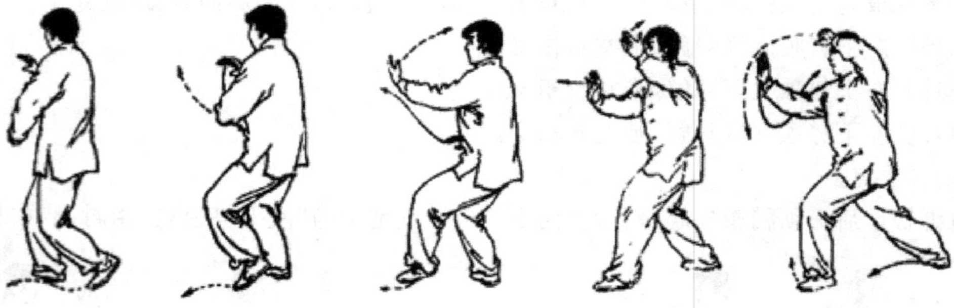

图 5－24　右穿梭

十九、海底针(图 5－25)

【动作分解】

(1)右脚向前跟进,身体重心移至右腿,左脚稍向前移举步;右手下落,经体前向后、向上提抽至肩上、耳旁,左手下落至体前侧。

(2)左脚尖点地成左虚点；同时身体稍向右转；右手再随身体左转，由右耳旁斜向前下方插出，掌心向左，指尖斜向下；与此同时，左手向前、向下画弧落于左胯旁，手心向下，指尖向前；眼视前下方。

【动作要点】

身体要先向右转，再向左转。完成姿势，面向正西。上体不可太前倾，不要低头，臀部不要凸出。左腿要微屈。

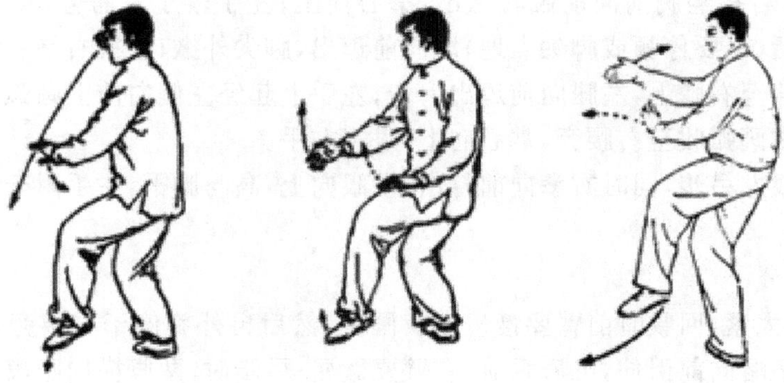

图 5－25　海底针

二十、闪通臂(图 5－26)

【动作分解】

(1)上体稍向右转，左脚微回收举步；同时两手上提；眼视前方。

(2)左脚向前迈出，脚跟着地；左右两手分别向左前、右后分开；左手心向前，右手心向外。眼视前方；

(3)重心前移，左腿屈膝弓成左弓步；同时右手屈臂上举，停于右额前上方，掌心翻转斜向上，拇指朝下；左手由胸前随重心前移慢慢向前推出，高与鼻尖平，手心向前；眼视左手。

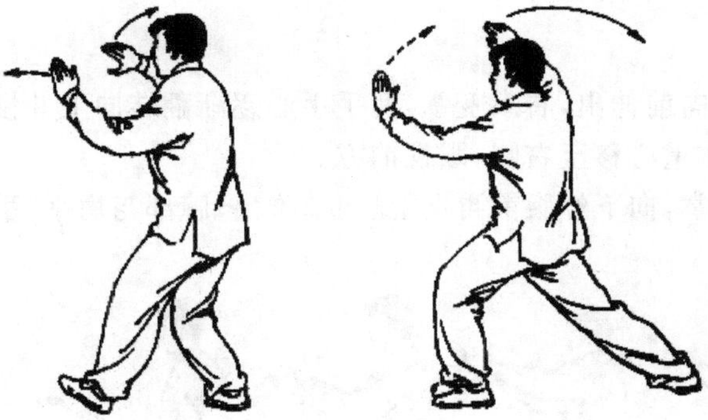

图 5－26　闪通臂

【动作要点】

完成姿势时，上体自然正直，松腰松胯；左臂不要完全伸直，背肌要伸展开；推掌、举手和弓腿的动作要协调一致。弓步时，两脚跟横向距离不超过 10cm。

二十一、转身搬拦捶(图 5－27)

【动作分解】

(1)上体后坐,身体重心移至右腿上,左脚尖里扣;身体向右后转,然后身体重心再移至左腿上;与此同时,右手随着转体向右、向下(变拳)经腹前画弧至左肋旁,拳心向下;左掌上举于头前,掌心斜向上;眼视前方。

(2)向右转体,右拳经胸前向前翻转撇出,拳心向上;左手落于左胯旁,掌心向下,指尖向前;同时右脚收回后(不要停顿或脚尖点地)即向前迈出,脚尖外撇;眼视右拳。

(3)身体重心移至右腿上,左腿向前迈出一步;左手上起经左侧向前上画弧拦出,掌心向前下方;同时右拳向右画弧收至右腰旁,掌心向上;眼视左手。

(4)左腿前弓成左弓步,同时右拳向前打出,拳眼向上,高与胸平,左手附于右前臂里侧;眼视右拳。

【动作要点】

右拳不要推得太紧,回收时前臂要慢慢内旋画弧,然后再外旋停于右腰旁,拳心向上。向前打拳时,右胸随拳略向前引伸,沉肩垂肘,右臂要微屈;弓步时,两脚横向距离在 10cm 左右。

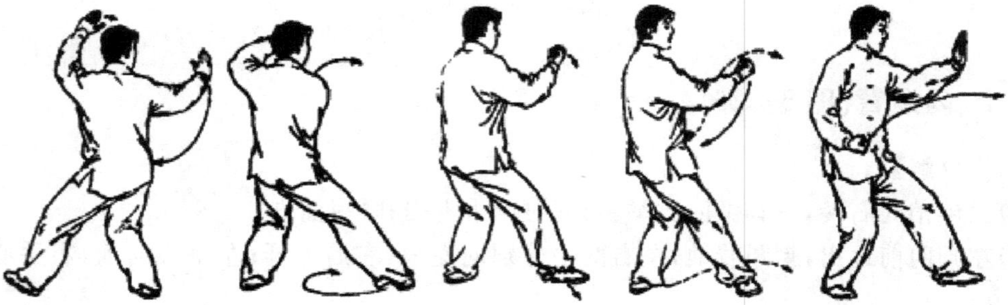

图 5－27　转身搬拦捶

二十二、如封似闭(图 5－28)

【动作分解】

(1)左手由右腕下向前伸出,右拳变掌,两手手心逐渐翻转向上并慢慢分开回收;同时身体后坐,左脚尖翘起,身体重心移至右腿;眼视前方。

(2)两手在胸前翻掌,向下经腹前再向上、向前推出;腕部与肩平,手心向前;同时左腿前弓成左弓步;眼视前方。

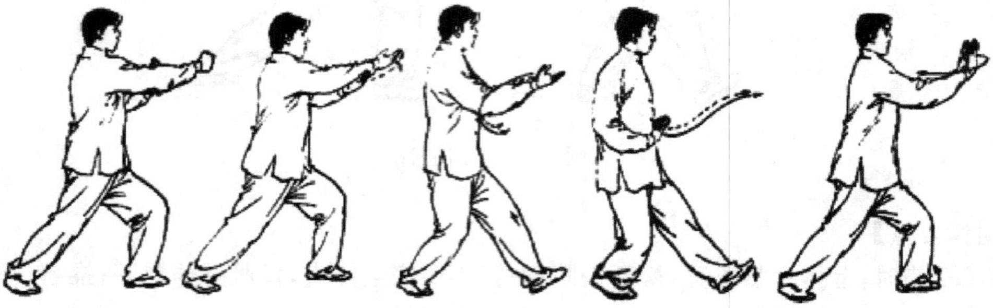

图 5－28　如封似闭

【动作要点】

身体后坐时，避免后仰，臀部不可凸出。两臂随身体回收时，肩、肘部略向外松开，不要直着抽回，两手推出宽度不要超过两肩。

二十三、十字手(图 5-29)

【动作分解】

(1)屈膝后坐，身体重心移向右腿，左脚尖里扣，向右转体；右手随着转体动作向右平摆画弧，与左手成两臂侧平举，掌心向前，肘部微屈；同时右脚尖随着转体稍向外撇，成右侧弓步；眼视右手。

(2)身体重心慢慢移至左腿，右脚尖里扣，随即向左收回，两脚距离与肩同宽，两腿逐渐蹬直，成开立步；同时两手向下经腹前向上画弧交叉合抱于胸前，两臂撑圆，腕高与肩平，右手在外，成十字手，手心均向后；眼视前方。

【动作要点】

两手分开和合抱时，上体不要前俯。站起时，身体自然正直，头要微向上顶，下颌稍向后收；两臂环抱时须圆满舒适，沉肩垂肘。

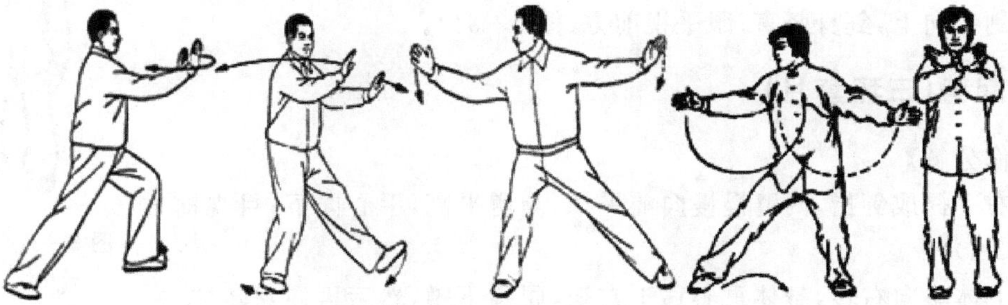

图 5-29 十字手

二十四、收势(图 5-30)

【动作分解】

(1)两手向外翻掌，手心向下，两臂慢慢下落，停于腹前；眼视前方。

(2)两腿缓缓蹬直，同时两掌慢慢下落至大腿侧，然后收左脚成并步直立；眼视前方。

【动作要点】

两手左右分开下落时，要注意全身放松，同时气也徐徐下沉(呼气略加长)。呼吸平稳后，

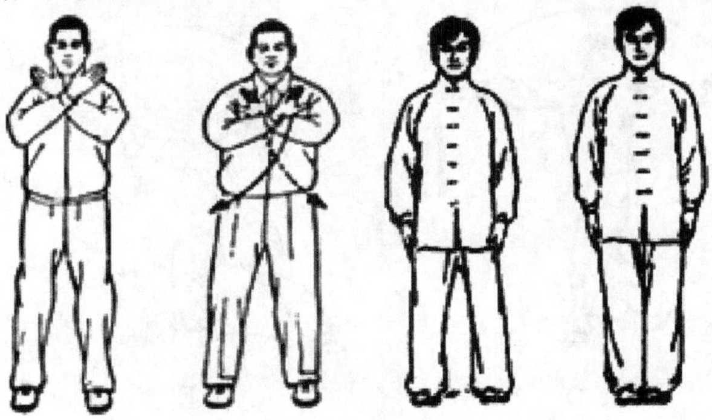

图 5-30 收势

再收左脚做走动休息。

第三节　三十二式太极剑

三十二式太极剑是太极拳系统的一种剑术套路，它具有太极拳的运动特点与健身价值。三十二式太极剑是国家体委运动司于1957年，邀请太极拳专家李天骥从杨式太极剑套路中选取了具有代表性的三十二个式子改编而成，除起势与收势外分为四组，每组八个式子，全套计往返两个来回。它既保留了传统太极剑的风貌，又删繁就简，演练时间只需二、三分钟，易学易练，是学习太极剑的基础及入门套路，为习练其他剑术套路打下基础。

三十二式太极剑内容包括点、刺、扫、带、劈、抽、截、撩、拦、挂、托、击、抹等多种剑法。太极剑的身型身法、步型步法与太极拳相同，凡学过太极拳者，很容易练好这套太极剑套路。

一、预备势

身体正直，两脚开立，与肩同宽，脚尖向前；两臂自然垂于身体两侧，左手持剑，剑尖向上，剑身竖直；眼平视前方(图5-31)。

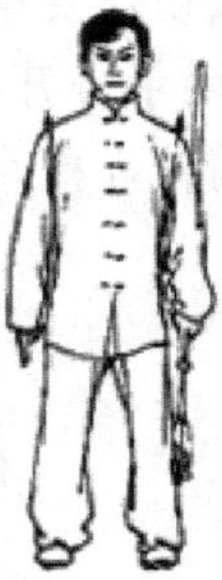

图5-31　预备势

二、起势(三环套月)

【动作分解】

(1)右手握成剑指，两臂慢慢向前平举，与肩平高，手心向下；目视前方(图5-32A)。

(2)上体略向右转，身体重心移于右腿，屈膝下蹲，然后再向左转体，左

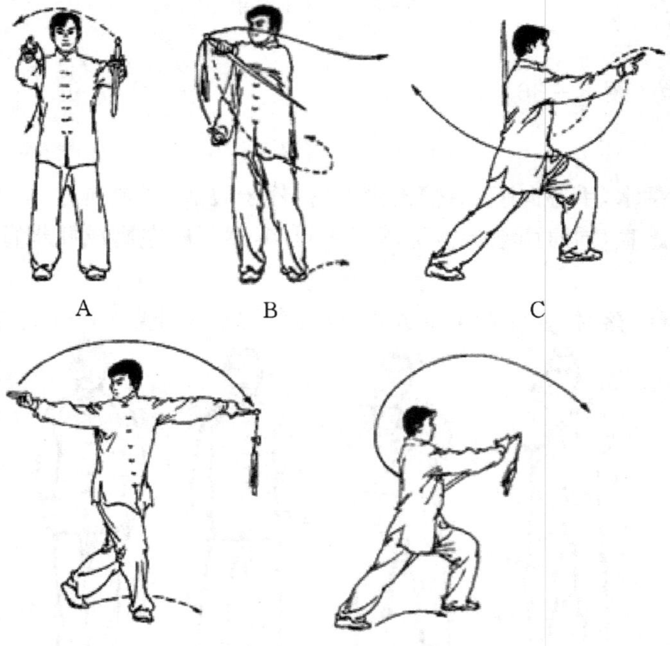

A　B　C　D　E

图5-32　起势

腿提起向左侧前方迈出，成左弓步；左手持剑随即经体前向左下方搂出，停于左胯旁，剑立于左臂后，剑尖向上；同时右手剑指下落转成掌心向上，由右后方屈肘上举经耳旁随转动方向向前指出，高与眼平。眼先右视，然后向前视右剑指(图 5－32B、C)。

(3)左臂屈肘上提，左手持剑(手心向下)，经胸前从右手上穿出，右剑指翻转(手心向上)，并慢慢下落撤至右后方(手心仍向上)，两臂前后展平，身体后转；与此同时，右腿提起向前横落，脚尖外撇，两腿交叉，膝部弯曲，左脚脚跟离地，身体稍向下坐，成半坐盘势；目视右手(图 5－32D)。

(4)左手持剑和右脚的位置不动，左脚前进一步，成左弓步；同时身体向左扭转，右手剑指随之经头部右上方向前落于剑把之上，准备接剑；目视前方(图 5－32E)。

【注意事项】

(1)两臂上起时两肩自然松沉不要耸起。剑身紧贴左前臂下侧，剑尖不可下垂，剑把指向正前方。

(2)转体、上步、弓腿和两臂的动作要协调，同时完成；上步要轻灵，身体重心移动要平稳，上、下肢动作协调。

三、并步点剑

【动作分解】

(1)左手食指向中指一侧靠拢，右手松开剑指，虎口对着护手，将剑接换过，并使剑在身体左侧画一立圆。

(2)剑尖向前下点，剑尖略向下垂，右臂要平直；左手变成剑指，附于右手腕部；同时右脚前进，向左脚靠拢并齐，脚尖向前，身体略下蹲；目视剑尖(图 5－33)。

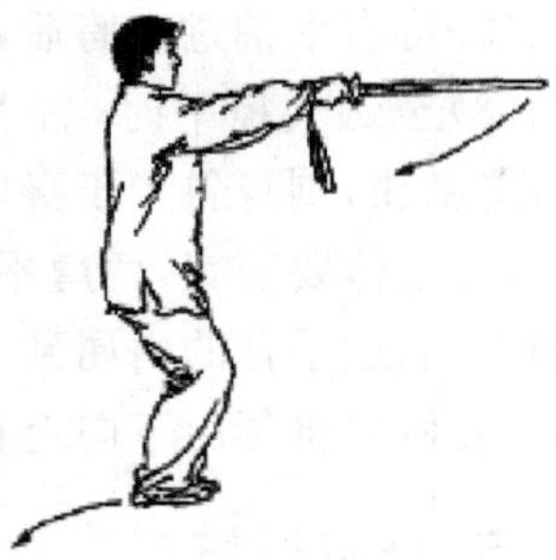

图 5－33 并步点剑

【注意事项】

(1)并步与点剑要协调一致，同时到位，剑尖自后向前环绕近 270°，右脚收并距离较短，应在剑尖下点时再并步落脚到位，不要脚已收并，剑还在环绕下点。

(2)并步时，要屈膝稍下蹲。右脚要全脚掌着地，不要做成右脚前掌着地的丁步型，重心主要在左腿上，不要两腿平均负担体重。

(3)画圆时，在上体微微旋转带动下，以右腕的绕环来使剑在身体左侧画一立圆，两臂不可高举。

(4)点剑是使剑尖自上向下点啄的剑法动作，当右手握剑向前下落至胸部时，迅速提腕(右臂同时自然伸直)使剑尖快速下点，剑臂夹角约成 35°。点剑时，要活把握剑，以拇指、无名指与小指着力，其他两指松握。

(5)两肩松沉，上体保持自然正直。

四、独立反刺

【动作分解】

(1)右脚向右后方撤一步，随即身体右后转，然后左脚收至右脚内侧，脚尖点地；同时，右手持剑经体前下方撤至右后方,右腕翻转,剑尖上挑;左手剑指随剑回撤,停于右肩旁。目视剑尖(图 5-34A、B)。

(2)上体左转,左膝提起,成独立式,脚尖下垂;同时右手渐渐上举,使剑经头部前上方向前刺出(拇指向下,做反手立剑),剑尖略低,力注剑尖;左手剑指则经下颌处随转体向前指出,高与眼平。目视剑指(图 5-34C)。

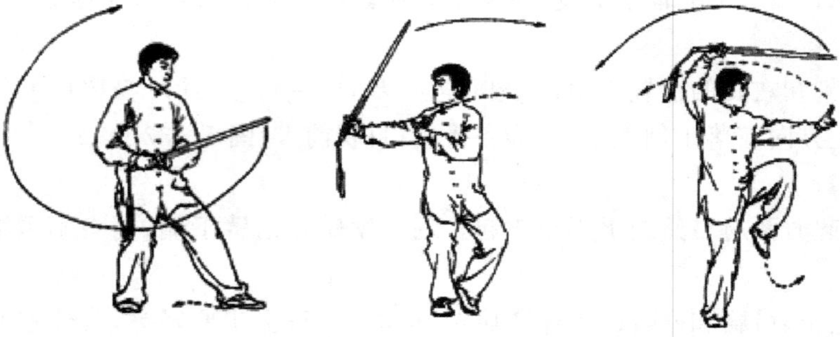

图 5-34 独立反刺

【注意事项】

(1)当剑自前向下、向后抽转时,右手腕仍要保持沉腕上折状,不使剑尖下垂触及地面。

(2)待右手抽过右胯后,继续边后抽、边伸直手腕使剑尖向后撩平。

(3)至剑尖撩平时,右手要边外旋翻转、边稍向下沉腕,使剑尖自然上挑,要活把握剑(钳握),臂微屈,剑身斜置于身体右侧。

(4)上体要正直,两肩平齐,避免上体左倾、耸肩扬肘及右胯外凸等错误姿势。刺剑是以剑尖领先,通过手臂的由屈到直,伸刺而出,力注剑尖。本式是反手握剑,经头前上方向前伸臂前刺,不要做成将剑由下向上直臂上架的错误动作。

五、仆步横扫

【动作分解】

(1)上体右后转,剑随转体向右后方劈下,右臂与剑平直,左剑指落于右手腕部;在转体的同时,右膝前弓,左腿向左横落撤步,膝部伸直。目视剑尖(图 5-35A)。

(2)身体向左转,左手剑指经体前顺左肋反插,向后、向左上方画弧举起至左额前上方,手心斜向上;右手持剑翻掌,手心向上,使剑由下向左上方平扫,力在剑刃中部,剑高与胸平;在转体的同时,右膝弯曲成半仆步;此势不停,接着身体重心逐渐前移,左脚尖外撇,左腿屈膝,右脚尖里扣,右腿自然伸直,变成左弓步。目视剑尖(图 5-35B)。

【注意事项】

(1)弓步时,身体保持正直,动作要连贯。

(2)扫剑是一种平剑向左或向右挥摆扫动的剑法动作。本式扫剑动作是从右弓步劈剑后,向下,再向左前方平扫,是按“弓步—仆步—再弓步”的步型转换、由高到低再到高的浅弧线扫剑的,不要做成拦腰平扫动作。

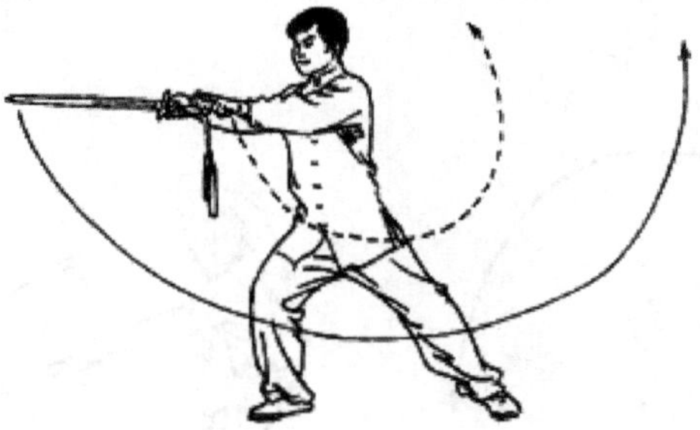

A

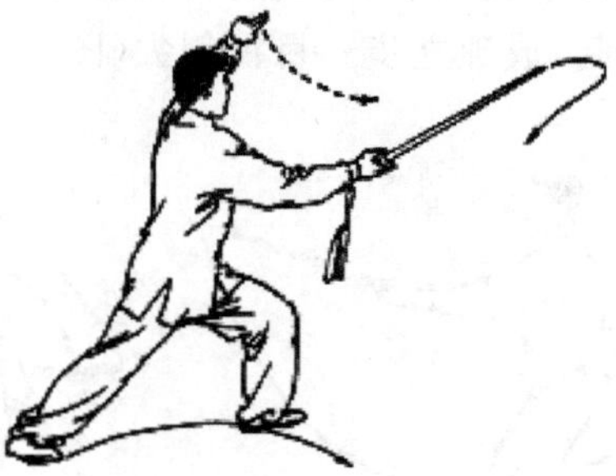

B

图 5-35 仆步横扫

六、向右平带

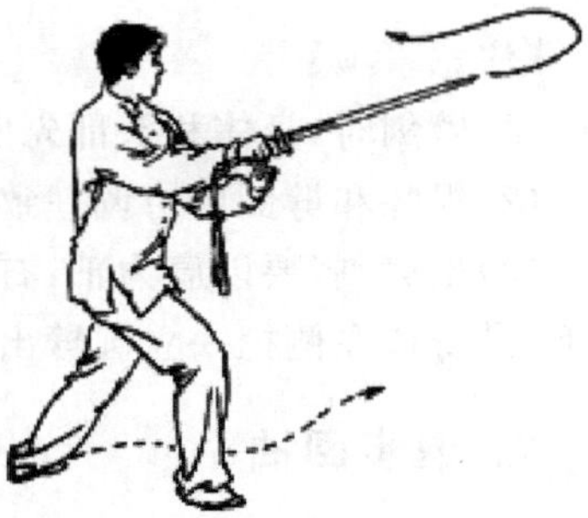

图 5-36 向右平带

【动作分解】

右脚提起经左腿内侧向右前方跨出一步，成右弓步；同时，右手剑向前引伸，然后翻转手心向下，将剑向右斜方慢慢回带，屈肘，握剑手带至右肋前方，力在右剑刃，剑尖略高于手；左手剑指下落附于右手腕部。目视剑尖(图 5-36)。

【注意事项】

(1)剑的回带和弓步屈膝动作要一致。

(2)上步时，两脚不能处于一条直线上；剑的回带要与腰的微右转协调一致。

(3)带剑是一种用仰握或俯握平剑、由前向侧后方屈肘回抽的平弧剑法动作，力点沿剑刃中后部向前滑动。

七、向左平带

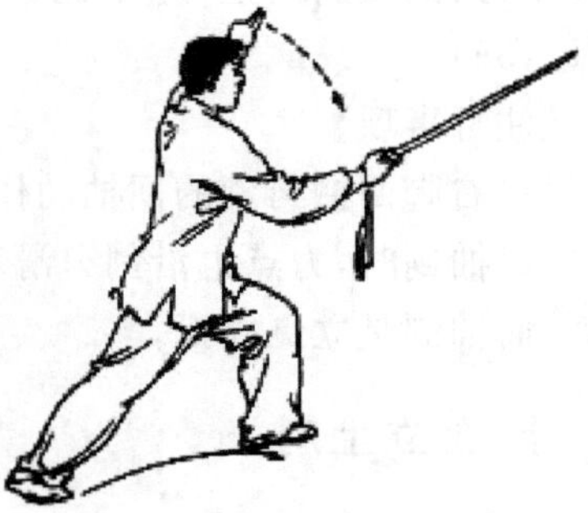

图 5-37 向左平带

【动作分解】

右手剑向前引伸，并慢慢翻掌将剑向左斜方回带，屈肘，握剑手带至左肋前方，力在左剑刃，左手剑指经体前左肋向左上方画弧举起至左额上方，手心斜向上；与此同时，左脚经右腿内侧向左前方迈出一步，成左弓步。目视剑尖(图5-37)。

【注意事项】

同“向右平带”。

八、独立抡劈

【动作分解】

右脚前进至左脚内侧，脚尖着地；左手从头部左上方落至右腕部；然后身体左转，右手抽剑由前向下、向后画弧，经身体左下方旋臂翻腕上举，向前下方正手立剑劈下，力在剑下刃。左手剑指由身体左侧向下、向右后转至左额上方，掌心斜向上；在抡劈剑的同时，右脚前进一步，左腿屈膝提起，成独立步。目视剑尖(图 5－38)。

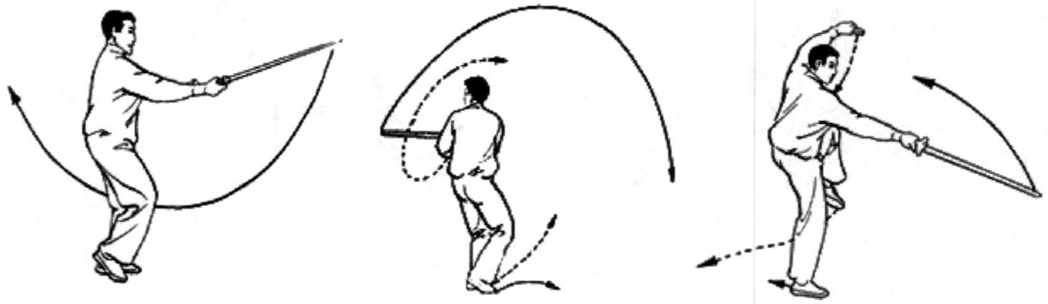

A　　B　　C

图 5－38　独立抡劈

【注意事项】

(1)劈剑时，身体和头部先向左转，然后随剑的抡劈方向再转向前。

(2)提膝和劈剑要协调一致，整个动作要连贯不停。

(3)抡劈剑，要以肩为轴，右手活把握剑，右臂自然舒展，随体转由前向下、向后、向上、再向前下，沿身体左侧抡一立圆劈出，整个动作要连贯不停，圆活自然。

九、退步回抽

【动作分解】

左脚向后落下，屈膝，右脚随之撤回半步，脚尖点地，成右虚步；同时右手剑抽回，剑柄靠近左肋旁边，手心向里，剑面与身体平行，剑尖斜向上；左手剑指下落附于剑柄上。目视剑尖(图5－39)。

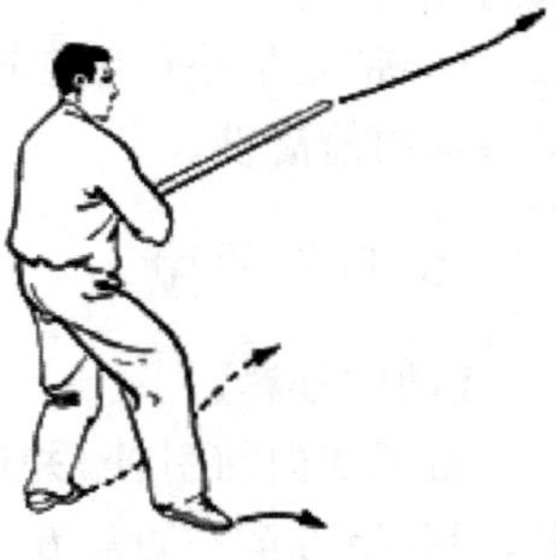

图 5－39　退步回抽

【注意事项】

(1)右脚回撤与剑的回抽动作要一致，上体正直。

(2)抽剑时，力点也沿剑刃滑动，与带剑相同。带剑是平剑平弧，而抽剑是立剑立弧。

十、独立上刺

【动作分解】

身体微向右转，面向前方，右脚前进半步，左腿屈膝提起，成独立步；同时，右手剑向前上方刺出，手心向上，力注剑尖，剑尖与目平高；左手仍附在右手腕部。目视剑尖(图 5－40)。

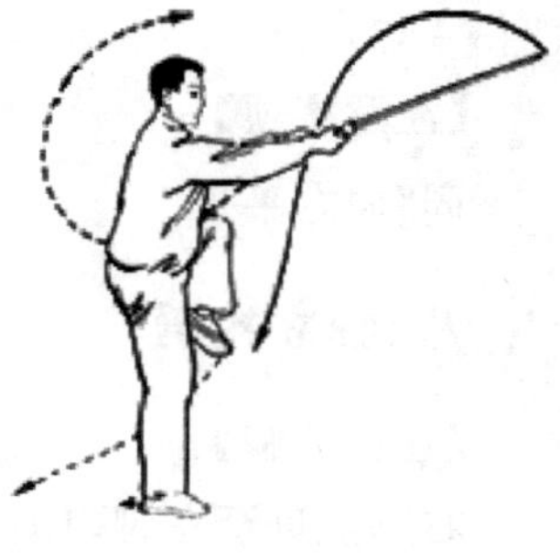

图 5－40　独立上刺

【注意事项】

独立上刺时，上体可微向前倾，两臂微屈，手与肩同高，剑尖与眼同高；要保持平衡稳定，不要凹胸或耸肩、驼背。

十一、虚步下截

【动作分解】

左脚向左后方落步，右脚随即微向后撤，脚尖点地，成右虚步；同时，右手剑先随身体左转再随身体右转，经体前向右、向下按（截），力注剑刃，剑尖略下垂，高与膝平；左剑指由左后方绕行至左额上方（掌心斜向上）。目视右前方（图 5－41）。

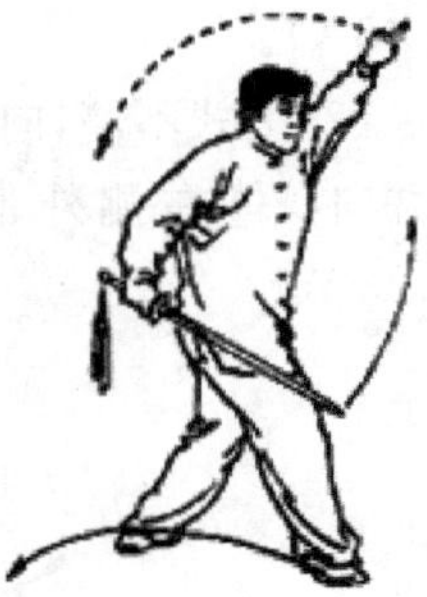

图 5－41　虚步下截

【注意事项】

（1）右脚变虚步与剑向下截要协调一致。如面向南起势，此式虚步方向为正东偏北（约 30°），上体右转，面向东南。

（2）截剑是用剑刃中部或前部阻截对方进攻或袭击对方。本式为下截剑，在上体左转时，右手剑先向前带，而后左摆，上体右转时带剑自体前向右、向下画弧下截，整个剑的运行路线呈 S 形，要做到以身带剑，身剑协调。

十二、左弓步刺

【动作分解】

右脚向右后方回撤一步，左脚收至右腿内侧后再向左前方迈出，成左弓步，面向左前方；同时，右手剑随身体转动经面前向后、向下抽卷，再向左前方刺出，手心向上，力注剑尖；左手剑指向右、向下落，经体前再向左、向上绕行至左额上方，手心斜向上，臂要撑圆。目视剑尖（图 5－42）。

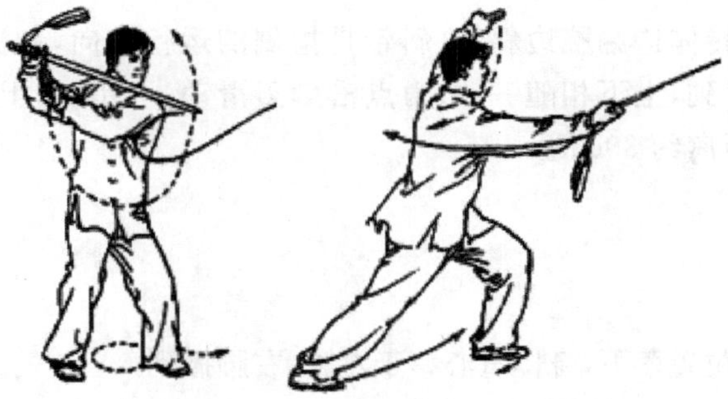

A　　B

图 5－42　左弓步刺

【注意事项】

（1）右手回撤时，前臂先外旋再内旋（手心先转向外，再向下，再转向上），从右腰部将剑刺出。左剑指绕行时要先落在右手腕部，再分开转向头上方。弓步方向为东偏北（约 30°）。

（2）分解动作要做得连贯圆活，不要分割断裂。整个过程是在腰的左旋右转带动下进行的，要充分体现出身剑协调的技术特点。

十三、转身斜带

【动作分解】

（1）身体重心后移，左脚尖里扣，上体右转，随后身体重心又移至左脚上，右腿提起，贴于左腿内侧；同时，右手剑收回横置胸前，掌心仍向上；左剑指落于右手腕部。目视左方（图5－43A）。

（2）上式不停，向右后方转体，右脚向右侧方迈出，成右弓步；同时右手剑随转体翻腕，掌心向下并向身体右侧外带（剑尖略高），力在剑刃外侧；左剑指仍附于右手腕部。目视剑尖（图5－43B）。

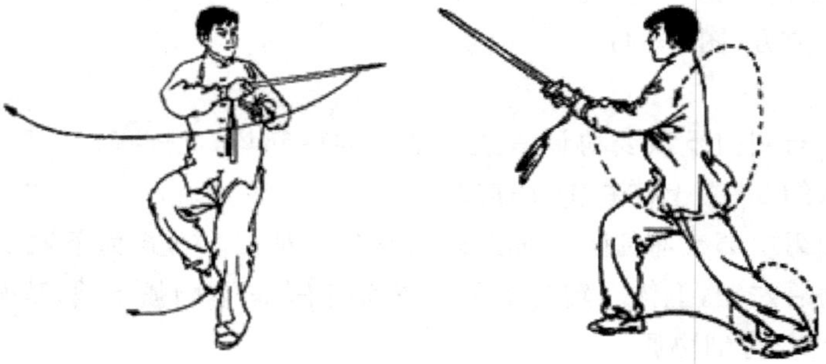

A　　B

图5－43　转身斜带

【注意事项】

（1）身体重心移动、向右侧方迈出做右弓步，须与向右后转的动作一致，力求平稳、协调。转身斜带弓步方向应为正西偏北（约30°）。

（2）身体右转要充分，用腰胯的转动带动左脚尖的里扣；上肢动作要强调沉肩，坠肘，与剑的回收协调一致。

（3）右手握剑要随转体边翻腕边斜带（斜带是指剑的运行方向，剑法仍是带剑），要身、剑、手、脚一动俱动，一到俱到，上下相随一致；力点沿剑刃滑动；弓步时，上体要保持正直，不可俯身凸臀。两脚跟横向距离约30cm。

十四、缩身斜带

【动作分解】

左腿提起后再向原位置落下，身体重心移于左腿，右脚撤到左脚内侧，脚尖点地；同时，右手翻掌，手心向上并使剑向左侧回带（剑尖略高），力在剑刃外侧；左手剑指随即由体前向下反插，再向后、向上绕行画弧落于右手腕部。目视剑尖（图5－44）。

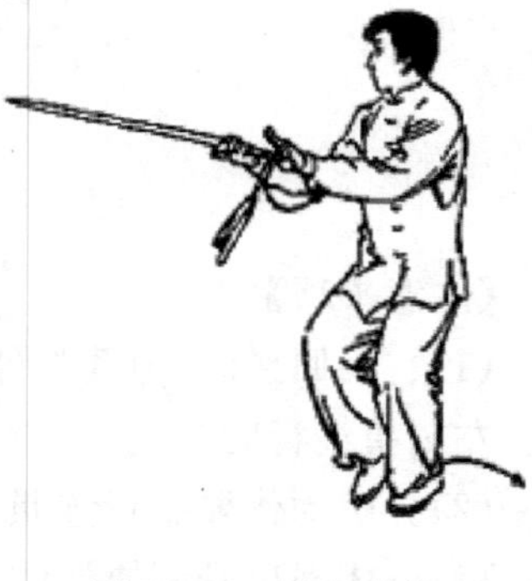

图5－44　缩身斜带

【注意事项】

（1）剑回带时，身体也随着向左扭转。身体后坐时，臀部不要凸起。

（2）左腿提起之时，重心要落于右腿；左手剑指向下反插时，上身要向左微转；两手合于体前要与右脚回撤协调一致。

十五、提膝捧剑

【动作分解】

（1）右脚后退一步；左脚也微向后撤，脚尖着地；同时两手平行分开，手心均向下，剑身斜置于身体右侧，剑尖位于体前，左剑指置于身体左侧(图 5-45A)。

(2)左脚略向前进，右膝向前提起成独立式；同时右手剑把与左手(剑指变掌)在胸前相合，左手捧托在右手背下，两臂微屈，剑在胸前，剑身直向前方，剑尖略高。目视前方(图 5-45B)。

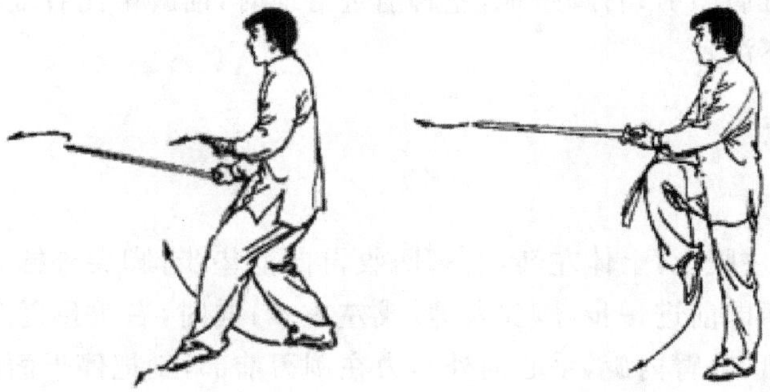

A　　B

图 5-45　提膝捧剑

【注意事项】

(1)以上两个分解动作要连贯不停。独立步时左腿自然蹬直，右腿提膝，脚尖下垂。上体保持自然。

(2)左脚向前滑步成独立式时，须脚跟先着地；两手在胸前相合要与右腿提膝协调一致。

十六、跳步平刺

【动作分解】

(1)右脚向前落下，身体重心前移，然后右脚尖用力蹬地，左脚随即前进一步踏实，右脚在左脚将落未落地时，迅速向左腿靠拢(脚不落地)；同时，两手捧剑先略回收，再随右脚落地直向前伸刺，然后随左脚落地两手分开撤回身体两侧，两手手心都向下，左手再变剑指。目视前方(图 5-46A、B)。

(2)右脚再向前上一步，成右弓步；同时，右手剑向前平刺(手心向上)，力注剑尖；左手剑指由左后方上举，绕至左额上方，手心斜向上。目视剑尖(图 5-46C)。

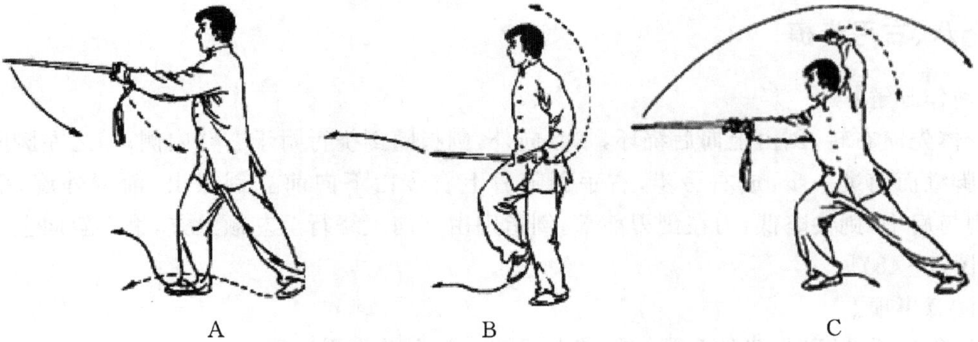

A　　B　　C

图 5-46　跳步平刺

【注意事项】

(1)两手先略回收,右脚落地同时剑向前伸刺。左脚落地要与两手回撤动作一致。刺出后,剑要平稳。

(2)两手回收要沉肩坠肘;右脚蹬地,左脚前进落地时,前脚掌先着地,然后过渡到全脚掌;跳步要松快;气息要下沉。

十七、左虚步撩

【动作分解】

身体重心后移至左腿上,上体左转,右脚回收再向前垫步,脚尖外撇,再向右转体,身体重心前移至右腿,左脚随即前进一步,脚尖着地,成左虚步;同时,右手剑随身体转动经左上方向后、向下立剑向前撩出(前臂内旋,手心向外),力在剑刃前部,剑把停于面前,剑尖略低;左手剑指在上体左转时即下落附于右腕部,随右手绕转。目视前方(图 5-47)。

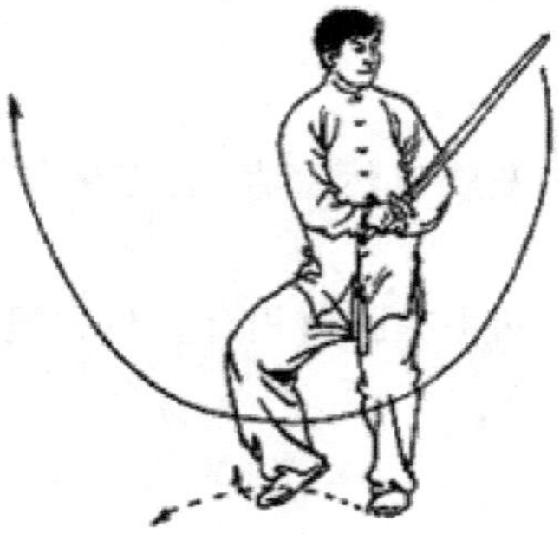

A

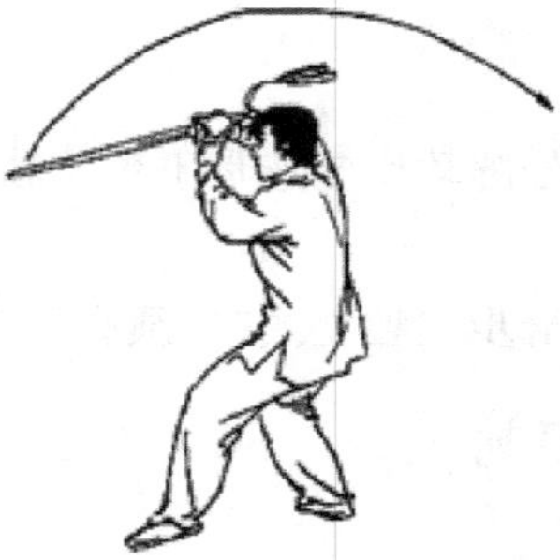

B

图 5-47　左虚步撩

【注意事项】

(1)撩剑是以小指侧剑刃由下向前上反握撩起的剑法动作。本式中须连续上步,要特别注意上下相随、协调一致;撩剑的路线必须画一个整圆;剑指须下落到左肋侧,再与右手相合。

(2)上体左转必须以腰为轴;左脚上步与撩剑要协调一致。

十八、右弓步撩

【动作分解】

身体先向右转,剑由上向后绕环,掌心向外,剑指随剑绕行附于右臂内侧;随之左脚向前垫步,右脚继而前进一步,成右弓步;右手剑随着上右步由下向前立剑撩出(前臂外旋,手心向外),剑与肩平,剑尖略低,力在剑刃前部;剑指则由下向上绕行至左额上方,手心斜向上。目视前方(图 5-48)。

【注意事项】

(1)剑向后绕环时,身体和眼神随着向后转。整个动作要连贯。

(2)左脚向前垫步时,身体重心不能前移,仍在右腿上;上步撩剑要与弓步协调一致。

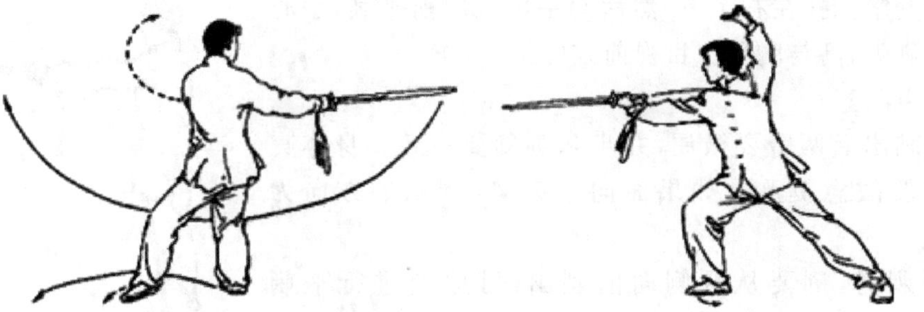

A B

图 5-48 右弓步撩

十九、转身回抽

【动作分解】

(1)身体左转,重心后移,右脚脚尖里扣,左脚脚尖稍外展,右腿蹬直,成侧弓步;同时,右手将剑柄收引到胸前,剑身平直,剑尖向右后,剑指仍附于右腕上;然后身体再向左转,随转体剑向左前方劈下,力在剑刃(剑身要平),左手剑指附于右腕部。目视剑尖(图 5-49A、B)。

(2)身体重心后移至右腿,右膝稍屈,左脚回撤,脚尖点地,成左虚步;同时,剑抽回至身体右侧(剑尖略低);左剑指收回再经胸前、下颌处向前指出,高与眼齐。目视剑指(图 5-49C)。

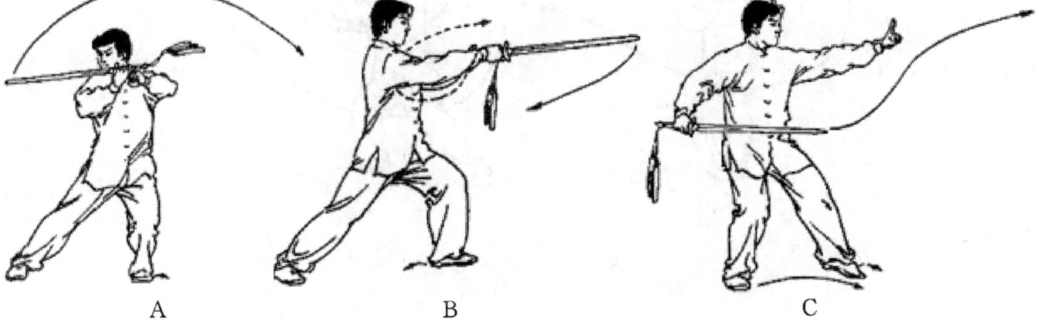

A B C

图 5-49 转身回抽

【注意事项】

(1)第一动,向左转体时,要先扣右脚,再展左脚;右臂先屈回胸前再向左劈;向左转体时,左胯要松,左膝要主动屈膝;右手剑回收时要注意两肩的松沉;回劈时注意右手腕的剑的配合。

(2)第二动,剑指必须随右手收到腹前,再向上、向前指出;全部动作要协调;如果面向南起势,此式方向则为东偏南(约 30°)。

(3)右手握剑立剑向下、向后走弧线回抽,剑柄抽至胯后,剑尖略低,右臂微屈;左手剑指收回后走弧线向上经胸前、下颌处向前指出,臂微屈。

二十、并步平刺

【动作分解】

左脚略向左移,右脚向左脚靠拢成并步,面向前方,身体直立;同时剑指向左转并向右下方画弧，翻转变掌捧托在右手下，然后两手捧剑向前平刺，手心向上，力注剑尖，高与胸平。目视前方(图 5－50)。

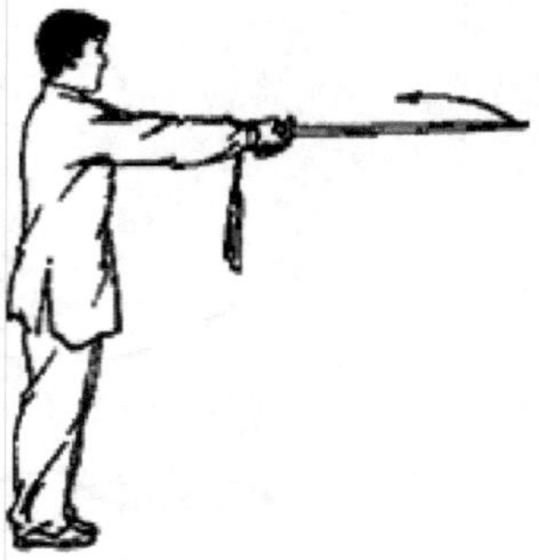

图 5－50　并步平刺

【注意事项】

(1)剑刺出后两臂要微屈，并步和刺剑要一致。身体直立自然，不要故意挺胸。如果面向南起势，刺剑的方向为正东。

(2)平刺时，剑要从腰侧向前刺出；可原地进行平刺练习。

二十一、左弓步拦

【动作分解】

右手翻腕后抽，随身体右转由前向右转动，再随身体左转经右后方向下、向左前方托起拦出，力在剑刃，剑身与头平，前臂外旋，手心斜向里；剑指则向右、向下、向上绕行，停于左额上方，手心斜向上；在身体左转时，左脚向左前方进一步，左腿屈膝，成左弓步。眼先随剑向右后视，后平视前方(图 5－51)。

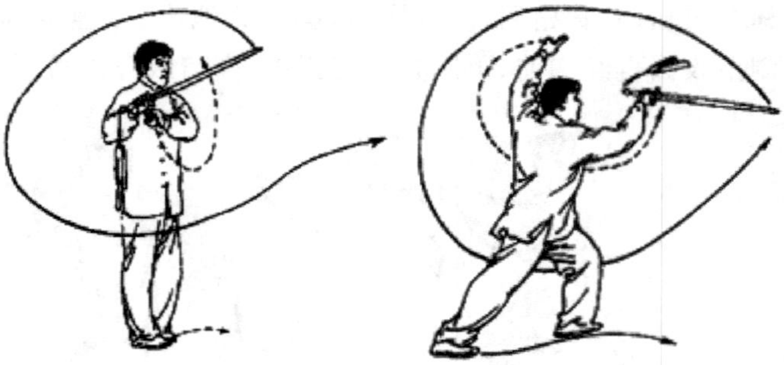

A　　B

图 5－51　左弓步拦

【注意事项】

(1)身体应随剑先向右转再向左转。右腿先微屈，然后上左脚。左手剑指随右手绕行，到右上方之后再分开。

(2)身体右转时，重心移向右腿；拦剑时，意想剑身中部有向前拦击对方之意；右腿蹬直要与拦剑的动作协调一致。

二十二、右弓步拦

【动作分解】

身体重心微向后移，左脚尖外撇，身体先向左转再向右转；在转体的同时，右脚经左脚内侧向右前方进一步，成右弓步；右手剑由左后方画一整圆向右前托起拦出(前臂内旋，手心向外)，力在剑刃，剑身与头平；左剑指附于右手腕部。目视前方(图 5－52)。

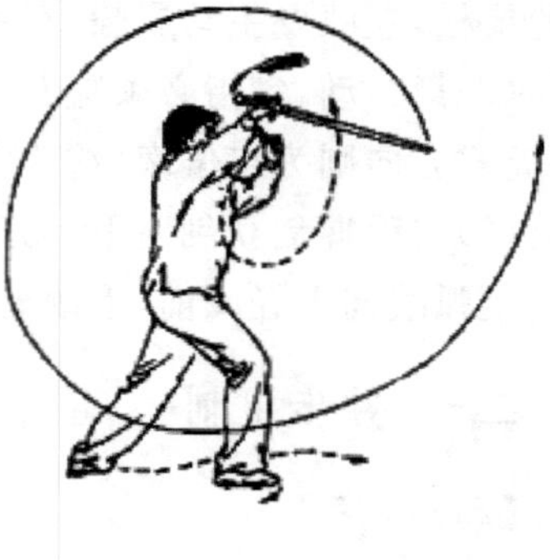

图 5－52　右弓步拦

【注意事项】

(1)动作要连贯,剑须走一大圈,视线随剑移动。

(2)手臂的内旋要与腰的右转协调一致;弓步时两脚的横向距离不要在一条直线上。

(3)拦剑时要以全剑刃向上拦架,不要做成撩的动作。

二十三、左弓步拦

【动作分解】

身体重心微向后移,右脚尖外撇,其余动作及要点与“右弓步拦”相同,唯方向相反。右手剑拦出时,右臂外旋,手心斜向内。目视剑尖(图 5-53)。

【注意事项】

与“右弓步拦”相同。本套路的三个拦剑,都是先在体侧绕一立圆后,再向前上斜方拦架而出,绕剑时要以剑柄领先绕圆,至定式时再以剑身刃面拦架而出。

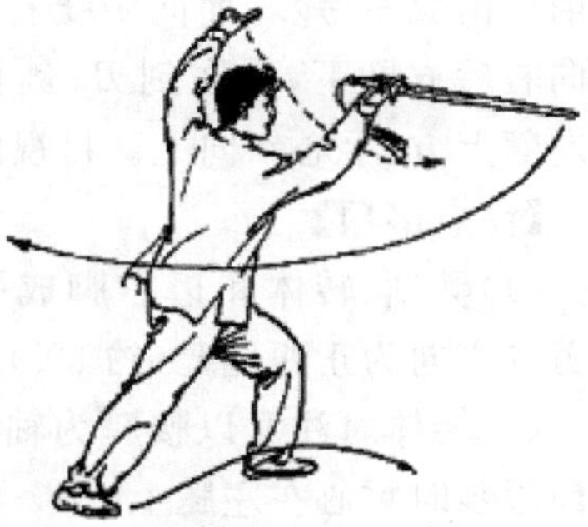

图 5-53 左弓步拦

二十四、进步反刺

【动作分解】

(1)身体向右转,右脚向前横落盖步,脚尖外撇,左脚跟离地成半坐盘势;同时,剑尖下落,剑指下落到右腕部,然后剑向后方立剑刺出,剑指向前方指出,手心向下,两臂伸平,右手手心向体前。目视剑尖(图 5-54A)。

(2)身体左转,左脚前进一步,成左弓步;同时,右前臂向上弯曲,剑尖向上挑挂,继而向前刺出(前臂内旋,手心向外,成反立剑),力注剑尖,剑尖略低;剑指附于右腕部。目视剑尖(图 5-54B)。

【注意事项】

(1)动作要连贯,弓步刺剑时身体不可太前俯。

(2)盖步、身体右转、向后刺剑及剑指前伸这四个动作要协调一致。反刺时两肩要松沉。

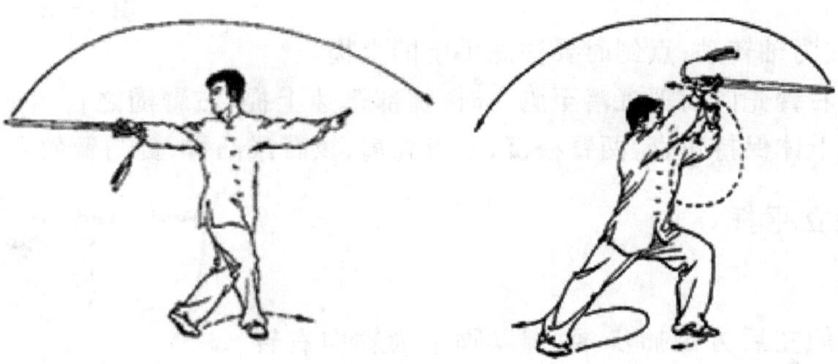

A B

图 5-54 进步反刺

二十五、反身回劈

【动作分解】

身体重心先移至右腿，左脚脚尖里扣，身体重心移到左腿；右脚提起收回（不停），身体向右后转，右脚随即向前迈出成右弓步，面向中线右前方；同时，剑随转体由上向右后方劈下，力在剑刃；剑指由体前经左下方转架在左额上方，手心斜向上。目视剑尖（图 5－55）。

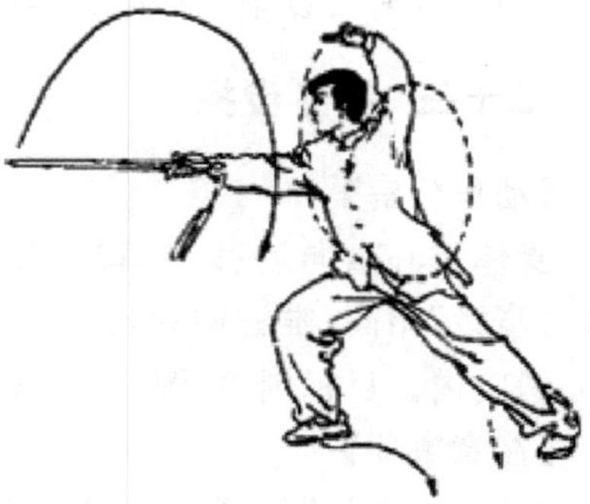

图 5－55 反身回劈

【注意事项】

（1）劈剑、转体和迈右脚成弓步要协调一致。弓步和劈剑方向为正西偏北（约 30°）。

（2）转体时注意以腰胯为轴，带动左脚的内扣；右脚向前迈步时重心在左腿上。

（3）弓步时，上体要保持正直，松腰松胯，不可俯身凸臀，扭腰歪胯。劈剑时，要以肩关节为轴画弧向前劈下，定式时，剑臂要直成一线。

二十六、虚步点剑

【动作分解】

左脚提起，上体左转，左脚向起势方向垫步，脚尖外撇，随即右脚提起落在左脚前，脚尖点地，成右虚步；同时，剑随转体画弧上举向前下方点出，右臂平直，剑尖下垂，力注剑尖；剑指下落，经身体左侧向上绕行，在体前与右手相合，附于右腕部。目视剑尖（图 5－56）。

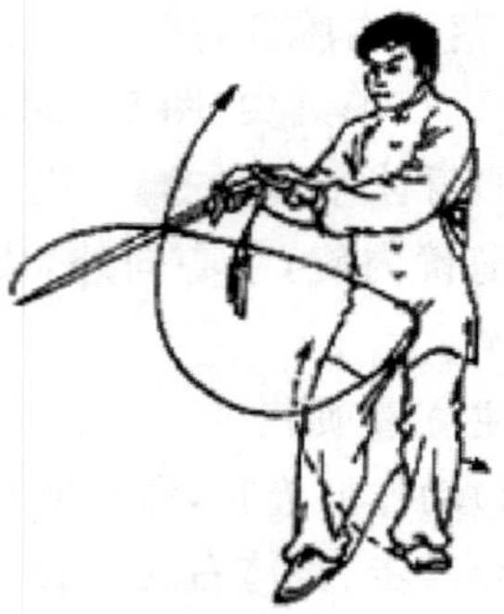

图 5－56 虚步点剑

【注意事项】

（1）点剑时，腕部用力，力达剑尖。点剑与右脚落地要协调一致。身体保持正直。虚步和点剑方向与起势方向相同。

（2）上体以腰为轴转动；点剑时要注意手腕的上提。

（3）点剑时，右臂先向前下沉落至胸高时，腕部迅速上提，右臂随之自然伸直，使剑尖向下点击，力注剑尖；上体保持正直，两臂松沉，不可耸肩、拱背或凸臀；剑与臂的夹角约 35°。

二十七、独立平托

【动作分解】

右脚向左腿的左后方倒插步，两脚以脚掌为轴向右转体（面仍向前方），随即左膝提起成右独立步；在转体的同时，剑由体前先向左、向下绕环，然后随右转体动作向右上方托起，剑身略平，稍高于头，力在剑刃上侧；剑指仍附于右腕部。目视前方（图 5－57）。

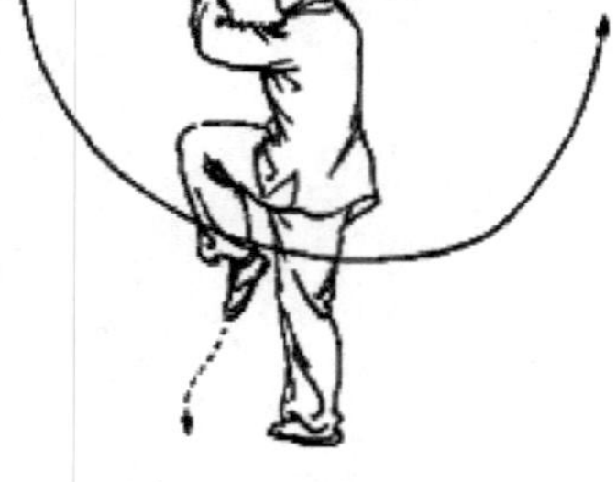

图 5－57 独立平托

【注意事项】

(1)撤右腿时,右脚掌先落地,然后再以脚掌为轴向右转体。身体不要前俯后仰。提膝和向上托剑动作要一致。右腿自然伸直。

(2)先转体,再带下肢转动;剑的平托要与地面保持平行;两肩要松沉;气息沉于丹田。

二十八、弓步挂劈

【动作分解】

(1)左脚向前横落,身体左转,两腿交叉成半坐盘式,右脚跟离地,同时右手剑向身体左后方穿挂,剑尖向后;左剑指仍附于右手腕上。目向后视剑尖(图 5-58A)。

(2)右手剑由左侧翻腕向上再向前劈下,剑身要平,力在剑刃;左剑指则经左后方上绕至左额上方,手心斜向上;同时,右脚前进一步,成右弓步。目视剑尖(图 5-58B)。

【注意事项】

(1)身体要先左转再右转,视线随剑移动。由挂到劈,要求剑要贴身绕一立圆,视线要随剑转移,做到势动神随。

(2)左脚向前横落时,右腿先屈膝,使重心下降;而右脚前进一步时,重心要保持在左腿上,然后再过渡到右腿;右手的挂劈剑要走立圆。

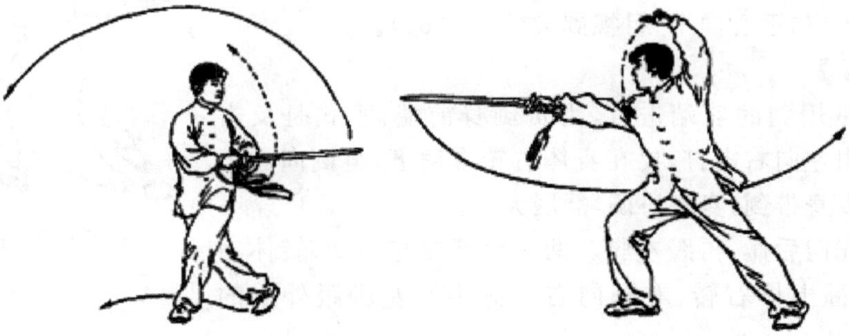

A　　B

图 5-58　弓步挂劈

二十九、虚步抡劈

【动作分解】

(1)重心略后移,身体右转,右脚脚尖外撇,左脚脚跟离地成交叉步;同时,剑由右侧下方向后反手撩平,左剑指落于右肩前。目视剑尖(图 5-59A)。

(2)左脚向前垫一步,脚尖外撇,身体左转,随即右脚向前一步,脚尖着地,成右虚步;与此同时,剑由右后翻臂上举再向前劈下,剑尖与膝同高,力在剑刃;左剑指自右肩前下落,经体前向左上画圆,再落于右前臂内侧。目视前下方(图 5-59B)。

【注意事项】

(1)以上两个分解动作要连贯,中间不要停顿。

(2)先站立练习抡劈剑的动作,注意两手的配合;再进行下肢步法的练习,并注意两腿虚实的转换。

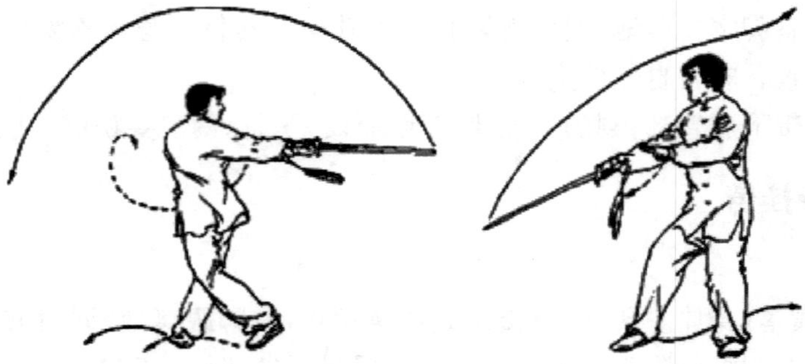

A　　　　B

图 5－59　虚步抡劈

三十、撤步反击

【动作分解】

上体右转，右脚提起向右后方撤一大步，左脚跟外转，左腿蹬直，成右侧弓步；同时，剑向右后上方斜削击出，力在剑刃前端，手心斜向上，剑尖斜向上，高与头平；剑指向左下方分开平展，剑指略低于肩，手心向下；目视剑尖（图 5－60）。

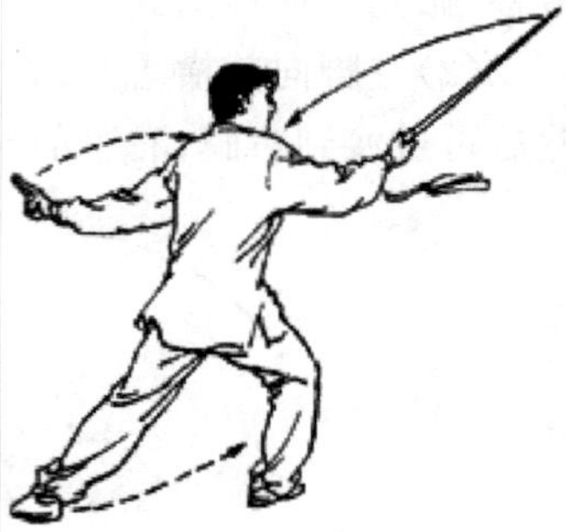

图 5－60　撤步反击

【注意事项】

（1）击剑是用剑的前端击打，力贯剑身前端，本式是反击剑，右手仰握由左向右击打，要在身体右转带动下，将剑向右上方击出，要求以身带剑，身剑协调，舒展大方。

（2）右脚先向后撤，再蹬左脚。两手分开要与弓腿、转体动作一致；先掌握上体右转、右脚向右后撤步及左脚跟外展的动作。

三十一、进步平刺

【动作分解】

（1）身体微向右后转，左脚提起贴靠于右腿内侧；同时右手翻掌向下，剑身收回于右肩前，剑尖斜向左前；左剑指向上绕行向前落在右肩前。目视前方（图 5－61A）。

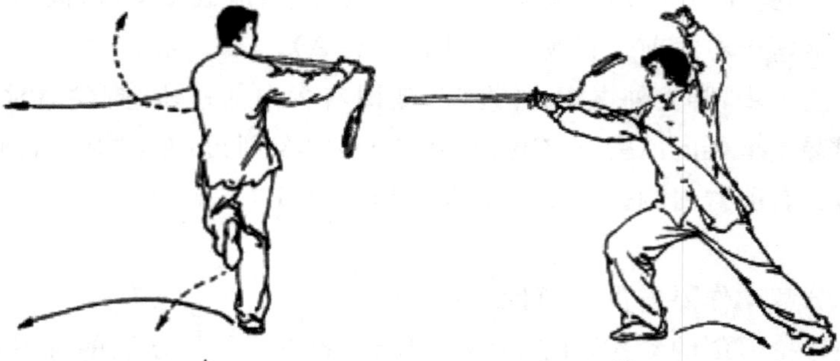

A　　　　B

图 5－61　进步平刺

(2)身体向左后转,左脚垫步,脚尖外撇,继而右脚前进一步,成右弓步;同时,剑随转体动作向前方刺出,力贯剑尖,手心向上;剑指经体前顺左肋反插,向后再向左上绕至左额上方,手心斜向上。目视剑尖(图 5-61B)。

【注意事项】

(1)左腿提起时,要靠近右腿后再转身落步,待左腿稳定后再进右步,上下须协调一致。

(2)左腿提起时,身体要保持中正;继而腰先左转,左脚垫步、左手剑指反插要与腰的左转协调一致。

三十二、丁步回抽

【动作分解】

身体重心后移,右脚撤至左脚内侧,脚尖点地,成右丁步;同时,剑屈肘回抽(手心向里),剑把置于左肋部,剑身斜立,剑尖斜向上,剑面与身体平行,左剑指落于剑把之上。目视剑尖(图 5-62)。

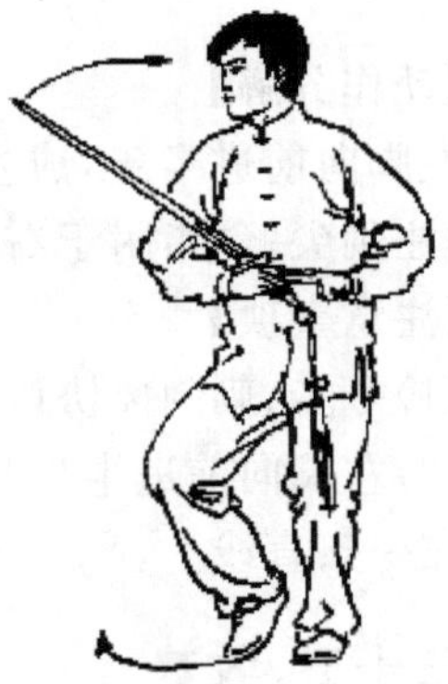

图 5-62 丁步回抽

【注意事项】

(1)右脚回收和剑回抽要一致,上体须正直。

(2)剑回抽时两肩要松沉,右脚回收时右胯要松沉。

三十三、旋转平抹

【动作分解】

(1)右脚提起向前落步外摆(两脚呈八字形);同时上体稍后转,右手翻掌向下,剑身横置胸前。目视剑尖(图 5-63A)。

(2)身体重心移于右腿,上体继续右转,左脚随即向右脚前扣步,两脚尖斜相对(呈内八字形),然后以左脚掌为轴向右后转身,右脚随转体向中线侧后方后撤一步,左脚随之稍后收,脚尖点地,成左虚步;同时,剑随转体由左向右平抹,力在剑刃外侧,然后在变左虚步的同时,两手向左右分开,置于两胯旁,手心都向下,剑身斜置于身体右侧,剑尖位于体前,身体恢复起势方向。目视前方(图 5-63B、C)。

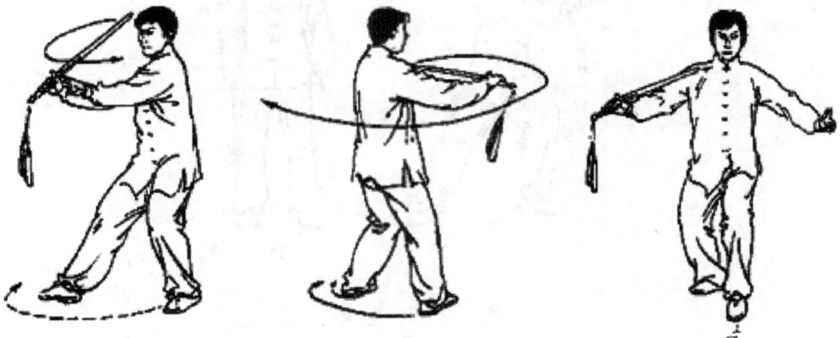

A B C

图 5-63 旋转平抹

【注意事项】

(1)移步转身要平稳自然,不要低头弯腰,速度要均匀。由“丁步回抽”到“旋转平抹”,转体约360°,身体仍回归起势方向。

(2)练习下肢步法时要明确方位;上肢抹剑时,注意剑身要平;腰的转动要与摆步、扣步协调一致。

(3)剑的抹动主要是随身体的不断右转而形成的,两臂要撑圆,两手要有向外膨胀之意。

三十四、弓步直刺

【动作分解】

左脚向前进半步,成左弓步;同时,立剑直向前刺出,高与胸平,力注剑尖;剑指附于右手腕部。目视前方(图5-64)。

【注意事项】

(1)弓步、刺剑要协调一致。

(2)左脚向前进半步时,重心仍在右腿;弓步时两脚横向距离不可在一条直线上。

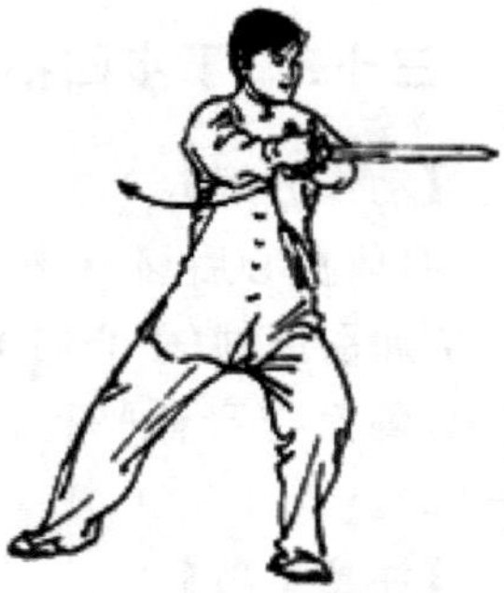

图5-64　弓步直刺

三十五、收势

【动作分解】

(1)身体重心后移,随即身体向右转;同时,剑向右后方回抽,手心仍向内;左手也随即屈肘回收(两手心内外相对),接握剑的护手;目视剑身(图5-65A)。

(2)身体左转,身体重心再移到左腿,右脚向前跟进半步,与左脚成开立步(与肩同宽,脚尖向前);同时,左手接剑(反握),经体前下落垂于身体左侧;右手变成剑指,向下、向右后方画弧上举,再向前、向下落于身体右侧;全身放松。目视前方(图5-65B)。

【注意事项】

并步还原成预备姿势,上体要正直自然,全身放松,深呼气,神气归元。

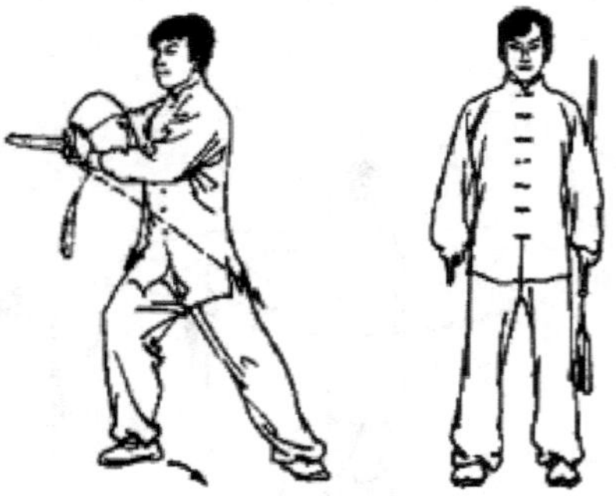

A　　B

图5-65　收势

参考文献

[1] 俞大方.推拿学[M].上海:上海科技出版社,1985.
[2] 王德瑜,邓沂.中医养生康复技术[M].北京:人民卫生出版社,2014.
[3] 国家体育总局健身气功管理中心.健身气功·易筋经[M].北京:人民体育出版社,2003.
[4] 国家体育总局健身气功管理中心.健身气功·八段锦[M].北京:人民体育出版社,2003.
[5] 国家体育总局健身气功管理中心.健身气功·五禽戏[M].北京:人民体育出版社,2003.
[6] 国家体育总局健身气功管理中心.健身气功·六字诀[M].北京:人民体育出版社,2003.
[7] 房敏,刘明军.推拿学[M].北京:人民卫生出版社,2012.
[8] 罗才贵,刘明军,陈立.实用中医推拿学[M].成都:四川科学技术出版社,2004.